温养治痹显神奇

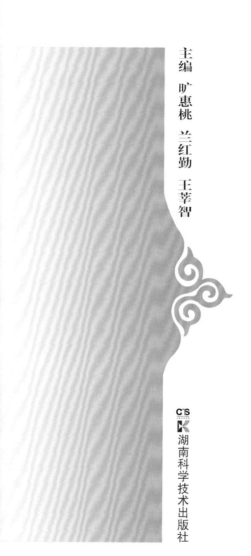

主编 旷惠桃

兰红勤 王莘智

——旷惠桃教授论治风湿病

湖南科学技术出版社

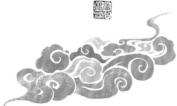

潘远根题

《温养治痹显神奇——旷惠桃教授论治风湿病》编委会

主　　编：旷惠桃　兰红勤　王莘智

副 主 编：周　珂　高晓峰　徐豫湘　廖亮英　吴伊莹

编　　委：王莘智　王　玮　兰红勤　田　英　刘　丹

　　　　　许　亮　旷惠桃　吴伊莹　吴　浩　吴彬才

　　　　　吴　鑫　张叔琦　杨　柳　周　珂　周　敏

　　　　　柳玉佳　姚露莎　徐豫湘　高晓峰　郭子靖

　　　　　曾　佳　黄云萍　黄　柔　廖亮英　颜学桔

秘　　书：廖亮英　张叔琦

风湿病本是现代医学所称的病名，它属于中医学"痹证"范畴。痹证是指人体感受了风、寒、湿热之邪，导致气血经络闭阻不通，出现肢体关节疼痛、酸楚、重着、麻木，甚至关节肿大变形、肢体活动障碍的一类病证。本病一般发于肌肉筋骨之间，若迁延日久，或者复感痹邪，则可进一步累及脏腑，引起脏腑病变。

在中医经典《黄帝内经》中，《素问•痹论》有"行痹""痛痹""着痹"及"热痹"等痹证病名，并有"筋痹""脉痹""肌痹""皮痹""骨痹"等病名；《灵枢•周痹》有"周痹""众痹"等病名，《灵枢•官针》有"留痹"病名。在《金匮要略》中又称"历节病"，并有"湿痹""血痹""尪痹"等病名；此后《诸病源候论》有"风湿痹""历节风"等病名；《外台秘要》有"白虎病"病名；《格致余论》有"痛风"病名；明、清以后医家还提出了"湿热痹""鹤膝风"等痹证名称。凡此种种，皆属痹证范畴。现代医学中所称的"风湿热""痛风""风湿性关节炎""骨质增生性疾病""强直性脊柱炎"以及"系统性红斑狼疮""血栓闭塞性脉管炎"等疾病，亦属中医学"痹证"范畴。

无论西医所称之风湿病，中医所称之痹证，它既是临床上的一种常见病、多发病，又是一种病变复杂且缠绵反复而颇为难治的疾病，更是一种对人体危害较大、致残率较高的疾病。研究和总结治疗风湿病的理论与经验，这是对中医学术的一大贡献，无疑也是对人类健康做出的一大贡献。

旷惠桃教授曾在湖南中医药大学任教数十年，对《金匮要略》有深入研究，又先后在湖南中医药大学第二、第一附属医院从事临床实践数十年，对诊治风湿病有专门的研究，她不仅是一位名副其实的《金匮要略》研究专家，更是一位名副其实的风湿病临床专家，既具有扎实的理论基础，又具有丰富的临床经验，可谓理验俱丰。她曾主持研制出"三虎丸""痛风克颗粒剂""痹痛散"等治疗风湿类疾病的有效中成药，又曾提出"人造贼风"的病因理论和"温养治痹"的治疗原则，形成了中医在风湿病领域中理论与实践相一致的学术观点。

　　《素问·气交变大论》曰："善言天者，必应与人；善言古者，必验于今；善言气者，必彰于物。"中医的学问之道，贵在理论与实践的相互融贯，紧密结合，而旷教授的新作《温养治痹显神奇——旷惠桃教授论治风湿病》一书，既有系统的理论阐述，又有详实的病案记录，辨证施治灵活，理法方药具备。通览全书，探微索隐，精穷奥蕴，知常达变，遵古验今，诚为一部治疗风湿病的独特专著，更不愧是一部中医临床学的佳作。谨欣然为之序。

国医大师　　　熊继柏

于长沙

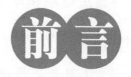

　　《温养治痹显神奇——旷惠桃教授论治风湿病》分上篇、中篇、下篇三部分。

　　上篇主要介绍旷惠桃教授的学术思想：在深入论述风湿病的基本概念包括发展历史、含义、病因病机、分类以及临床特性基础上，荟萃了旷教授从医近 50 年来有关防治风湿病研究的学术论文，这些文章对风湿病有关的理论问题做了深入全面地探讨：如中医药治疗风湿病的优势，风湿病中西医结合用药思路，中医药治疗风湿病的机制，顽痹的中医治疗原则，中医药治疗痛风四原则，虫类药治疗风湿病作用机制，风湿病患者的调养方法等，并首次提出"人造贼风致风湿"的病因新论；特别是对其独到的"温养治痹"学术观点进行了深入探讨，如主张温通宣散、温运气血、温补阳气、温脾建中、温经通络、温养肝肾、温暖调理等不同温养治法来调治风湿病。中医学认为"血得热则行，得寒则凝"，以温通、温运、温散、温养、温补为法，温壮阳气，借阳复气旺之力，散寒气，化寒湿，通寒痹，除寒浊，具有通经脉、畅气血之作用，确能收到除痹止痛功效。

　　中篇是本书重点部分，主要是"旷惠桃全国名老中医药专家学术传承工作室"成员及规培研究生、进修、实习生们在最近几年跟诊过程中收集、总结、整理的临床验案，其中比较全面收集了旷教授运用"温养治痹"法则治疗风湿病的临证验案；同时，也收集了部分风湿病患者合并其他病症如呼吸、心血管、消化、泌尿、神经内科、妇科及疑难病证等验案，比较全面体现了旷教授的临床经验和学术成就。旷教授临床辨证用药颇有法度，原则性与灵活性巧妙结合，加减运用机圆活变，可谓出神入化，疗效良佳。

下篇是跟诊规培研究生、进修生们总结和整理的旷教授用于治疗风湿病的常用药对43对、临床常用药膳食疗方50方、常用祛风除湿药酒12种、风湿病及其合并症温灸疗法40种、风湿病常用康复体疗法、风湿病常用外用贴膏等。诸法方法简便，易学易做，俯拾即是，非常实用。

积沙成塔，集腋成裘。旷教授从医与治学，非常注重平时积累，临床时每有效佳病例，或自己诊余抽时间回忆总结，或安排学生记录整理；每有心得则静下心来，整理成文、成书。尽管旷教授年已古稀，仍常有论文发表或新作问世，从医近50年来著述颇丰。在本书编撰过程中更是字斟句酌，精思缜密，倾注心血。但由于种种原因及水平所限，缪误之处仍在所难免，敬请各位同仁、专家、病友不吝赐教，不胜感激之至！

旷惠桃全国名老中医药专家学术传承工作室
于湖南中医药大学第一附属医院

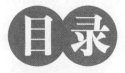

CONTENTS

中篇　旷惠桃临证验案

温养治痹显神奇——旷惠桃教授论治风湿病

下篇　风湿病的辅助治疗方法

导言 旷惠桃从医之路

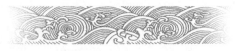

旷惠桃，女，1949年出生，中共党员，湖南中医药大学第一附属医院主任医师，教授，博士研究生导师。湖南中医药大学第一附属医院省级重点学科内科学术带头人。湖南中医药大学第一附属医院首届名医，湖南省名中医。湖南省名老中医药专家学术继承工作导师，第五届全国名老中医药专家传承工作导师，"旷惠桃全国名老中医药专家传承工作室"导师。

先后受聘为中华人民共和国人事部特聘专家，全国中西医结合学会理事，全国中西医结合风湿病专业委员会常务理事，湖南省中西医结合学会常务理事，湖南省中医内科学会副主任委员，湖南省中西医结合学会风湿免疫病专业委员会主任委员等职。曾先后担任湖南中医药大学第二、第一附属医院院长。

旷教授主要从事中医药治疗内科疑难杂病、尤其是风湿类疾病、痛风、肾病等研究。牵头研制的"三虎丸"治疗类风湿关节炎；"痛风克颗粒剂"治疗痛风；"痹痛散"外治各种痛证；"益肾颗粒剂"治疗各种慢性肾病等取得满意疗效。

深研岐黄术，精勤做学问

旷惠桃读研究生受业于湖南省著名伤寒金匮专家张海清教授门下，以医圣张仲景《金匮要略》为研究方向攻读硕士学位。3年期间，不仅刻苦钻研了中医经典《金匮要略》，也尽获张海清教授临证经验和学术薪传，积聚了坚实的中医学理论。在12年的《金匮要略》教学中，又对全书进行了详尽的研究与考证，并深入浅出、紧密联系临床，为学生讲授了医圣的著作，在学生心目中建立了良好的教师形象，曾获得学院中青年教师教学比赛第3名的荣誉。

旷教授自入中医之门后，一直以刻苦钻研，不断探索，勤于积累，不懈追求，成绩优异而享誉于同辈。特别是步入中医研究生的行列后，在导师张海清教授及研究生班诸多授课老师，如郭振球、胡天雄、李培荫、高德、陈大舜、朱文锋、周衡、熊继柏等享誉三湘乃至闻名国内外教授们的精心指导下，深入研习了医圣张仲景的《金匮要略》《伤寒论》，系统学习了《黄帝内经》《温病条辨》《温热经纬》等中医经典名著。又在教学生涯中，广泛涉猎了历代医家研究仲景学说的专著，如明·赵以德《金匮衍义》，清·徐彬《金匮论注》，程林《金匮直解》，魏荔彤《金匮本义》，尤在泾《金匮心典》

以及本院谭日强教授《金匮浅述》等著名专著数十部。极大地充实了自己的岐黄学术宝库，在"传道、授业、解惑"中，也极大地丰富了学生的思维和视野，并为临证打下了坚实的基础。

旷教授出生在山清水秀的南岳衡山，少年时经常徒步攀登南岳祝融峰，半山亭那副对联一直铭刻在她心中："遵道而行，但到半途需努力；会心不远，欲登绝顶不辞劳。"每当遇到挫折时，她就会以这种锲而不舍，勇于攀登的精神激励自己，并不断克服困难，不断挑战自我，不断完善自我；她秉着"向书本学习，向前辈学习，向同仁学习，向民间学习，向患者学习"的谦恭态度，在自己几十年的从医生涯中精诚不倦，不断攀登，辛勤耕耘，默默奉献，终于日渐成熟，学有所成。

学术勤钻研，著述重实用

旷教授在接诊大量的患者中发现，许多医学问题不仅是医务人员所要研究的，也是广大患者所关心的。病友们看病时总是要问有关疾病的饮食起居及其注意事项等很多问题，诊务繁忙，难以详尽回答，于是她就用写书的方法告诉大家。在诸多同仁和研究生们的大力协助下，她几十年如一日，笔耕不倦，勤奋写作，主编出版的著作主要如下。①中西医临床类：《旷惠桃临床经验集》《常见病中西医合理用药手册》《中西医临床用药手册·内科分册》《中医查房系列丛书》《中医临床实习手册》《临床痛证诊疗学》《中西医结合内科学》；②金匮等经典著作类：《金匮心典·点校》《金匮选读》《中华医书集成·金匮类》《湖湘名医典籍精华·诊法卷》《名医阶梯·中医名著导读》；③风湿病类：《中西医结合风湿病手册》《风湿病良方》《风湿病·名家医案妙方解析》《风湿免疫科——中西医诊疗套餐》；④中医饮食疗法类：《中国民间饮食疗法》《药疗食疗全书》《名医推荐家庭必备药膳》；⑤单方秘方类：集名方、秘方、单方之大全的《中国本草疗法》以及《名医推荐家庭必备偏方》《中医传统医疗绝技大全》；⑥中医养生保健：《职场女性魅力宝典》等。

上述达1000余万字著作的出版，倾注了她大量的心血和汗水。看到这些通俗易懂，临床非常实用，病友非常喜爱的一部部精美的著作，她感觉为病友、为中医事业做出了自己的一份贡献，觉得几十年的辛苦没有白费，内心常常充满欣慰和快乐。

围绕自己的主要研究方向，还撰写了大量学术论文，如《中医治痹重温养》《中医药治疗风湿病优势》《中西医结合治疗风湿病思路》《论痛风防治原则》《顽痹的之中医治则撷要》等有代表性专业学术论文在《中国中医药报》《湖南中医药大学学报》等多家中医权威报刊发表。应多家报刊之约，撰写中医养生等方面的科普论文，如中医的精神养生、饮食养生、运动养生、四时养生等数十篇。由于她笔耕不倦，不断著书立说，学术水平不断提高。她曾数十次在全省乃至全国中医的学术会议上作学术讲座，由于她理论联系实际，深入浅出，条理清楚，富含吸引力的演讲，总是受到与会者的欢迎。

旷教授一直认为"人将为灰土，书将以传世"。几十年来在临床应诊，指导研究生及学术继承指导等历程中，认真进行学术研究和临证总结，并不断撰著学术论文及专著。认为写作是很好的再学习、再提高的过程，从查资料、编写到修改的整个过程，既要"勤求古训"，又要"博采众方"，知识不断积累，经验日益丰富，医术不断提高，疗效不断提高，应诊患者也与日俱增。

几十年来，发表专业学术论文 100 余篇，出版学术著作 30 余部，其中任主编 26 部，先后主持国家中医药管理局和省级、厅级课题 6 项，先后获省、厅级中医药科技进步二、三等奖 4 项。作为一名中医学者，旷教授无愧于人们的期望。

临证攻疑难，重点克"顽痹"

旷教授认为：数千年的学术传承，不仅仅是理论体系的不断发展与完善，同时还是不同学派学术思想和临床经验的不断累积、长期积淀，这才形成了中医学独特的内涵。对于这些独特内涵的领悟，显然不是一朝一夕的功夫，也需要医家们勤奋的累积和辛勤的磨练。他必须在浩瀚的医籍海洋中攫取适我文献，刻苦攻读，获取营养，充实自我。这往往需要几十年的功夫，所以，中医"老来香"就是大量临床经验的积累。旷教授在长期的临床实践中，通过不断积累，不断总结，深刻体会到中医中药在防治临床各科疾病方面都有独到疗效，特别在治疗各种疑难杂症方面有令人意想不到的神奇效果，如她在治疗慢性咳喘、胃病、肾病等疑难疾病都有自己的独到经验。

但是旷教授在长期的临床中发现，湖南气候潮湿，水域辽阔，梅雨季节时间长，因此湖南省风湿病发病率非常高。而风湿病学在我国还是一门年轻、新兴而又非常有发展前途的学科。20多年前出版的《风湿病概要》序言中说："每名医学生或年轻临床医生，一旦与风湿病接触，他的目光自然地扩大起来，这是必然的结果。"因为风湿病的范围相当广范，并不仅仅局限于人们习惯上认为的风湿病及关节炎、风湿热，它包括所有侵犯肌肉骨骼系统，如关节、肌肉、韧带、肌腱、滑囊等组织在内的以疼痛为主要表现的疾病，共达100多种。风湿病在我国发病率很高，据调查，中国有超过1/6的人患有风湿病，仅类风湿关节炎、强直性脊柱炎、骨关节炎3种慢性关节炎患者在我国已超过1亿人。

旷教授认为如此庞大的患病群体，无论是社会、家庭和医务人员都面临严峻的挑战。通过多年研究发现，风湿科疾病较之其他学科疾病有着明显不同的特点，那就是内科的其他各亚学科，主要是按照解剖系统划分，唯独风湿免疫科是一个贯穿各个专科的学科。这个学科的特点，要求风湿免疫科的医生既要熟悉本专科的诊疗知识，又要钻研各个专科的知识；既要掌握本学科的诊疗思维，又要具有面对临床表现复杂，累及多系统、多脏器的疑难风湿免疫病的得心应手的诊治能力。因此，旷教授认为风湿科医生比较其他学科医生，更要不断进取，不断学习，努力提高自己的学术水平。

旷教授经过长期的积累和研究，在运用中药内治、外治、药膳等方法调治各种风湿病已经积累了大量的临床经验。她擅长运用经方和虫类药治疗风湿类疾病等，如类风湿关节炎、系统性红斑狼疮、皮肌炎、硬皮病、强直性脊柱炎、干燥综合征、雷诺病、骨关节炎以及痛风等，主张温养治痹；对慢性肾病、呼吸、消化等系统疑难杂症也颇有研究，临床收效良佳。她所主编的著作和所写的论文，大多是研究风湿病的。她担任湖南省中西医结合学会风湿病专业委员会主任委员10余年，是湖南省中西医结合学会风湿病专业委员会主要创始人和风湿病学术界学术带头人。她牵头研制的"三虎丸"治疗类风湿关节炎；"痛风克颗粒剂"治疗痛风；"痹痛散"外治各种痛证；"益肾颗粒剂"治疗多种慢性肾病等取得满意疗效。她临床处方用药经验老到，药不多而力宏，价不高而效佳，无愧于一代名医。

上篇　旷惠桃学术思想

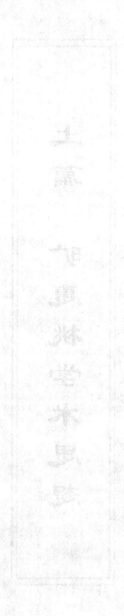

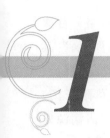

1 总　论

风湿病的发展历史与含义

（一）西医发展史

几千年来，风湿病一直危害着人类健康。人类在征服疾病的漫长历史进程中，进行了不懈的探索和研究。纵观风湿病学的发展历史，大致可分为 3 个阶段：公元前 4 世纪～18 世纪，风湿病只是个模糊的概念，主要用来说明周身的酸痛和疼痛，其具体定义和临床范围并不清楚。早在公元前 4 世纪古希腊《希波克拉底文集》一书中已出现"风湿"这个字眼，意为"流动"，反应了最初人们对风湿病病因的推想，即著名的"体液说"。该学说认为人体有 4 种体液：黄疸汁、黑胆汁、血液、黏液。4 种体液与健康密切相关，如有异常会导致疾病发生，引起疼痛则为风湿病。这是人们对风湿病的最初认识；

18 世纪中叶～20 世纪 80 年代：自然科学的发展，使医学研究有了显著进步，人们逐渐认识到风湿病是一组全身性疾病，可累及身体各个部位，并将抗生素、抗疟药、金制剂、抗肿瘤药、抗排异反应药物应用于类风湿关节炎等风湿病的治疗；

近 30 年来，免疫组化及分子生物学的重大发现，使风湿病学有了飞跃发展，进入了免疫和分子生物学的崭新阶段。专门针对治疗类风湿关节炎的药物研发成功，以来氟米特及生物制剂为标志，风湿病学发展进入了黄金期。

（二）中医发展史

在我国，"风湿病"之名，自古有之，早在甲骨文中就有"风湿关节痛"的记载，并记载有用"砭石"之类器物刺激人体相应部位以止痛的治疗方法；《左传》《史记》、长沙出土的《五十二病方》中亦有"风湿"记载；《神农本草经》中记载"风湿"有 26 处之多。《黄帝内经》除痹论篇外，以"风湿"单独出现者有 17 处，其中《素问·痹论》篇有关于风湿病病因的著名论断，认为"风寒湿三气杂至，合而为痹"；汉·张仲景《金匮要略》首次以"风湿"作为病名，曰："患者一身尽痛，发热日晡所剧者，名风湿。"其在《伤寒论》《金匮要略》有湿病和历节病等篇，创制了黄芪桂枝五物汤、桂枝芍药知母汤、乌头汤、三附子汤（桂枝附子、白术附子、甘草附子汤）等许多治疗风湿病的方剂，至今仍广泛运用于临床；隋·巢元方《诸病源候论》将"痹"隶属于"风候"项下，如在"风候"项下列有"风痹候""历节风候""风湿痹候"等。及至清·喻嘉言《医门法律》则更以"风湿"作为专论，详尽论述风湿为患引起肌肉、关节病证的机制及处方。

现代医学认为，风湿病在我国还是一门新兴的学科。风湿病是由于不同病因引起的影响到运动系统（骨、关节、肌肉、肌腱、滑囊、筋膜、韧带及神经血管等）表现为慢性疼痛和/或有肿胀、畸形、功能障碍，感觉异常等的一大类疾病。所谓一大类疾病，就是说风湿病并不仅仅局限于我们平时所说的关节炎。风湿病的范围十分广泛，包含有 100 多种疾病。常见的有风湿性、类风湿、骨性关节炎，系统性红斑狼疮，硬皮病，雷诺病，白塞病、干燥综合征，痛风，皮肌炎，骨质疏松症，颈、腰椎病等。风湿病的发病率越来越高，据统计，中国有超过 1/6 的人患有风湿病，就是说在我国已超过 2 亿人患有各种不同种类的风湿病。如此庞大的患病群体，无论是社会、家庭和医生都面临严峻的挑战。

风湿病中医学称为"痹病""痹证""痹"，是因人体正气不足，卫外不固，风寒湿热燥等外邪侵袭，致使气血凝滞，经络痹阻，引起的肢体关节肌肉疼痛、重着、麻木、肿胀、屈伸不利，甚则关节变形，或累及脏腑为特征的一类病证的总称（《中国风湿病学》）。为临床常见病、多发病，且多缠绵难愈，危害很大。

风湿病的分类

中医关于风湿病，旷教授认为主要按以下方法分类：

（一）按病因分类

《素问·痹论》曰："风寒湿三气杂至合而为痹也。"并根据三气之偏盛而又分为三痹："风气胜者为行痹，寒气胜者为痛痹，湿气胜者为着痹。"《金匮要略》曰："风湿，此病伤于汗出当风，或久伤取冷所致也。""太阳病，关节疼痛而烦，脉沉而细，此名湿痹。"《中藏经·论痹》曰："痹者……有风痹，有寒痹，有湿痹，有热痹，有气痹。"《症因脉治》中进行了全面的归纳，将痹病分为外感痹、内伤痹。《温病条辨》将痹病分为寒热两类，谓痹病"大抵不越寒热两条"，并提出"暑湿痹"之名。《临证集要·痹证》曰："一为风湿夹寒邪为痹者，为风寒湿痹；二以内湿夹热邪病痹者，为风湿热痹。"此种分类比较简明。

（二）按部位分类

1. 按组织分类　分为五体痹。《素问·痹论》曰："以冬遇此者为骨痹，以春遇此者为筋痹，以夏遇此者为脉痹，以至阴遇此者为肌痹，以秋遇此者为皮痹。"五体痹在临床上有重要的意义。中华中医药学会风湿病分会专门多次对其进行研讨，统一了五体痹的概念、诊疗标准、证候分类、疗效评定标准，对痹病的深入研究打下了良好的基础。

2. 按脏腑分类　分为五脏痹（《素问·痹论》有详细记载）。

3. 按体表部位分类　《医林改错》曰："凡肩痛、臂痛、腰痛、腿痛或周身痛，总名曰痹证。"所以，此类痹病名称一般称之为某部位疼痛，如身痛、臂痛、颈痛、背痛、腰痛、骶痛、膝痛、足痛、腿痛等。此类痹病中，以颈、肩、腰、腿痛为重点，因为按体表部位分类的痹病，与现代医学解剖学关系密切，故近年来按此分类的痹病在病因学、病理学、治疗学、康复学等方面发展较快。

（三）按症状特征分类

按症状特征分为以下12类。①行痹：疼痛呈游走不定；②痛痹：疼痛较剧烈；③着痹：肢体重着为主者；④周痹：风寒湿侵入血脉，上下移走随脉，其上下左右相应，间不容空；⑤众痹：疼痛各在其处，更发更止，更居更起，以左应右，以右应左（《黄帝内经》）；⑥历节病：疼痛遍历关节者（《金匮要略》）；⑦白虎历节风：遍历关节疼痛，昼轻夜重，如虎咬之状；⑧痛风：以四肢或身上一处肿痛，或移动他处，色红，参差肿起，按之滚热（《丹溪心法》）；⑨鹤膝风：膝关节肿痛，股胫细小，如鹤膝之形；⑩鼓槌风：两膝肿大，皮肤拘挛，不能屈伸，腿骨枯细；⑪鸡爪风：产后血脉空虚，气血不足，复感风寒之邪，致筋脉疼痛，手足指拘挛不能屈伸，手状如鸡爪（《解围元薮》）；⑫尪痹：痹病日久，症见身体消瘦、骨节变形肿大、僵硬，不能屈伸，骨质受损。

（四）按病程分类

按病程分为以下3类。①暴痹：突然发作的痹病（《灵枢·九针论》）；

②久痹：邪气久留，病程长久，且反复发作，经久不愈的痹病（《灵枢·寿天刚柔》），《灵枢·官针》又称留痹；③顽痹：久病难愈的痹病（《诸病源候论》）。

（五）按证候分类

根据痹病正邪盛衰之不同，分为虚痹、实痹两大类。如《医宗金鉴·杂病心法要决·痹病总括》载："痹虚，谓气虚之人病诸痹者……痹实，谓气血实之人病诸痹也。"《温病条辨·中焦篇》也指出对痹病要虚实异治。现代黄文东主审的《实用中医内科学》也以虚实为纲，将行、痛、著、热痹列为实痹；将气血虚、阳虚、阴虚列为虚痹。

（六）国家标准分类

1995年1月1日起实施的中华人民共和国中医药行业标准《中国病证诊断疗效标准》将痹证分为风湿痹（分行、痛、热、虚痹）、尪痹、骨痹、肌痹、痛风五大类，1997年10月1日起实施的国家标准《中国病证治法术语》则分为行痹、痛痹、着痹、尪痹、热痹、肌（肉）痹、筋痹、皮痹、血痹、脉痹、骨痹、偏痹、脊痹、顽痹、颈痹、肩痹、腰痹、膝痹、足跟痹、肢痹、痛风等类。此二标准综合上述病因、部位、症状、病程及证候等方面进行分类，更加符合临床实际。

风湿病的病因

（一）西医研究

现代医学认为，引起风湿病的原因很多，主要有四大因素：

1. 感染因素　临床已证实风湿病发病与感染相关，如上呼吸道感染，皮肤感染、扁桃体炎等可能引起风湿热乃至风湿性心脏病（简称风心病）；风湿病的发生与溶血性链球菌感染有关，强直性脊柱炎与肺炎克雷伯菌感染有关，类风湿关节炎与微生物感染有关。

2. 环境因素　工作、生活环境条件差，又防护不当：如长期在潮湿阴冷的环境中工作或生活，或长期水上作业，或长时间从事冷冻工作，风寒湿侵就可能入机体，又如天气变化，气温下降，如果不及时添加衣物，也很容易产生风湿病。

3. 遗传因素　越来越多的数据表明风湿病与遗传因素有关，类风湿关节炎、强直性脊柱炎、痛风往往是父子、兄弟同时患病；系统性红斑狼疮大多是母女、姐妹同时患病，说明有遗传倾向。

4. 精神因素　精神压力大，过度紧张或劳累，导致内分泌失调等，可诱发风湿病。

（二）中医研究

中医对痹病发病原因的研究，自《黄帝内经》以来，诸家探讨颇为深刻，涉及范围甚广。从发病学角度看，可将其概括为"正虚""邪侵""痰浊瘀血"3个方面。

1. 正虚　即正气不足，实际上是指人体精、气、血、津液等物质不足及脏腑组织等功能低下和失调。多因禀赋不足、劳累过度以及病后、产后致虚等。而"正虚"在痹病的发病机制中主要体现营卫不和、气血亏虚、腑腑衰弱、阴阳失调。

2. 邪侵　是痹证发生的重要外因。《素问·痹论》曰："风寒湿三气杂至，合而为痹也。"又曰："所谓痹者，各以其时重感于风寒湿之气也。""不与风寒湿气合，故不为痹。"而导致外邪入侵的因素主要为季节气候异常，居住潮湿，起居调摄不慎，外感风寒湿邪等。

3. 痰浊瘀血　是人体受某种致病因素作用后，在疾病过程中所形成的病理产物，这些病理产物能直接或间接作用于人体，引起新的病证，其在痹病的发病中起着不可忽视的作用。《医门法律》曰："风寒湿三痹之邪，每借入胸中痰为相援。"《类证治裁·痹论》曰："必有湿痰败血瘀滞经路。"《医林改错》有"瘀血致痹"说。而导致痰浊瘀血的直接原因多为饮食所伤，湿聚化痰；情志郁结、气滞血瘀或跌仆伤致瘀血阻滞。

（三）旷惠桃论风湿病病因

《黄帝内经》曰："虚邪贼风，避之有时""圣人避风如避矢石。"致病之"虚邪贼风"大多是气候异常变化所产生，多发生于气候与时令不相适应，表现为太过或不及即可使人致病。"人造贼风"则是人为因素导致的"虚邪贼风"。《素问·六元正纪大论》"用寒远寒，用热远热"，"热无犯热，寒无犯寒"确立了时令病治疗原则。但现代科技为人类营造了生活和工作小环境，炎热的夏季人们可以待在极为凉爽的空调环境，避免了炎暑的蒸迫，但同时也脱离了自然界阳气对人体阳气的扶助，背离了"春夏养阳"的养生原则，直接导致的是，"人造"的这种寒凉形成了一种非时"贼风"，使很多人在炎暑夏季受寒生病，同时也让更多的人阳气不振，生成"空调病"，特别是风湿病。旷教授从临床感知：这是新的时令病因，是炎热季节的寒凉贼风。对疾病的病因认识从"热无犯热，寒无犯寒"的原则中得以进化。

"人造贼风"主要是生活细节中防护不当，如出汗时吹风、入水、饮冷、露宿、久着湿衣等方面：

1. "汗出当风"——贼风乘袭　盛夏尤其是三伏天，身体总是有汗，特别是活动、运动后，或下班途中挤公交、骑单车、摩托，甚至步行者汗出更多，此时千万注意不要贪凉，如果汗后立即把空调温度调得过低，或者"电扇对吹"，这样最容易引发"空调病"，因为此时全身皮肤的毛孔为了散热处于开放状态，如果突然接触冷风，毛孔来不及收缩，风寒之邪便会"乘虚而入"，这就是"人造贼风"。"人造贼风"不经意间就侵袭人体导致感冒、咳嗽、身体疼痛、关节炎等疾病。医圣张仲景于1800多年前就明确指出："风湿，此病伤于汗出当风，或久伤取冷所致也。"汗出当风，或经常贪凉，风寒湿等邪气从外侵袭则导致风湿病。如果出汗时马上进空调房，因为毛孔遇冷刺激会从扩张状态突然紧急闭合，破坏皮肤的排汗功能，又会导致中暑、感冒等症状。尤其不能饮酒后汗出当风，如张仲景发现：肥胖之人"自汗出，历节痛，不可屈伸，此皆饮酒汗出当风所致"，肥胖之人，往往有余于外，不足于内，汗出则腠理空虚疏松，极易被外风侵入，加之肥人多痰湿，饮酒后当风，寒湿乘虚内侵，则风与湿邪内外相搏，则形成历节（类风湿关节炎）等病。其实酒后汗出当风还可导致咳嗽、胃痛、肝炎等多种病症。

预防方法：从室外进入室内时，要先让自己在常温下"冷却"10～20分钟，等皮肤温度下降收汗之后，再在电风扇旁边或空调房（26℃左右）乘凉休息。尤其注意：男士不宜赤膊，女士不宜着吊带衫、露脐装、低腰裤汗出时当风。

2. "汗出入水"——风湿缠身　俗语曰："汗水没落，冷水莫浇。"夏日人们户外活动后，为尽快消汗除热，往往喜欢冲冷水浴或游泳来"快速冷却"。这样身体骤然遇冷水，会使开放的汗毛孔立即收缩，汗孔关闭，热量不能散发而滞留体内，可引起高热；如同时又用冷水洗头，因脑部毛细血管遇冷迅速收缩而引起供血不足，使人头痛，头晕，昏厥，甚至休克等。因汗出时毛孔大开，水湿极易从汗孔而入，侵入肌肉腠理骨关节内，还会导致风湿、寒湿身痛等症。《金匮要略》曰历节病或黄汗症是"汗出入水中，如水伤心"，或"以汗出入水中浴，水从汗孔入得之"，汗出时入水中洗浴，水湿从汗孔乘虚而入，停滞肌肤筋脉，阻碍营卫气血运行，则全身关节疼痛、浮肿，湿热交蒸，则汗出色黄。汗后入水，还极易中暑、伤暑。如夏天伤暑，出现发热身痛沉重，张仲景曰："此以夏月伤冷水，水行皮中所致也。"

预防方法：人体对温度需要一个适应过程，一下从高温到低温会使人体受到刺激，因此运动完后也不要马上入水如冲凉游泳或淋雨等，要先休息20～30分钟，等全身汗干后再沐浴或游泳等。而热水沐浴能使身体的毛细血管扩张，有利于机体排热、排毒，并且能够补充阳气。水温一般控制在30 ℃左右为宜。亦可用热毛巾擦脸擦身，不但容易去除灰尘污垢，还能够排汗降温，使皮肤透气，让人感觉凉爽、舒适。

3. "汗后饮冷"——寒湿伤胃 由于冰箱的普及，人们为追求口感好食冰冻食品，特别是夏天气温高，很多人喜欢吃冷饮，如冰牛奶、冰西瓜、冰淇淋、冰饮料等。中医学认为"形寒饮冷多伤胃"，进入伏天后，中医称之为"长夏"，这时的天气特点是闷热难耐，如过度地贪食冷饮后，寒湿之邪最易困阻脾胃，损伤脾阳，脾失健运，易见食欲不振、腹胀、腹泻等症状。如果剧烈运动后大量汗出，又立即喝冷饮，会刺激胃肠道迅速收缩，还可能产生胃肠痉挛出现腹痛甚至胃肠出血等。

预防方法：注意夏日不可汗出时马上喝冷饮或冷水，尤其不可大量饮冷。吃冰淇淋等冷饮一定要适量，且吃的时候要小口慢吃。尽量养成喝温开水的习惯，还可适当进食温性食物，俗话说，"冬吃萝卜夏吃姜，不用医生开处方"，夏天可用生姜等食物来温中散寒，把生姜、红糖一起冲泡后服用效果更好。

4. "贪凉露宿"——湿邪浸身 炎炎夏日，汗出不断，不少人贪凉，喜欢睡地板，或者睡在高楼大厦的房顶上，地面散热快，吸收热量也快，容易吸收背部热量，极易伤人阳气。人在熟睡时全身基础代谢减慢，心跳减慢，血压下降，体温调节功能下降，身体抵抗力变弱，对冷热也不如醒的时候敏感，而夜晚气温较低，这时夜宿露天或睡地板，风寒之邪更容易进入体内，地面寒湿或湿热之气也极易侵入人体，可诱发腰背疼痛、风湿性关节炎、感冒、肠炎、面神经炎等；而睡硬地板又容易造成局部气血不畅，出现肢体麻痹等。俗语曰："千寒易除，一湿难去；湿性黏浊，如油入面。"湿为六大致病因素之一，湿与寒在一起，称为湿寒；与热在一起，被称为湿热；与风在一起，被称为风湿；与暑在一起，被称为暑湿。湿邪如不去除，可使病情迁延难愈。

因此夏天尽量避免贪凉露宿，最好不要睡地板或在潮湿的环境中停留过久。

5．"久着汗衣"——寒湿稽留　夏天汗出不断，衣服经常是湿的，如果人一旦安静下来，汗湿的衣服会马上变得湿冷黏腻，贴在身上很难受。因为湿衣服一直在蒸发，蒸发时液体变成气体，会从身上吸收热量，把身体大量热量带走，因此感觉身体湿冷。而此时皮肤的毛孔大开，寒湿乘虚而入，也会导致风湿病等。如临床常见的肾着病，仲景谓："此身劳汗出，衣里冷湿，久久得之，腰以下冷痛。""如坐水中，形如水状。"腰部感受寒湿则导致腰背部冷痛沉重，如坐在冷水之中的感觉。

要注意出大汗后要及时把汗擦干，并更换干燥衣物、鞋袜。

除以上几点外，夏日尤须加强锻炼，增强体质，经常参加练保健操、气功、太极拳、广播体操、散步等，"正气存内，邪不可干"，坚持锻炼，身体强壮，抗病能力强，可预防疾病发生。但盛夏如能避免汗出时当风、入水、饮冷、露宿、着湿衣等生活细节，就可预防"人造贼风"的伤害。晋·葛洪曾说："治身养性谨务其细，不可以小益为不平而不修，不可以小损为无伤而不防。"此说很有道理。

风湿病的发病机制

（一）邪随虚转，证分寒热

风寒湿热之邪侵袭人体后，其寒热的转化，一般与人的禀赋素质有关。由于人体禀赋素质之不同，阴阳始有偏盛偏衰的差异，风寒湿热之邪则随其转化，而见不同的痹病证候。《素问·痹论》曰："痹……或寒，或热，或燥，或湿，其故何也？其寒者，阳气少，阴气多，与病相益故寒：其热者，阳气多，阴气少，病气胜，阴精不足，内有郁热者，感受风寒湿邪，易从阳化热，而成湿热痹。"根据文献和临床所见，素体阳气偏胜，阴精不足，内有郁热者，感受风寒湿邪，易从阳化热，而成湿热痹；阳气虚衰，阴气偏盛，寒自内生，感受风寒湿邪，多以阴化寒而为寒湿痹。可见邪在痹病发展中的转化，与人体的禀赋不足、体质差异有密切的关系。

（二）邪致痰瘀，痹阻不通

痹病既得，风寒湿热之邪充斥经络，气血运行不畅。邪留日久，寒凝津为痰，湿得聚为痰，热炼津为痰。同时，邪留日久，气血运行不畅则瘀血内生。痰瘀形成，又阻滞经络，壅遏邪气，痰瘀邪气相搏，经络气血闭阻，故痹病渐趋加重，疼痛、肿胀、重着等症状突出。

（三）邪气交争，正虚邪实

痹病多因"正虚"感邪所致，此"正虚"只是相对致病邪气而言，指人体的防御功能相对低下。既病之后，一般说正气尚能与邪气抗争，风寒湿热外邪侵袭人体，正气奋起抗邪，正邪相争则表现为发热等实证、热证，正如《素问·举痛论》曰："寒气客于经脉之中，与炅（热）气相搏则脉满。"这里的"脉满"即指此病理而言，以"不通"为主要病理表现，由于邪正斗争可加重正气损伤。如风为阳邪，其性开泄，易汗出而耗气伤津；寒为阴邪，易伤阳气；湿胜易伤脾，遏阳，致气血乏源，阳气难展；热胜更易耗气，伤津，动血，痰瘀内阻，气血失运也致局部失养；另则病后失治、误治也致气虚。临床上常见一些久病不愈的患者，肢体酸软无力、面色萎黄、肌肤干燥、身体消瘦、局部欠温等多为"不荣"所致。故临床上"不通""不荣"多二者并见。

（四）虚瘀相搏，胶结难解

痹病或因虚所致，或因瘀久正虚，而气虚则无力鼓动，邪不得散，血不得行，津不得布，津血停留，为痰为瘀。《医林改错》曰："元气既虚，必不能达血管，血管无力，必停留而瘀。"《中医病理》曰："阳气一虚，无以温化水湿，阳光不照，阴霾内生。"另外，阴虚则内热津缩，血虚则血粘不流，均可因虚致痰瘀。《临证指南医案·诸痛》曰："久痛必入络，气血不行。"《类证治裁·痹论》称痹久"必有湿痰败血瘀滞经络"。痰瘀又可致虚，前人有"瘀血不去新血不生"之说，张仲景创大黄蛰虫丸治久病瘀血，肌肤甲错之虚劳，都说明痰瘀可致虚。

（五）转化机制

痹病的转化机制，指其传变、演变的机制。由于痹病的发生、发展机制复杂，其传变、演化情况与治疗是否及时、正确关系密切，一般其传变途径主要有3条：一为五体间传变，如痹病日久，正气虚弱，可由皮肤影响肌肉血脉筋骨等。《儒门事亲》曰："皮痹不已而成肉痹，肉痹不已而成脉痹、脉痹不已成筋痹，筋痹不已而成骨痹。"二为表里相传，《素问·痹论》曰："骨痹不已，复感于邪，内舍于肾；肌痹不已，复感于邪，内舍于肝；脉痹不已，复感于邪，内舍于心；肌痹不已，复感于邪，内舍于脾；皮痹不已，复感于邪，内舍于肺。"三为脏腑间传变，《素问·玉机真脏论》曰："肺痹，发咳上气，弗治，肺即传而行之肝，病名曰肝痹。"以上传变，多为痹病向纵深发展，病多沉重，治疗也难。其中，五体痹传变及脏者，形成五脏痹，其由五体痹不已，而五脏腑精气逆乱，复"各以其时重感于风寒湿气"而成。《素问·痹论》曰："阴气者，静则神藏，躁则消亡……淫气喘息，痹聚在肺……"有关六腑痹病的病理，《素问·痹论》曰："其客于六腑者，何也？岐伯曰：此亦饮食不节，起居失宜，胃肠被伤的基础上，风寒湿邪乘虚，从各腑的俞穴侵入体内而形成的，显然不同于五脏痹的形成。"

风湿病发病极广泛，据统计，类风湿关节炎（RA）、强直性脊柱炎（AS）和骨性关节炎（OA）3种慢性关节炎的患者数在我国达1亿人。如此庞大的患病群体，无论是社会、家庭或医护人员都面临着严峻挑战。因此，风湿病将有着广泛的研究前景。

风湿病的临床特性

风湿病是一大组疾病的统称，种类繁多，在临床上包括有十大类，100多种疾病。风湿病中医称之为痹病，泛指机体正气不足，卫外不固，风、寒、湿、热等邪气乘虚而入，致使气血凝滞，经络痹阻，引起相关系统疾病的总称。风湿病为临床常见病，多发病，大多甚为难治，多被称为"不死的癌症"，说明疾病的难治性。临床上许多风湿病患者，虽持续治疗，但多次反复，缠绵难愈，非常痛苦。风湿病到底有哪些特性？略述如下：

（一）重复感邪，病易复发

《素问·痹论》曰："风寒湿三气杂至合而为痹也。"又曰："所谓痹者，各以其时重感于风寒湿之气也。""不与风寒湿气合，故不为痹。"强调外邪在发病中的重要性。所谓"各以其时，重感于风寒湿之气"，是说各种风湿痹病，在各个季节或节气里，重复感受了风寒湿等邪气而造成疾病复发。临床中，很多风湿病患者经过治疗疼痛缓解，病情得以控制，但一旦风吹草动，气候变化，稍不注意，重感于风寒湿热之气，疼痛又复发作，病情又复加重。只得又重新开始服药治疗。这样反反复复，日渐月累，病程越来越长，病情越累越重，治疗越来越难。

导致外邪反复入侵的因素除季节气候异常变化以及居住潮湿，起居调摄不慎等外，现今不良生活习惯导致感受风寒湿机会增多：如春日湿冷、冬季阴冷时节，爱美女士仍着薄衣短裙；炎炎夏季，人们或贪凉露宿，或空调低开，或风扇对吹，或汗出当风、汗出入水中（冲凉、游泳等），或酒后当风、酒后行房或酒后入水中，或产后贪凉受冷等导致风寒湿乘虚而入而致病。张仲景《金匮要略》曰："风湿，此病伤于汗出当风，或久伤取冷所致也。"临床所见，各类人群中风湿病发病率高，复发率也日益增高。

（二）邪气黏腻，难以驱除

中医学认为：风寒湿所致之痹病，临床属寒湿者居多。"寒邪"乃六淫之一。凡致病具有寒冷、凝结、收引特性的外邪，称为寒邪。寒性凝滞主痛，凝滞，即凝结阻滞。即指寒邪侵人，易使气血津液凝结、经脉阻滞之意。由于寒凝气血，"不通则痛"。如寒客肌表、凝滞经脉，则头身肢节剧痛，或冷厥不仁；直中入里，气机阻滞，则表现为胸、脘、腹冷痛或绞痛；寒主收引，如寒客经络关节，则筋脉收缩拘急，以致拘挛抽痛，屈伸不利等。同时，寒为阴邪，易伤阳气，如寒邪束表，卫阳郁遏，则见恶寒、发热、无汗等症；如肺卫受寒，则宣降运化失职，表现为咳喘气短、痰涎清稀或有水肿等症；如寒伤脾肾，则温运气化失职，表现为畏寒肢冷、关节肌肉，腰脊冷痛、尿清便溏、水肿腹水等症；寒邪伤人后极易伤人阳气，阳虚不足以驱除寒邪，导致"阴盛则阳病"。所以，感受寒邪，最易损伤人体阳气，阳气受损，失其正常的温煦气化作用，则可出现阳气衰退的寒证；阳气虚衰，难以振复。

湿亦为阴邪，易阻滞气机，损伤阳气，被称为"万恶之邪"。湿与水同类，故为阴邪；湿性重浊，重，即沉重、重着之意。临床表现多为肢体沉重感或重着不移；湿邪留滞关节，则关节疼痛酸楚；浊，即混浊，秽浊，如大便溏泄、小便混浊；湿性粘滞，粘，即黏腻；滞，即停滞。导致症状的粘滞性。如湿滞大肠，腑气不利则大便黏腻不爽；病程的缠绵性，湿性粘滞，胶着难解，故湿邪致病常起病缓慢，多反复发作，时起时伏，缠绵难愈，病程较长；寒湿之气重，久久粘滞于肌肉筋脉骨隧关节之间，胶结难解，极难攻除。

同时，湿邪最易渗透，湿邪致病从来不孤军奋战，常与其他的邪气狼狈为奸。湿气遇寒则成为寒湿痹；湿气遇热则成为湿热痹；湿气遇风则成为风湿，驱风较容易，但一旦成了风湿则极难祛除；此外体内有湿，体外的邪气总是和体内的湿气里应外合，内湿加外湿，纠缠不清，更难祛除。

如果病后痰浊瘀血形成，这些病理产物能直接或间接作用于人体，引起新的病证，其在痹病的发病中起着不可忽视的作用。《医门法律》曰："风寒湿三痹之邪，每借人胸中痰为相援。"《类证治裁·痹论》曰："必有湿痰败血瘀滞经路。"《医林改错》有"瘀血致痹"说。而导致痰浊瘀血的直接原因多为饮食所伤，湿聚化痰；情志郁结、气滞血瘀或跌仆伤致。寒湿借瘀血痰浊而成痹，也非常缠绵难愈。

（三）病邪传变，变化多端

痹病在其发展过程中，会发生传变或演变。痹病的传变、演化情况与治疗是否及时、正确关系密切。一般而言，其传变途径主要有 3 条：一为五体间传变，如痹病日久，正气虚弱，可由皮肤影响肌肉血脉筋骨等。《儒门事亲》曰："皮痹不已而成肉痹，肉痹不已而成脉痹、脉痹不已成筋痹，筋痹不已而成骨痹。"二为表里相传，《素问·痹论》曰："骨痹不已，复感于邪，内舍于肾；筋痹不已，复感于邪，内舍于肝；脉痹不已，复感于邪，内舍于心；肌痹不已，复感于邪，内舍于脾；皮痹不已，复感于邪，内舍于肺。"三为脏腑间传变，《素问·玉机真脏论》曰："肺痹，发咳上气，弗治，肺即传而行之肝，病名曰肝痹。"以上传变，多为痹病向纵深发展，病多沉重，治疗也难。其中，五体痹传变及脏者，形成五脏痹，其由五体痹不已，而五脏腑精气逆乱，复"各以其时重感于风寒湿气"而成。《素问·痹论》曰："阴气者，静则神藏，燥则消亡……淫气喘息，痹聚在肺……"有关六腑痹病的病理，《素问·痹论》曰："其客于六腑者，何也？岐伯曰：此亦饮食不节，起居失宜，胃肠被伤的基础上，风寒湿邪乘虚，从各腑的俞穴侵入体内而形成的，显然不同于五脏痹的形成。"由于病邪传变迅速，病症变化复杂，猝不及防，治之不及，导致疾病缠绵难愈。

临床所见，痹症若失治、误治，病延日久，病邪变化深入，必然殃及筋骨，如湿凝为痰，血停为瘀或与风、寒、湿、热等邪相合，交阻于筋脉，附着于骨骸，致使病情逐渐加重（如关节肿大变形、曲伸不利），有的甚至累及脏腑，进一步发展成脏腑痹；或气血亏耗、肝肾虚损、筋骨失养，呈现正虚邪恋，虚实混杂，缠绵难愈的病理状态。终而出现"四久"：久痛入络、久痛多瘀、久痛多虚、久必及肾，酿成顽痹。

（四）多脏器受累，多系统病变

风湿科疾病较之其他学科疾病有着明显不同的特点。那就是，内科的其他各亚学科，主要是按照解剖系统划分，唯独风湿免疫科是一个贯穿各个专科的学科。有的人以为风湿病就是单纯的关节痛，其实这个学科的特点，就是临床表现复杂，常常累及多系统、多脏器的疑难风湿免疫病。大部分风湿病是多系统受累的疾病，也就是很多脏器会因为得了风湿病而受到牵连，而关节疼痛只是风湿病临床表现之一。同时，风湿病更致命的风险就是重要脏器损伤。所以，风湿病治疗效果与病情本身的复杂性密切相关。

有些风湿病特别是自身免疫性结缔组织病，如系统性红斑狼疮、类风湿关节炎等可有多个器官的损害，如表现为心脏炎（心包炎、心肌炎、心内膜炎）、肾脏损害（蛋白尿、血尿、浮肿、高血压、肾衰竭）、血液系统（白细胞减少、红细胞减少、血小板减少、溶血等）、呼吸系统（间质性肺炎、肺动脉高压、胸腔积液）、消化系统（肝功能损害、黄疸）等。

此外，风湿病的合并症很多。如风湿病合并严重的血管炎合并溃疡久不收口，顽固性过敏，反复的间质性肺炎，持续发作的哮喘，重症肝病，持续黄疸，顽固溃疡性结肠炎，反复大便脓血，重度溶血性贫血和血小板减少，顽固性牛皮癣；反复的虹膜睫状体炎，中枢神经损害等。这些问题的治疗都很棘手，也导致疾病缠绵难愈。

（五）病症与他科混淆，容易误诊

有些常见风湿病发病的症状很容易和其他科疾病混淆，容易误诊。如发热是风湿病的常见症状，可为低热、中度发热或高热，多为不规则发热，有的伴有寒颤，红细胞沉降率增快，抗生素无效，如系统性红斑狼疮、成人斯帝尔病、急性嗜中性发热性皮病、脂膜炎等均可以发热为首发症状而就诊感染科；干燥症综合征常常因牙齿变黑、缺失、脱落而就诊口腔科；系统性红斑狼疮患者还有些会以血尿、蛋白尿为首发症状就诊于肾病科，容易被误诊为肾炎；白塞病患者会出现反复口腔溃疡可能首诊于口腔科，容易被误诊为复发性口腔溃疡；强直性脊柱炎患者可能因急性虹膜炎为首发表现而就诊于眼科；皮肌炎、硬皮病常因皮肤病变而就诊皮肤科等情；痛风常因为关节红肿热痛误以为丹毒或局部感染就诊感染科等。其他如系统性红斑狼疮、皮肌炎/多肌炎、白塞病、脂膜炎、干燥综合征可有皮疹、光敏感、口腔溃疡、外阴溃疡、眼部症状、网状青紫、皮肤溃疡等皮肤黏膜症状而就诊皮肤科等。

（六）西药毒副作用大，治疗难以坚持

西医治疗风湿病大多是毒性药物，一般都离不开抗炎镇痛药、慢作用抗风湿药（包括羟氯喹、柳氮磺吡啶、甲氨蝶呤、环磷酰胺、硫唑嘌呤等）、激素和生物制剂等四大类。这些药物都有不同程度的副作用。患者非常担心其副作用对身体的伤害，往往自行终止服药，终究难以坚持治疗。如非甾体镇痛药对胃肠道和肾脏有不良反应、还可导致皮肤瘙痒、药物性皮疹、荨麻疹以及头痛、头晕、耳鸣、嗜睡等；甲氨蝶呤有恶心、呕吐、口腔发炎、口唇溃疡、腹泻等胃肠道反应以及对骨髓有抑制作用等；来氟米特可致白细胞下降、肝酶增高，还可出现高血压、乏力、腹痛、腹泻、脱发、皮疹等；羟氯喹和氯喹（纷乐/赛能等）可能导致眼损害，视物模糊、视野缺失、怕光等；霉酚酸酯/吗替麦考酚酯（扶异/广维/骁悉等）常见有恶心、呕吐、腹泻、腹痛等；环磷酰胺：可致白细胞减少，影响肝功能，还可出现恶心、呕吐、食欲减退、脱发等；柳氮磺吡啶的不良反应是过敏反应，可表现为药疹、发热、关节及肌肉疼痛以及恶心、呕吐、腹泻、食欲减退、头痛等，还可致血细胞减少、肝肾功能损害等；白芍总苷胶囊（帕夫林）：主要有腹泻、腹痛等；雷公藤多苷片可导致男性不育和女性闭经，以及皮疹、色斑、脱发、食欲减退、呕吐、腹痛等；激素的六大副作用：①经常吃大量的皮质激素药，会让盐、糖、水、蛋白质及脂肪的代谢紊乱，主要的症状是向心性肥胖、满月脸、水牛背、多毛、无力、低血钾、水肿、高血压、糖尿病等，临床上称为库欣综合征。②诱发或加重感染。皮质激素可以降低抗感染能力，让身体抗病能力下降，利于细菌生长、繁殖和扩散。③诱发或加重消化性溃疡。糖皮质激素除妨碍组织修复、延缓组织愈合外，还可使胃酸及胃蛋白酶分泌增多，又能减少胃黏液分泌，降低胃黏膜的抵抗力，可诱发或加重胃和十二指肠溃疡出血，甚至造成消化道穿孔等。④神经症状。可发生激动、失眠，个别患者可诱发精神病，癫痫患者可诱发癫痫发作。⑤肾上腺皮质萎缩或功能不全。较长期应用该类药物，由于体内糖皮质激素水平长期高于正常，可引起负反馈作用，而影响下丘脑及垂体前叶分泌促肾上腺皮质激素，使内源性糖皮质激素分泌减少或导致肾上腺皮质激素功能不全。⑥反跳现象及停药症状。长期应用激素类药物，症状基本控制，若减量太快或突然停药，出现原来症状可很快出现或加重的反跳现象。此外还会导致股骨头坏死，抑制儿童生长发育，使患儿长得矮小而肥胖等。此外如果使用不当，马兜铃类中药也有损伤肝肾功能等副作用。

（七）药价昂贵，负担沉重

由于风湿病治疗时间长，药物价格较贵，如西药一般要同时服用7～10

种药，1个月下来至少3000~4000元，如果使用生物制剂注射用重组人Ⅱ型肿瘤坏死因子受体-抗体融合蛋白（益赛普）等，一年至少8万~10万元，用类克则更贵。长期使用，一般家庭难以负担。大部分患者经常自动停药或停停打打，病情加重则服药，稍微减轻则停药，治疗不规范，甚至停止用药，任其发展，疾病难免越来越重。

（八）禀赋不足，先天遗传

风湿免疫病往往受遗传因素的影响，临床所见，父亲为强直性脊柱炎，其儿女发病率相对较高；红斑狼疮患者其母女、姐妹中发病率也较高；类风湿关节炎也有遗传倾向。风湿病与遗传因素的关系正在进一步研究之中。

（九）正虚邪实，攻补难决

痹病日久，多见正虚邪恋之证。此"正虚"是相对致病邪气而言，指人体的防御功能相对低下。既病之后，一般说正气尚能与邪气抗争，风寒湿热外邪侵袭人体，正气奋起抗邪，正邪相争则表现为发热等实证、热证，正如《素问·举痛论》曰："寒气客于经脉之中，与炅气相搏则脉满。"这里的"脉满"即指此病理而言，以"不通"为主要病理表现，由于邪正斗争可加重正气损伤。如风为阳邪，其性开泄，易汗出而耗气伤津；寒为阴邪，易伤阳气；湿胜易伤脾，遏阳，致气血乏源，阳气难展；热胜更易耗气，伤津，动血，痰瘀内阻，气血失运也致局部失养；另则病后失治、误治也致气虚。临床上常见一些久病不愈的患者，肢体酸软无力、面色萎黄、肌肤干燥、身体消瘦、局部欠温等多为"不荣"所致。故临床上"不通""不荣"多二者并见。

如若痹病日久正虚，气虚则无力鼓动，邪不得散，血不得行，津不得布，津血停留，为痰为瘀。《医林改错》曰："元气既虚，必不能达血管，血管无力，必停留而瘀。"《中医病理》曰："阳气一虚，无以温化水湿，阳光不照，阴霾内生。"此外，阴虚则内热津缩，血虚则血黏不流，均可因虚致痰瘀。《临证指南医案·诸痛》曰："久痛必入络，气血不行。"《类证治裁·痹论》称痹久"必有湿痰败血瘀滞经络"。痰瘀又可致虚，前人有"瘀血不去新血不生"之说，张仲景创大黄䗪虫丸治久病瘀血，肌肤甲错之虚劳，都说明痰瘀可致虚。正虚邪实，临床上攻之唯恐伤正气，补之亦恐恋邪气，真是攻之不忍，补之担心，攻补不便，左右为难。故而痹病缠绵难愈也。

总之，风湿病具有重复感邪，病易复发，邪气黏腻，难以驱除，病邪传变，变化多端，禀赋不足，先天遗传，脏器受累，多系统病变，病症复杂，容易误诊，药物毒副作用大，治疗难以坚持，药价昂贵，负担沉重；正虚邪实，攻补难决等特性；需从多方面注意预防，并进行综合治疗，以利风湿病患者早日康复。

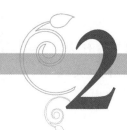

2 首倡中医治痹重温养

旷教授认为：痹者，"风寒湿三气杂至，合而为痹"，"所谓痹者，各以其时，重感于风寒湿之气也"（《素问·痹论》），强调外邪在发病中的重要性。风为百病之长，痹病属寒湿者居多。当今时代由于气候变化极端，不良生活习惯导致感受风寒湿机会增多：如春日湿冷、冬季阴冷时节爱美女士仍着薄衣短裙；炎炎夏季，人们或贪凉露宿，或空调低开，或风扇劲吹，或汗出当风、汗出入水中（冲凉、游泳等），或酒后当风、酒后入水中，或产后贪凉受冷等导致风寒湿乘虚而入。故各类人群中风湿疾病发病率日益增高，据统计：我国类风湿关节炎、强直性脊柱炎、骨性关节炎三病的患者数已超过1亿人。《素问·至真要大论》曰："寒者温之。"临床实践证明：中医治疗痹病注重温养之法。

表有寒湿者，宜温通宣散治之

风湿病初期或急性发作期，常因感受风寒湿邪，困郁肌表，阳气被郁，痹而不通，出现关节疼痛，伴有恶寒发热、无汗或汗出不畅。此时只有通过开腠发汗，宣散肌表之风寒湿邪，使阳郁得通，气血畅行，痹痛方止。开腠发汗，首推麻黄。如"湿家身烦疼，可与麻黄加术汤为宜，慎不可以火攻之"；"病者一身尽疼，发热，日晡所剧者，名风湿。此病伤于汗出当风，或久伤取冷所致也，可与麻黄杏仁薏苡甘草汤"（《金匮·湿病篇》），均以麻黄为主。麻黄配白术、薏苡仁发汗而不致过汗，可并行表里之湿。

"寒胜则痛"，若患者表现出关节剧痛，畏寒喜温等寒凝之象，又当温经散寒，外除寒湿，内振阳气，方能使气血周流，疼痛乃止。温经散寒，首推乌头、附子，大辛大热，气性雄烈，逐寒止痛之力最强。乌头汤，桂枝芍药知母汤、三附子（桂枝、白术、甘草附子）汤或取乌头，或用附子等温散寒湿之功而止痛。现代药理证明：附子、乌头所含乌头碱具有很强的抗炎镇痛作用。代表方：麻黄加术汤、桂枝芍药知母汤、三附子汤、乌头汤、麻黄附子细辛汤、麻黄杏仁薏苡甘草汤、桂枝白虎汤等。

血虚寒凝者，宜温运气血治之

李士材《医宗必读》认为"治风先治血，血行风自灭"，指出一般治风药宜与养血行血药同用。笔者几十年临床体会：温补气血，养血活血是治痹的基本原则。如养血通痹汤乃本人多年临床经验方，临床用于治疗类风湿关节炎、肩颈综合征、雷诺综合征、风湿寒性关节痛、骨性关节炎等取得较好疗效。该方由《伤寒论》当归四逆汤加黄芪、威灵仙、川芎、熟地黄而成。《伤寒论》第351条曰："手足厥寒，脉细欲绝者，当归四逆汤主之。"方由当归、白芍、通草、桂枝、细辛、大枣、甘草7味药组成。当归四逆汤之功效，周扬俊曰："全以养血通脉起见。"成无己曰："此汤复阳生阴。"《医宗金鉴》曰："此方取桂枝汤君以当归者，厥阴主肝为血室也；佐细辛味极辛能达三阴，外温经而内温脏；通草其性极通，善开关节，内通窍外通营；倍加大枣，即建中加饴用甘之法。"本方养血通脉，温阳（经）散寒之力著，更加川芎、熟地黄，有四物补血之意，体现了中医"治风先治血"之旨；加黄芪，有黄芪桂枝五物汤益气温阳，通脉行痹之力；加威灵仙善通周身之关节经络。一方寓三方之效用，集益气养血、温阳散寒、疏风通络于一炉，攻补兼施，邪正兼顾，再根据不同疼痛部位而加入不同引经药，使药力直达病所，以取捷效。如上肢疼痛加姜黄、桑枝；下肢疼痛加牛膝、杜仲、木瓜；痛处固定，女性月经量少则加桃仁、红花、三七花等；如便秘则加虎杖等。临床适用各种寒痹证，症见关节、肌肉冷痛，四肢不温，头痛，舌淡苔白，脉缓或细者。临证常以此方灵活加减，治疗多种风湿病及产后风湿病等取得良好临床疗效。

《诸病源候论》曰："由血气虚，则受风湿，而成此病。"验之临床，发现痹证属血虚寒凝者多见。曾读刘炳凡主编《奇效验案》载湖湘名医刘克醇、王定寰等常以当归四逆汤、黄芪桂枝五物汤"治风湿日久，身体虚弱而不任攻伐者，常收获意外之效"，"几十年来，屡试屡验"，并常作"垫底之方"。可见经方之妙用，每每如是。代表方：当归四逆汤、黄芪桂枝五物汤、四物汤、补阳还五加桂枝汤等。

阳虚寒盛者，当温补阳气治之

《素问·痹论》认为：人之患痹病多因"阳气少，阴气多"，故温补阳气，机体之阳气得复，寒湿等阴邪自去。人体正气亏虚方面，肾阳不足、元阳虚惫是主导。《素问·生气通天论》曰："阳气者，若天与日，失其所，则折寿而不彰。""阳气者，精则养神，柔则养筋。开阖不得，寒气从之，乃生大偻。"这里所强调的是阳气在人体的主导作用。从寒热的基本特性上说，热性趋于行，而寒性趋于凝，这一特性对痹症的形成、发展与转归具有极大影响。

《素问·举痛论》曰："因重中于寒，则痛久矣。"《素问·逆调论》曰："是人多痹气也，阳气少，阴气多，故身寒如从水中出。"这些也说明：痹病见疼痛持久不愈，显然是凝寒客居于经络脉道之中，气血不得流通有关。当人体阳气旺盛时，机体内的环境处于温暖状态，阳气所具有的推动作用能使气血运行流利，经脉络道通畅，即便有寒湿、痰饮、瘀血之类的物质阻滞，也容易被推动或化除，恢复经脉气血的通畅。痹病日久，无论是痰浊瘀血，还是毒邪凝寒，大都属于阴邪范畴。阴邪在阴盛的环境中，其阻滞瘀塞的特性容易形成胶固黏腻之势，既不容易推动，更不容易化除。此期主要治疗方法，当是首先改变人体阳虚寒凝的状态，温养人体阳气，使人体内的环境恢复温暖温热的状态，阳气具有足够的能量去温通经脉，恢复气血运行的流利通畅，为化除寒凝打下基础。

本人多年临床治疗用药心得，运用温阳通痹法治疗类风湿关节炎取效良佳，该方由黄芪、附片、干姜、桂枝、细辛、当归、白芍、川芎、通草、甘草、全蝎、蜈蚣、土鳖虫组成。基础方为《伤寒论》之四逆汤、当归四逆汤，及《内外伤辨惑论》之当归补血汤。

本方经组合后，以附片、干姜、桂枝、细辛温阳驱寒为君，黄芪、当归、川芎、白芍补血活血为臣，全蝎、蜈蚣、土鳖虫、通草搜剔通经为佐，甘草调和诸药为使。诸药合用，化凝寒、逐瘀阻，畅通气血，达到温阳通经、化瘀活血、消肿止痛的目的。全该方配伍较严密，在温阳化气补血的基础上逐瘀血、散凝寒，故能取得临床治疗顽痹的良好效果。临床研究结论表明：温阳通痹汤治疗类风湿关节炎具有良好改善关节功能的作用，并能明显改善 ESR，CRP，RF，IgA，IgG，IgM，无严重不良反应，是一安全有效的治疗方案。代表方：附子汤、金匮肾气丸、右归丸、温阳通痹汤等。

湿热痹阻者，清利湿热亦不忘通阳

如治疗湿热痹阻证代表方上中下通用痛风方，是朱丹溪根据"六郁"理论创制，全方兼顾风、寒、湿、热、痰、瘀、食各方面，重点不在止痛而在治本，乃辨因论治的代表方。《医方集解》对该方评价很高："此治痛风之通剂也。"其中黄柏清热，苍术燥湿，龙胆泻火，防己行水，四者所以治湿与热也；南星燥痰散风，桃仁、红花活血去瘀，川芎为血中气药，四者所以治痰与血也；羌活祛百节之风，白芷祛头面之风，桂枝、威仙灵祛臂胫之风，四者所以治风也；加神曲者，所以消中州陈积之气也。该方在大队寒凉药物中加用温通之桂枝，既可温经散寒，又有温阳行痹，贯通上下，发挥引经药之效。全方既能散风邪于上，又能泻热渗湿予下，还可以活血燥痰消滞和中，所以它对上中下痹痛均可使用。

又如《金匮要略》白虎加桂枝汤原本用于治疗温疟，现今多用于治疗风湿热痹症见关节红肿热痛且兼有发热、心烦、口渴、喜冷恶热等阳明大热证，在用清热除烦的白虎汤的同时，加温热的桂枝意义非凡。《金匮要略易解》曰："借用桂枝，一面调节白虎凝寒，一面宣阳通络，直达骨节，以解邪气痹结，一举而两善备。"可见治风湿热痹证，在使用寒凉药物同时，亦不忘用桂枝类温经散寒，通阳行痹之品。

脾阳亏虚者，温脾建中为法

痹病以湿邪为主者，因湿有内湿和外湿之别，外湿多为雾露之气，湿之邪；内湿多因脾胃虚损，脾虚则不运不升，胃损则不化不降，因而中州痞塞，水湿内停。内湿招引外湿，两湿相合，愈伤人之阳气。脾主四肢肌肉，脾恶湿，脾虚水湿不运，气血化源不足，肢体肌肉失养，则"四肢酸痛"为痹，温补脾胃，温建中阳，乃仲景所创治痹之重要方法；《金匮·虚劳病篇》中小建中汤、黄芪建中汤等均以温脾建中补虚以止痛。"虚劳里急，悸，衄，腹中痛，梦失精，四肢疾疼，手足烦热，咽干口燥，小建中汤主之。"小建中汤乃建中气之方，由桂枝汤倍芍药加饴糖所成。方中重用饴糖为君，以建中气，温中补虚；芍药酸甘，滋阴敛营，补阴之虚又可助饴糖缓急止痛；桂枝温阳通阳，得饴糖辛甘养阳，与芍药同用可和营卫，调理阴阳；生姜、大枣调营卫；甘草补中调脾胃，与芍药同用甘酸化阴。综观全方有温中补虚，和阴阳，调营卫之功。其目的在于，调补脾胃，建立中气，化生气血，并能得以四运而四肢酸疼，手足烦热等证得治。"虚劳里急，诸不足，黄芪建中汤主之。"黄芪建中汤，黄芪甘温补中益气，固表健脾，作用优于小建中汤。由此可见补益中气也是治疗痹证的重要方法。该方为后世医家制定甘温除大热之代表方"补中益气汤"奠定了理论基础。代表方：小建中汤、黄芪建中汤、温阳养胃汤。

肝肾不足者，予温养肝肾之法

痹病俗称"筋骨病"，肝主筋，肾主骨，肝肾不足，筋骨失养，则筋骨关节疼痛，温养肝肾乃痹病治本之大法。《金匮·虚劳病篇》曰："虚劳腰痛，少腹拘急，小便不利者，八味肾气丸主之。"八味肾气丸以地黄为主药，滋阴补肾，益髓填精，地黄乃补肾之要药，益阴血之上品；山茱萸补肝，敛精气；山药健脾益肾精；附子、桂枝补肾助阳，鼓舞肾气，与地黄相伍则阴得阳生，阳得阴化，阴阳相济，生化无穷；茯苓健脾益肾；泽泻、牡丹皮降相火；茯苓与泽泻亦可渗湿利尿。诸药相伍，有补有泄，有开有合。补阴之虚，可以生气，助阳之弱，可以化水。肾脏阴阳俱虚，腰失所养之腰痛得治。

仲景在虚劳病篇立虚劳腰痛，用肾气丸治之，开后世治痹补肾法之先河。符合"少阴脉浮而弱，弱则血不足，浮则为风，风血相搏，即疼痛如掣"肝肾不足之证。本人常用肾气丸、右归丸、金刚八斤汤合青娥丸（杜仲、补骨脂、核桃仁）等治疗该类痹病。

朱良春老先生强调"培养肾阳"在痹病等慢性久病治疗上的作用，认为肾为先天之本，受五脏六腑之精而藏之，所以它是调节各个脏器功能的中心，平衡维系机体矛盾统一的主宰；而肾中真阳，更是生命活动的生化之源，它能温养脏腑，煦蒸百骸，肾阳振，肾气足，则精神充沛，百病不生；倘肾阳衰，肾气虚，那就必然神气衰惫，倦怠无力，百病丛生。同时慢性久病，体气亏虚，传变及肾，也必然耗损肾之阴阳，所谓"穷必及肾""久必及肾"。因此，痹病及许多慢性久病在治疗上，都与肾阴阳的亏损有关；而培补肾之阴阳，往往起到比较显著的作用。

临床实践证明温补肝肾法治疗骨性关节炎、强直性脊柱炎等退行性疾病主要是通过对机体多部位的影响，对骨代谢多层次的调节而实现的，能促进骨形成、增加骨密度、改善骨质量和骨微结构等作用。温肾法具有明显的抗骨质疏松的作用。

间歇期以及治疗期，宜温暖调养之法

痹病之体，多不耐寒冷，不宜贪凉饮冷，故需御寒保暖，外用熏蒸热泡，温灸膏摩，热身运动，内食温补药膳食疗等法以调养其体。药膳食疗：遵循"春夏养阳""冬令温补"原则。如冬食当归生姜羊肉汤、鹿茸狗肉汤等温补气血，温助阳气以祛寒湿。足浴：足浴能温阳祛湿，温经通络，已被大众广为接受，"春天洗脚，升阳固脱；夏天洗脚，暑湿可祛；秋天洗脚，肺润肠濡；冬天洗脚，丹田温灼。"按摩：人工按摩或按摩床、椅、器按摩，既舒适又能温通经络，温行气血。针灸：经常针灸大椎、肾俞、中脘、关元、足三里等穴，有良好的温阳驱寒，温通经络的作用。气功：如大温养功，练功日久，功力越深，丹田温热。它如火罐、理疗、热疗、中药渗透、熏蒸等疗法，均是调治痹病类疾病的良好方法。

总之，温养之法可散寒驱湿达邪于外以治其标；寒湿为阴邪易伤人阳气，温养又可振奋机体阳气于内以培其本；故所谓"温养"者，乃温通宣散、温运气血、温补阳气、温脾建中、温养肝肾以及温暖调养等法是也。

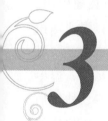

3

论说温养法源流和临床应用原则

旷教授认为：温养法是温法与调养相结合之法。温，含有温运、驱寒、温阳、扶阳的意义。《经籍纂诂》解释"扶"为护也、助也、治也，有保护、帮助、调理之义。温法，就是运用具有温煦辛热性能的药物祖成方剂，以消除内外各种类型的寒证，达到驱寒阳复目的的一种方法，又称"祛寒法"，"温里法"；亦谓：是指用温热药或有补阳作用的药物和针灸等法以治疗寒证的方法。为治疗八法之一。

养：摄养、保养，调治、调养是也。《素问·灵兰秘典论》曰："以此养生则寿。"《现代汉语词典》谓是"使身体得到滋补或休息，以增进精力或恢复健康：保养，休养，疗养，养精蓄锐"。

温养法，是温法（温散、温运、温阳、温补）与调养结合之法。兼具温寒扶阳，温养气血，温通经脉，温暖调养之效。有温而不燥，温和调治，温暖养护之特点。

理论渊源

（一）《黄帝内经》论温养法

《素问·至真要大论》曰"寒者温之"，"治寒以热"。《素问·阴阳应象大论》曰"形不足者，温之以气"，"劳者温之"。寒为六淫之一。在东汉以前，人们认为寒邪是引起疾病的最为重要的原因，所以寒症受到医学家的特别重视，温法在临床上得到广泛应用。

（二）《伤寒杂病论》论温养法

仲景《伤寒杂病论》治病的方法离不开汗、吐、下、温、清、和、消、补等八法，但是对躯体的康复，主要注重扶阳。阳损正虚是《伤寒论》的病理基础，张仲景十分重视扶助人体的阳气，通过辨证论治去强壮和振奋人体阳气，以其达到邪去正复的目的。

例如，回阳救逆法的四逆汤、通脉四逆汤、参附汤等；温中祛寒法的理中丸、附子理中汤、桂枝人参汤等；温补心阳法的小建中汤、黄芪建中汤、当归建中汤等；温胃降逆法的吴茱萸汤、小半夏汤、大半夏汤等；温通寒积法的大黄附子汤及后世温脾汤等；温肺化饮法的小青龙汤、厚朴麻黄汤、射干麻黄汤、苓甘五味姜辛汤等；温阳利水法的真武汤、苓桂术甘汤等；温中祛寒法的当归四逆汤、黄芪桂枝五物汤等；温阳和营法的如桂枝汤、桂枝加人参汤等；温阳解表法的如麻黄细辛附子汤、桂枝附子汤等；温阳固涩法的桃花汤等。

张仲景书中虽然没有明显的"温法"一词，但多处提出了与此相似的概念，如"复其阳""急温之""当温之""当温其上灸之""当与温药""当以温药和之"等，即蕴含温法的思想，"当与温药"即是温法的应用。仲景温法的推出是依据外来及内生病邪的性质、阳气的多寡和病情的轻重而确立的。

仲景温法是中医治疗体系中最具特色的治疗方法之一，是通过温性或热性药物来振奋阳气，以消除人体内沉寒痼冷，补益阳气，达到寒去阳复的目的，为寒证的基本治疗原则及方法。是《伤寒论》整个治疗法则中始终贯穿的基本精神。并影响后世许多医家也非常重视温养法在临床中的应用。

为何中医治痹重温养

（一）痹病感风寒湿者居多

《素问·痹论》曰"风寒湿三气杂至，合而为痹"，"所谓痹者，各以其时，重感于风寒湿之气也"。《素问·举痛论》曰："因重中于寒，则痛久矣。"强调外邪在发病中的重要性。风为百病之长，痹病属寒湿者居多。

（二）痹病属阳虚者居多

《素问·逆调论》曰："是人多痹气也，阳气少，阴气多，故身寒如从水中出。"《素问·生气通天论》曰："阳气者，若天与日，失其所则折寿而不彰，故天运当以日光明。"又曰："阴阳之要，阳密乃固。"张景岳在此观点的指导下，结合临床实践写出了"大宝论"，提出"阳非有余"的观点，并指出："天之大宝，只此一丸红日；人之大宝，只此一息真阳。""火神派"代表人物郑钦安在《医理真传·卷二》中曰："子不知人所以立命者，在活一口气乎？气者，阳也。"说明了阳气在人体中的重要性。而在治疗寒湿痹时，温养法不仅仅是指运用温阳药物来治疗虚寒证候，也指通过运用祛邪药物，攘外安内，使机体邪去正复，恢复气血阴阳平衡状态的疗法。

温补阳气包括保护阳气、资助阳气、调理阳气等多方面，可以使机体达到阴平阳秘，邪去正复的状态。其概念并非仅局限于"温阳"，还应包含预防和治疗的思想。如在阳气未虚之前，应保护阳气；当阳气已伤则应该用扶阳的药物扶助阳气，使疾病痊愈。由于风湿病偏于寒湿者多，体质偏阳虚者多，是故风湿病治疗重用温养法。本人在长期临床实践中，用温阳通痹汤治疗类风湿关节炎，用温肾强骨汤治疗强直性脊柱炎，用温脾通痹汤治疗系统性硬化症，用温养气血法治疗肩周炎、颈椎病、雷诺病、产后风湿病、糖尿病周围神经病变等属于血虚寒凝者取得良效。

温养法临床应用要点

（一）适应证

1. 寒证 凡是疾病的症状具有"寒"的属性的病证，统称寒证。分表寒、里寒、实寒、虚寒证。寒证特点：一是生理功能低下，二是体内的热量不足。

2. 表寒证 人体受自然界的寒邪侵袭，寒邪停滞在人体的肌表引起的寒证证候。

3. 里寒证 由于人体内疾病的耗损，劳累过度，先天体质虚弱引起的寒邪，寒邪停滞于人体的体内而引起的寒证证候。常见症状：①恶寒喜暖，面色苍白，手脚冰冷，关节冷痛；②舌淡苔白，脉迟或紧；③口淡不渴，痰液清稀，小便清长，大便稀溏。其中以下两症尤其重要。①脉微肢厥：脉微即指脉搏微弱无力，或脉不出，摸不到脉；肢厥即四肢发冷，脉搏微弱无力或摸不出脉，四肢厥冷者就是温法的主要适应证。因为脉微肢厥是心寒至极，心阳欲脱的表现。②筋急、囊缩、寒病：筋急即四肢痉挛拘急不能屈伸，囊缩即男子阴囊上缩入腹，寒病从广义来说即少腹冷痛，上述这些症状也是温法的主要适应证。

4. 实寒证 指外在的寒邪侵入人体肌表或是侵入体内所引起的寒，包含过食生冷食物引起的寒证。实的概念："实"是指人体在正常的生理状态中由各种疾病形成了多余的病理产物"寒邪"。包含自然界的寒邪以及人体饮食而入的冰凉食物产生的寒邪。

5. 虚寒证 "虚"的概念：虚是指人体内出现了亏虚不足的证候。虚寒证是指人体内阳气的亏损，导致人体内的阴气比较亢盛所产生的一种形态的寒邪，所形成的寒证。

（二）应用要点

1. 温里散寒 适用于寒邪直中脏腑，或阳虚内寒而出现的关节冷痛，身寒肢冷，脘腹冷痛，呕吐泄泻，舌淡苔润，脉沉迟弱等。代表方为理中汤、吴茱萸汤等。若见腰痛水肿，夜尿频数等脾肾虚寒，阳不化水，水湿泛滥之证，宜用真武汤、济生肾气丸等方。

2. 温经散寒 适用于寒邪凝常经络，血脉不畅而见的四肢关节冷痛，肤色紫暗，面青舌瘀，脉细而涩等证。代表方选用当归四逆汤等。

3. 回阳救逆　适用于疾病发展到阳气衰微，阴寒内盛而见四肢逆冷，恶寒踡卧，下利清谷，冷汗淋漓，脉微欲绝等。代表方为四逆汤、参附汤、三附子汤等。

（三）施护要点

1. 辨别寒热真假　温法使用，必须针对寒证，对真热假寒之证必须仔细辨认，以免妄用温热护法，导致病势逆变。本法用于寒证，根据"寒者热之"的治法，从生活起居、饮食、服药等护理均以"温"之护理。

2. 服药护理　①温阳补气之药，要文火煎煮，取汁温服，如理中汤、参附汤等；温经祛寒之剂，需煮沸后再文火煎 15～20 分钟，再取汁温服，如四逆汤、当归四逆汤等；对真寒假热证，温药入口即吐者，可采用温药凉服，以防呕吐。②饮食宜给性温的牛、羊肉、龙眼肉等。也可酌用桂皮、姜、葱等调味品，以助药物的温中散寒之功效。忌食生冷瓜果和凉性之食品。③对阳气衰微，在使用回阳救逆法同时，要观察患者神志、面色、汗情、脉象及四肢回温情况。如服药后，患者汗出，四肢转温，脉渐有力，为阳气来复，病趋好转。反之，汗出不止，厥冷加重，烦躁不安，脉细散无根等，为病情恶化，应积极抢救。④里寒证中服温中散寒药同时，应注意保暖。对腹痛、呕吐、泄泻较甚者，可采用艾灸中脘、关元、足三里等穴。对呕吐较剧者，可在服药前服姜汁几滴以止呕。

温养法机制探讨

温养法可能具有以下作用机制：①兴奋/振奋人体中的各种生理调节代偿功能；②激动/激励人体生理调节代偿功能；③调节/平衡机体自稳调节机制；④扶助/补益机体一切衰弱或衰竭症状。

温养法既可治常见病，又可治疑难杂病，尤其是疑难杂病发展至阳气虚衰时，能果断地采用温阳法治疗，往往可使病情转危为安，转弱为强。但在临床上，必须要根据病证的不同而分别采用温阳救逆法、温阳通脉法和温阳散寒，祛湿止痛法等。既要针对病，又要兼顾症，才能圆通活法，药到病除。总之，温养法，是扶助、补益人体阳气，治疗体内因阳气虚弱或阴寒内盛所致病证的一种方法。温养治痹法，是风湿病治疗中重要方法，值得重视，值得研究。

详述中医药治疗风湿病的优势

旷教授认为，风湿病是是以累及骨、关节及其周围组织，如肌肉、肌腱、滑囊、筋膜、韧带、神经等部位，以疼痛为主要临床表现的一大类疾病的总称。是危害人类健康的常见病、多发病，并已成为世界"头号"致残疾病。因其与自身免疫有关，多数疾病缠绵难愈，有的患者需终身服药治疗。而目前尚无根治此类疾病的药物，西医治疗本病主要为：非甾体抗炎药、免疫抑制剂及激素，其长期用药的副作用与其治疗作用一样不应被忽视。中医中药在风湿病的治疗上日益显示出其独特的优势，蕴藏着极大的潜力。

辨证论治，整体调节

中医治疗疾病的的最大特点是辨证论治，整体调节。对于风湿病患者来说，根据患者当前的主要临床表现，首先辨别其病性，是实，是虚，是寒，是热？如属实证，当辨明是风痹，寒痹，热痹，抑或湿痹？如体质偏虚，当判断是气虚，血虚，阴虚，阳虚，肝肾亏虚，抑或脾肾亏虚？继而综合辨证，整体调节。如外有风寒湿邪气阻滞经络关节，内有气血亏虚，肝肾不足见腰膝冷痛，关节肌肉重着麻木，腿足屈伸不利等之症，用独活寄生汤加减治疗；气血亏虚，寒滞经脉见四肢关节冷痛，面色少华者用当归四逆汤加减治疗；阴虚夹湿热者，用左归饮合四妙散；阳虚夹寒湿者，用金匮肾气丸加味，等等。辨证论治，整体调节的治疗方法，需要医生全面系统地权衡患者邪正盛衰等方面情况，强调辨证求因，治病求本，既抓住疾病的本质，又重视疾病的表象，注重标本同治，邪正兼顾，而不是头痛医头，脚痛医脚。

迅速减轻患者症状，有效减缓疾病进程

许多患者早期阶段可能局限于关节疼痛、腰痛、身痛等几个症状，化验指标正常或轻度异常，不够某些风湿病的诊断标准，西药选择治疗有困难时，可选择中药治疗，能有效改善患者临床症状，减轻患者痛苦。已确诊的慢性风湿病，如类风湿关节炎、强直性脊柱炎等，可根据病情采取以中医药

辨证论治为主的治疗原则，分别采用疏风祛湿、温经散寒、温寒祛湿、清热凉血、活血通络、补肾壮骨等不同治疗方法。或散风寒于外，或清热除湿于内，或活血以祛瘀，或温经以通络，邪去络通，"通则不痛"，故能迅速减轻患者痛苦。研究表明，临床常用祛风除湿类中药，大多具有与西药非甾体抗炎镇痛药同样的抗炎镇痛作用，其减轻患者临床症状之力虽稍逊于西药，但副作用很少，患者易于接受，临床可结合辨证酌情选用。若属寒者，可选用桂枝、麻黄、乌头、附子、羌活、独活、细辛等；属热者，可选用忍冬藤、青风藤、海桐皮、秦艽、牛膝、黄柏、牡丹皮等；属瘀者，可选用桃仁、红花、乳香、三七、丹参、蒲黄、血竭；属虚者，可选用人参、黄芪、当归、熟地黄、鸡血藤、淫羊藿、巴戟天、杜仲、骨碎补、肉苁蓉等。

中药还能通过调节人体的免疫功能，能有效地缓解病情，改善体质，减少激素撤减过程中复发的危险性，减少发作次数和发作严重程度，从而能有效地减缓甚至阻止疾病的进程。

弥补西药不足，并减轻其毒副作用

如中西医结合治疗风湿病目前已成为临床主要治疗方案，主要是在中医辨证论治基础上，一是合并使用非甾体抗炎药，既可加强其解热镇痛之疗效，又可弥补非甾体抗炎药疗效不持久，不能控制病情进展的不足；二是合并使用改善病情药，通过调整全身气血阴阳的盛衰，既能改善临床症状，使联合用药能充分发挥药效作用，又能根据已发生或可能发生的副作用进行辨证治疗；三是合并糖皮质激素类药物，在激素减量过程中，往往容易导致疾病的反跳，配合中药治疗能有效减少患者对激素的依赖。目前已发现中药中有许多促进肾上腺皮质激素分泌及类似糖皮质激素作用的药物，常用的方法主要是滋补肾阴和温补肾阳。其中滋阴药有熟地黄、生地黄、龟甲、枸杞子、山茱萸、知母等；温阳药有淫羊藿、巴戟天、补骨脂、附子、鹿衔草、桂枝等；类似糖皮质激素的药物有甘草、秦艽、穿山龙、淫羊藿等。运用中药治疗还可以减轻激素的副作用，如预防感染和骨质疏松的发生等。如清热解毒药对应用激素后感染的诱发和加重，具有良好的抗感染作用，而无引起二重感染之弊；健脾补肾药可提高机体抗感染能力；滋阴清热或温补肾阳中药与激素联合应用，可以消除其食欲亢进、情绪激动、心烦失眠等副作用并提高疗效；补肾活血可以防治激素导致的股骨头坏死；健脾和胃药可减轻免疫抑制药或非甾体抗炎药对胃肠道的刺激；益肾填精药可防止免疫抑制药对骨髓及机体正常免疫力的过度抑制等。

调节患者免疫功能

现代药理研究已经证明，中医药治疗疗风湿免疫病如类风湿关节炎、强直性脊柱炎、系统性硬化病、骨性关节炎时，通过调节细胞免疫和体液免疫，从而有效地控制疾病的进展和进程。

能提高免疫功能的品种：如补气药中之人参、黄芪、灵芝，滋肾药中之熟地黄、黄精、枸杞子，养阴药中之石斛、天花粉、麦冬，活血药中之三七、红花，清热药中之柴胡、鳖甲等，上药大多具有提高细胞免疫和体液免疫的功能。当患者免疫功能低下或因使用西药免疫抑制剂冲击疗法导致细胞免疫和体液免疫都受到了明显的抑制而处于低下状态时，使用一些能提高免疫功能的中药，不仅能提高西药的疗效，还能改善体质，增进健康，有助于祛邪外出或抵御外邪的再度侵袭。

有免疫抑制作用的中药：如生地黄、熟地黄、沙参、玄参、麦冬、黄芩、黄连、苦参、忍冬藤、土茯苓、山豆根、金雀根、羊蹄根、虎杖、郁金、牡丹皮、赤芍、川芎、徐长卿、蒲黄、莪术、生军、制何首乌、决明子、山慈菇、天南星、半夏等，这些中药有的具有免疫抑制作用，有的具有细胞毒性作用。有专家预测，找到一种中医的"免疫抑制剂"的期望指日可待。

具有双向调节免疫功能作用

中医的传统是平衡理论，认为人体一旦失去平衡就会生病，出现各种各样的疾病状态。治疗上要进行调节，《素问·生气通天大论》曰："阴平阳秘，精神乃治。"《素问·至真要大论》曰："谨察阴阳所在而调之，以平为期。"很多中药和方剂具有双向调节作用，能尽快使体内失衡状态得到纠正。

在风湿免疫方面，中医的双向调节表现为以下几个方面：双向调节免疫功能，使亢进的体液免疫下降，使低下的细胞免疫上升；调节肾上腺皮质功能，皮质功能失调，有属阴虚者，有属阳虚者，补阴助阳，平调阴阳都能提高皮质激素水平；双向调节血管通透性，既能消除血管壁炎症，降低通透性以使消炎、消肿，也能增加血管通透性以促进瘀血吸收；双向调节血液黏度，既能抗凝、抗栓塞，又能促进循环，加速血流等。采用恰当的双向调节方法和方药，就能把人体调节到症状消除，病情缓解，并能重新建立正常的免疫功能、正常的内分泌功能、正常的内脏功能、正常的血管和循环功能等，达到消除病症增强体质的目的。双向调节是中医中药治疗免疫病的病的基础。

众所周知，免疫功能紊乱与大多数风湿病的发病密切相关，应用皮质激素或免疫抑制剂治疗后，虽能抑制异常的免疫反应，但同时也可导致正常免疫功能的低下，容易诱发感染等并发症。而中医则重视人体的正气即本身的抗病防病能力，中药本身不是激素或免疫抑制剂，但大量临床报道和实验证实，通过补肾（如金匮肾气丸）或健脾（补中益气汤）等扶正疗法，可以调动机体促进自身增加激素、细胞因子的分泌，发挥其治疗效应。尤其是组成中药复方后可针对不同证候类型，发挥相应调节作用，使偏亢的免疫反应得以平息，使不足的免疫功能得到恢复，这种通过多层次、多途径抗炎止痛的所谓"双向调节"治疗机制，值得深入探讨。

中成药制剂的研究取得很大进展，疗效肯定

近 20 年来，在大量的临床研究基础上，一些专家与药厂联合将许多有效验方或单味中药制成中成药，方便患者携带服用，便于临床推广应用。应该说中成药在治疗风湿免疫病方面取得了很大的进展，有些取得了突破性的进展。如尪痹康复冲剂、尪痹清灵冲剂、益肾蠲痹丸、痹苦乃停、痹隆清安等中成药治疗类风湿关节炎；狼疮冲剂治疗脾肾两虚型红斑狼疮；益肾通督片治疗强直性脊柱炎；通脉灵治疗系统性硬化病等均取得了很好的疗效。近年来从传统抗风湿中药里提取有效成分治疗风湿病，如从中药雷公藤根中提取雷公藤多苷、从青风藤中提取青藤碱（正清风痛宁）、从白芍中提取白芍总苷（帕夫林），药理研究均有良好的抗炎镇痛和免疫抑制作用，临床观察取得较好疗效，已广泛应用于类风湿关节炎、系统性红斑狼疮、强直性脊柱炎等病的治疗，显示出较为广阔的应用前景。最近还有专家临床证实，中成药清开灵针剂能有效地改善系统性硬化病（MS）患者的神经症状，而且在动物实验中得到了验证。

结合实验研究成果灵活用药，使治疗更有针对性

近二三十年来，中药的有效成分和药理研究进展很快，在调节免疫功

能，抑制免疫、提高免疫方面；在提高肾上腺皮质功能方面；在抗过敏、抗变态反应方面；在抗关节炎、消炎止痛方面；升高血液细胞方面都取得了很大的进展。对中医临床应用和研究帮助很大，可使中医的临床经验提高到理论上来认识。如龟甲补肾，因为其有提高肾上腺皮质激素水平的作用；土茯苓治疗口腔溃疡，因为其有免疫抑制的作用；牡丹皮治疗皮下瘀点，因为其有抗血管炎、抗栓塞的作用；白鲜皮、黄芩治疗皮疹、皮炎，因为其有抗过敏的作用；女贞子治疗血虚头晕，因为其有提高白细胞的作用等。临床上既可依据辨证用药、辨病用药、对症用药，还可依据药理用药，如能将这些结合起来，将能使辨证治疗更有针对性，从而使中医的治疗水平达到一个新的水平、新的境界。

中药远期疗效好，生活质量高

许多风湿免疫病都是慢性病，有些是终身性疾病。大多需要长期治疗，有的需要终身治疗，这只有中医中药才能做到。中医中药所使用的因人而异，个体化的治疗方案，既能使这些慢性病逐渐控制，好转、缓解，也保证了长期服用中药安全有效。虽然中药一般起效较慢，即刻疗效或短期疗效不如西药，但服用中药一段时间后，疗效就渐渐产生，而且会越来越好。如红斑狼疮患者，经半年至2～3年的治疗后，不但能将泼尼松（强的松）减量、停用，而且效果会渐渐积累，使病情好转而缓解，直至完全缓解。他如类风湿关节炎、系统性硬皮病、强直性脊柱炎、过敏性紫癜、结节性红斑、干燥综合征、白塞病、骨关节炎、痛风等有些可单用中药治疗，有些可中西医结合治疗，但最终需将西药停用，坚持用中药治疗。中医治疗风湿病一般注重扶正祛邪结合使用，尤其注重在祛风除湿，祛除外邪同时补益气血，滋补肝肾。所谓"治风先治血，血行风自灭"；"肝主筋""肾主骨"，气血亏虚、肝肾不足则风、寒、湿等外邪易乘虚而入，而补益气血，滋补肝肾，正气充足，筋骨得养，未病者可防，已病者可尽快恢复。故许多医家非常重视补益气血、滋养肝肾法在风湿病治疗中的的运用，如常用补肾之品金狗脊、续断、桑寄生、杜仲等，阴血虚者加当归、白芍、熟地黄，阳气虚者加黄芪、肉苁蓉、附子等，肝肾气血充足，筋骨得养，正气存内，即可防御各种外邪的入侵，又可大大提高患者体质，提高其生活质量。

中药毒副作用少，可以长期乃至终身服用

中药绝大多数是很安全的，没有明显的不良毒副作用，可以长期服用，甚至终身服用，这已为2000年的临床实践所证实。我院临床有慢性风湿免疫病患者服用中药长达5～10年，他们病情稳定，日趋好转，体质尚佳，而且从没有因服中药引起过不良反应。检查心肺肝肾功能、血液细胞、补体、免疫球蛋白等均在正常范围内。平时很少感冒，说明已经重建了正常的免疫功能。这说明长期服用中药，只要药证相符，对人体是有益无害的。但要注意的是，风湿患者服用中药，一定要注意保护脾胃，"脾胃为兵家之饷道"，脾胃健运，气血化源充足，正甚则能抗邪，同时有利于驱风湿类药的吸收利用。可以说，长期的、慢性的、一辈子的风湿免疫性疾病，在大多数情况下，不可能一辈子服西药，但可以一辈子服中药。当然，也有少数中药有明显的副作用，有即刻的，也有远期的，要注意尽量不用或少用这类药，如有不良反应，要尽快进行调整。

中医康复手段多样，注重养治结合

中医非常重视患者的调养，强调在积极进行中医药治疗的同时，注重病中及病后的调养，以促进疾病的早日康复并预防风湿病的复发，同时许多康复手段对缓解症状，改善功能，预防加重或复发均有积极作用。

运动调理："流水不腐，户枢不蠹。"适度运动对疾病恢复至关重要。可选用关节活动操、太极拳、意念气功、散步与慢跑、健身操等项目。多进行手、足部运动，适度的握拳——分开手指，多屈伸关节，会有益处。在病情许可的情况下，进行适度的运动，既可以改善血液循环，又有利于恢复关节的运动功能，预防强直畸形及肌肉萎缩。但是，盲目地加大运动量，忍痛进行关节活动是不可取的。

饮食调理：中药食疗对康复大有裨益。注意既要增进营养，提高体质，又不可过食肥甘厚味，营养过剩过多的或不足均不利病情的康复。同时要注意不同的疾病选用不同的食谱。如类风湿关节炎久治不愈者，可据证选用补益肝肾食物制成药膳，如羊肉煨骨碎补、猪腰炖杜仲，枸杞羊肾粥等；痛风患者，当尽可能避免进食高嘌呤类食物，如动物内脏、沙丁鱼、豆制品及发酵食物，严格禁酒，尤其是啤酒。可多食富含维生素与纤维素的蔬菜水果，

适量食用富含蛋白类的食品如鱼、鸡蛋、牛奶等。还可用薏苡仁、山药、扁豆、百合、枸杞子等调配成药膳，有利患者康复。

起居调理：居住、工作环境宜干燥、朝阳、保温，阴冷潮湿对恢复不利。避免剧烈活动及过度的体力消耗，避免长时间保持单一动作，睡眠时床垫过软或过硬均不适宜。

心理调理：患者由于长期罹病和不间断的诊治，承受很大的经济负担和肉体痛苦。症状严重者虽生命尚存，但日常生活难以自理，情绪及社会生活大打折扣。也有的患者畏惧皮质激素及免疫抑制剂带来的副作用，心理压力大，经常自行停减，病情多次反复，致使生活质量下降。对这部分患者需加强心理疏导，耐心安慰，帮助其正确对待疾病，保持心态平和，情绪乐观，积极配合医生治疗，树立战胜疾病的信心。

总之，在漫长的医疗实践中，历代中医积累了丰富的理论和大量的经验，并以其简、便、廉、验的特点赢得广大患者的喜爱，充分体现了中医中药在治疗风湿性疾病中的独特优势。如果中医能多学习一些西医知识，临床上尽量掌握两门医学知识，既进行西医的诊断，又进行中医的辨证论治，选择中医和西医的最佳治疗方案，这将会使中医风湿科医生的整体队伍提高到一个新水平，理论和临床出现一个质的飞跃。

5 总结风湿病中西医结合用药思路

旷教授认为：西医所指的风湿病，全称应是"风湿疾病（rheumatic disease）。"凡侵犯人体关节、肌肉、韧带、肌腱、滑囊等，以疼痛为主要表现的疾病，无论其发病原因如何，均属风湿病范畴。风湿病学是一门研究风湿性疾病为对象的新兴科学。由于人们对这类疾病的认识受时代背景所局限，而出现多种疾病名称与分类上的交叉与重叠，如胶原病、结缔组织病、自身免疫病等。风湿病所涉及的范围甚为广泛，包括骨骼、关节、肌肉及其他有关软组织或结缔组织的疾病，其病种有 10 类近 100 多种。临床最常见的风湿病约 15 种，包括类风湿关节炎、系统性红斑狼疮、风湿热、系统性硬化、皮肌炎与多发性肌炎、混合性结缔组织病、干燥综合征、强直性脊柱炎、雷诺现象或雷诺病、白塞病、成人斯蒂尔病、骨性关节炎、骨质疏松症、颈椎病、腰椎间盘突出症等。

风湿病中医称为"痹证"或"痹病"，是指人体营卫失调，感受风寒湿热之邪，合而为病；或日久正虚，内生痰浊、瘀血、毒热，正邪相搏，使经络、肌肤、血脉、筋骨，甚至脏腑的气血痹阻，失于濡养，而出现的以肢体关节、肌肉疼痛、肿胀、酸楚、麻木、重着、变形、僵直及活动受限等症状为特征，甚至累及脏腑的一类疾病的总称。

目前国内风湿病的治疗现状，或以西医治疗为主，或以中医治疗为主。但无论是现代医学还是传统中医，各自既有优势，也有缺陷，其临床疗效难以尽如人意。而越来越多的风湿病专家临床经验证明，采取中西医结合的方法治疗风湿病，有取长补短、优势互补、相辅相成、相得益彰之效。

中西医结合治疗风湿病的主要用药思路

（一）辨病与辨证结合用药

在中西医学双重理论的指导下辨病与辨证相结合。运用病与证合参来选用中西药物，一般用中医辨证分型治疗再加西药。注重宏观的整体情况与微观的实验室指标，注重标本同治，邪正兼顾。一般用中药调节全身情况，用西药控制微观指标；或者用中药治其本，西药治其标。如类风湿关节炎中、晚期，西医多用改善病情的抗风湿药（DMARDs）和免疫抑制剂以缓解或控制症状以治标，中医则多用独活寄生汤、肾气丸等补益肝肾，调和阴阳，调补气血以治本。而中药复方又多同时具有扶正驱邪，标本同治之效。

（二）辨病中西结合用药

无论是中医还是西医都采用辨病用药的方法，多用中成药或单验方，再加上西药。中成药已经大量的实验研究及大样本、多中心的临床试验应用，单验方则是医生经过多年临床经验总结出的治疗某一疾病的有效方，有的也已经制成中成药。如治疗类风湿关节炎用雷公藤片（多苷片）或正清风痛宁缓释片＋甲氨蝶呤（MTX）＋来氟米特，或尪痹汤（尪痹冲剂）＋MTX＋来氟米特；治疗红斑狼疮用雷公藤多苷片＋泼尼松＋盐酸氯喹，或狼疮汤（狼疮丸或狼疮冲剂）＋泼尼松＋盐酸氯喹；治疗强直性脊柱炎用益肾强督汤（或益肾强督片）＋吲哚美辛＋环磷酰胺（CTX）等。

（三）辨证中西结合用药

中医常按病因将痹证分为风痹、寒痹、湿痹、热痹、燥痹、湿热痹、虚痹证等；按部位分为五体痹（皮、肌、脉、筋、骨痹）和五脏痹（心、肝、脾、肺、肾痹）等。临床常在按中医辨证同时加用西药治疗。如治疗寒痹用乌头汤＋非甾体抗炎药；热痹用白虎加桂枝汤＋非甾体抗炎药；湿痹用薏苡仁汤＋非甾体抗炎药；寒热错杂证用桂枝芍药知母汤＋泼尼松；虚痹用三痹汤＋免疫抑制剂等。

中西医结合用药模式

（一）中医辨证论治合用非甾抗炎药（NSARDs）

风湿病是一类慢性疾病，无论是西药治疗，还是中药治疗均需要一定的时间才能起效。对于疼痛较重的患者，为了减轻患者的痛苦，使用缓解疼痛起效较快的非甾体抗炎药（NSARDS）是必要的，也是伦理学的要求。在中医辨证治疗基础上合并使用非甾体抗炎药疗效较肯定。因为非甾体抗炎药治疗风湿病主要是改善症状，但疗效不能持久，不能控制病情的进展，而且不能改善体质。对风湿病引起的免疫反应不发生根本影响。而中医辨证治疗既能控制症状，又能根据体质用药，许多中药能增强体质，提高机体免疫力，而且药效持久。二者合用能收到疗效互补，甚至疗效叠加的效果。

（二）中医辨证论治合用改善病情抗风湿药（DMARDS）

所谓改善病情药是指能缓解症状与延缓病情发展的抗风湿药。这类药主要有硫酸羟氯喹、金制剂、青霉胺、柳氮碘吡啶（SSZ）、雷公藤多苷、MTX、来氟米特（IEF）、环磷酰胺（CTX）。其中使用最多的是甲氨蝶呤（MTX）、柳氨磺吡啶（SSZ）、硫酸羟氯喹、来氟米特（LEF）和雷公藤多苷。西医使用这些药物多数是联合使用，即其中的两种或两种以上的药物联合使用。在使用西药的同时，使用中药治疗主要着重点是调整患者的全身情况，即针对患者的气血阴阳的失调进行治疗。如气血虚者补益气血，阴虚者补阴，阴虚火旺者滋阴降火，阳虚者温阳，湿盛者祛湿，血瘀者活血等。通过调整全身气血阴阳的盛衰，一方面能改善症状，改善体质，也可使联合用药充分发挥药效作用，从而达到西药祛邪，中药扶正，西药治标，中药治本的优势互补目的。同时，还可以用中药来减轻或消除西药的副作用或降低其毒性。如出现消化道副反应可以用橘皮竹茹汤、香砂六君子汤、平胃散等治疗；肝功能有轻度异常或既往有肝病的患者则需要配合健脾、滋补肝肾的方药，如四君子汤、二至丸、知柏地黄丸等治疗。

（三）中医辨证论治合用糖皮质激素类药物

糖皮质激素主要有抗炎和免疫抑制作用，由于激素长期使用的副作用，限制了激素在风湿病中的应用。小剂量激素可快速控制炎症，改善症状，并有改善病情的作用，可作为慢作用药物治疗风湿病起效前的桥梁治疗，当慢作用药物起效后逐渐减量至停药。但慢作用的药物并不是对所有风湿病都有效，激素合并慢作用药物时，如慢作用药物达不到理想的治疗效果。为了减少激素的副作用，激素也需要逐渐减量，在这种情况下减激素容易导致病情的反跳。中药中有许多促进肾上腺皮质激素分泌及类似糖皮质激素作用的药物和方剂。在激素和慢作用药物同时使用时，配合中药治疗有可能减少患者对激素的依赖，抑制或减轻病情的反跳。中医常用的方法主要是滋补肾阴，或温补肾阳。常用的滋阴药如生地黄、熟地黄、知母、龟甲，温阳药如淫羊藿、巴戟天、补骨脂、桂枝、制附子等，类似糖皮质激素的药物有甘草、秦艽、穿山龙等。

激素使用的副作用是众所周知的，即使小剂量激素，如长期使用也会产生副作用，如免疫力降低，容易继发感染（特别是容易感冒），骨质疏松症等。中药治疗可以调节机体的免疫功能，减轻激素的副作用，预防感染的发生。如配合使用玉屏风散，可以明显地减少感冒的发生。补肾壮骨的中药可以调节与骨质疏松症相关的激素水平，减轻骨质疏松的发生。

（四）中医祛邪扶正与西医免疫调节相结合

痹证由"风寒湿三气杂合而致"，当立祛风散寒除湿法，邪去则正安。否则病邪停留日久可以入络、可致瘀血而变成难治之症。因此，中医根据辨证论治，依据风、寒、湿邪的偏胜情况。治疗用药也有所侧重。风胜以祛风为主，兼用散寒除湿，佐以养血；湿胜以除湿为主，兼用祛风散寒，佐以健脾；寒胜以温经散寒为主，兼以祛风除湿。病程久者可根据肝肾及气血亏损情况，采用益气养血、补养肝肾方药，临床论治时常根据具体情况标本兼顾。这也体现中医学扶正祛邪的治疗原则。

如西医学认为类风湿关节炎是自身免疫性疾病，其治疗原则当是调节免疫为主。因为相当一部分类风湿关节炎患者病程进展很快。如不及时诊治，可在1~2年内发生骨关节侵蚀，关节功能受损，造成不可逆的破坏，故必须早期使用能防止病情发展的免疫调节剂，以减轻骨质破坏，阻止病情的进一步进展，将异常的免疫反应调节到正常水平，使病情处于一种稳定状态。临床将这一类免疫调节药又称为病情改善药即慢作用药。因此，临床诊治风湿病应将中医辨证论治原则与西医早期使用病情改善药即慢作用药结合起来，这样才能提高疗效，降低致残率，提高生活质量。

（五）中成药与西药结合使用

中成药雷公藤多苷、火把花根、正清风痛宁、白芍总苷等也具有缓解病情的作用，其不良反应较西药慢作用药少，但雷公藤多苷、火把花根仍具有一定的性腺毒性。正清风痛宁易产生皮肤瘙痒症状，白芍总苷可致大便稀溏且起效慢。对于中药雷公藤多苷、火把花根的毒副作用，可减量使用。如雷公藤多苷 20 mg，每日 2 次；火把花根片 4 片，每日 1～2 次，并可加用补肾活血中药治疗。部分患者在服用正清风痛宁出现的皮肤反应，可根据反应的大小减为 1 粒，每日 2 次，或换用其他药物治疗。对于白芍总苷出现的大便异常，可根据反应的大小减为 1 粒，每日 2～3 次，待患者大便恢复正常后，渐渐增加白芍总苷用量。白芍总苷有护肝作用，多与其他慢作用药合用，可起增效减毒功效。

（六）中药与生物制剂结合使用

近年来治疗 RA 的诸多新药中，已经美国食品药品监督管理局批准上市的一些生物制剂，治疗 RA 具有起效迅速、不产生全身性免疫抑制、不良反应少等优点。但也有其缺陷，如胃肠外给药时，易发生与输液相关的毒性反应，少数发生与免疫原性相关的快速耐受；价格昂贵；且并非所有的风湿疾病都对生物制剂有效；也不能治愈风湿病，患者停药后仍可复发。本类药物即将在中国上市，国内使用本类药物的经验较少，有专家观察到少量在国外使用生物制剂无效者，在加用补肾活血等中药后，其症状仍可获部分缓解。

（七）内外结合

如中医治疗类风湿关节炎除辨证内服中药外，尚可用外治法。临床观察发现，单纯用内治及外治均能缓解关节疼痛、肿胀等症状，改善关节功能，内治与外治结合起来则作用增强，如针灸、按摩、推拿、外敷、蜂针、小针刀、穴位注射等。穴位注射所用药物可为中药，也可为西药。临床常用复方丹参注射液、复方当归注射液、蜂毒、胸腺肽等。外治方法也可灵活应用，对改善局部症状有效。

总之，中西医治疗风湿病各有所长，各有所短。西药起效较快，针对性较强，作用较明确，但毒副作用较大，患者依从性较差；中药起效较慢，但作用持久，以整体调节为主，能够显著改善患者自觉症状，提高生活质量，容易被患者接受。运用中西医结合方法治疗风湿病已成为广大风湿病医生的最佳选择之一。

6 深论"顽痹"中医治则

　　旷教授认为："风湿病"是一大类疾病，涵盖范围甚广，凡侵犯关节、肌肉、韧带、滑囊等，以疼痛为主要表现的疾病，无论其发病原因如何，均属风湿病范畴。主要分为弥漫性结缔组织病、与脊柱相关的关节炎及骨关节炎等十大类包括一百余种疾病。因其与自身免疫有关，多数疾病缠绵难愈，有的患者需终身服药治疗。该类病中医称之为"痹病"。而其中历时较长，反复发作，顽固不愈者称之"顽痹"。目前尚无根治此类疾病的药物，西医治疗本病主要有非甾体抗炎药、免疫抑制剂及激素等，其长期用药的副作用与其治疗作用一样不应被忽视。中医中药治疗顽痹病有其独特的优势，其治疗方法甚多，抓住其治则要点对顽痹病的治疗至关重要。

扶正祛邪，分清主次先后，常需二者兼顾

　　痹病的发病过程，实际上是正气与邪气相争的过程，邪胜于正则病进，正胜于邪则病退。扶正祛邪是改变邪正力量的对比，使之有利于疾病向痊愈转化的方法。《素问·遗篇·刺法论》曰："邪之所凑，其气必虚。"《素问·痹论》曰："风寒湿三气杂至，合而为痹。"《素问·平热病论》又说"风雨寒热，不得虚，不能独伤人"。风寒湿热等邪气侵入机体发病后，正气多虚。必须运用补益药物或其他方法以扶助正气，增强体质，提高机体的抗病能力，达到驱除病邪，恢复健康；同时还当运用宣散攻逐邪气的药物或其他方法（如针灸、推拿、药熨）以驱除病邪，以达邪去正安。祛邪法适用于以邪盛为主的病证。对于痹病患者，根据入侵邪气性质的不同，选用相应的方

法。如驱风法的防风汤、散寒法乌头汤、清热法白虎桂枝汤、祛湿法薏苡仁汤、化浊涤痰法泄浊化瘀汤、活血祛瘀法桃仁红花饮等。

由于顽痹多病程缠绵，反复发作，且多经过西医治疗，副作用显现，如非甾体抗炎药导致脾胃受损，免疫抑制剂导致肝肾受损，激素导致骨质损害等，致使患者体质日亏，正气日虚，邪气又极易入侵，从而形成正虚邪盛局面，往往久治难愈。临床上，常常扶正祛邪二法兼而用之。但当根据邪正盛衰消长的情况，分清主次先后，分别采用以扶正为主兼顾祛邪，或以祛邪为主兼顾扶正，或扶正祛邪并重的方法。一般而言，顽痹复发期以祛邪为主，缓解期以扶正为主；邪实较急较重者，祛邪为主兼以扶正；正虚较急较重者，以扶正为主兼以祛邪；若正虚邪实以正虚为主者，正气过于虚弱不耐攻伐，祛邪反伤其正，则应先扶正后祛邪；若邪实而正不虚者，或虽邪实正虚，若兼以扶正反而助邪，则应先祛邪后扶正，总之，应以扶正不留邪，祛邪不伤正为原则。

明辨标本，审察轻重缓急，多宜标本同治

痹病临床表现多端，临证时要注意辨明标本，分清轻重缓急，采取相应的治疗措施。"标本"在中医学里是一个相对的概念，可以说明多种矛盾间及矛盾双方的关系。但一般而言，"标"是疾病表现与临床的现象和所出现的证候；"本"是指疾病发生的机制，即疾病的本质，或者指先发的病证及其病理表现。痹病的治疗，一般是按照"急则治其标，缓则治其本"的原则进行。病初邪盛标急时，当先治其标；病久势缓不急时，当从本论治。但如病之时日已久，气血已虚，正气不足，复感外邪而出现急性发作症状，可根据"急则治标"的原则，先以祛风散寒的祛邪之法逐其表邪，待发作症状缓解后，再予补气养血等扶正法以治其本。可见"急则治标"多为权宜之计，待标象解除，还应缓图其本，以驱除病根。

对顽痹而言，标本同治则是临床之时常用法则。由于该病日久难愈，久病多虚，如久病或产后气血亏虚而又感受外邪，见面色苍白无华，唇色淡白，及肌肤肢体酸楚疼痛，麻木不仁，或经脉拘挛不舒，舌淡，脉细等虚实夹杂证，治疗可用四物汤补血以治其本，又可用独活、桑寄生、鸡血藤、威灵仙等祛风活络之品以治其标。如独活寄生汤、三痹汤、黄芪桂枝五物汤等就是标本兼治的最佳代表方。标本同治之法，有利于提高疗效，缩短病程，

故为临床所常用。

异法方宜，当因时因地因人，区别对待

疾病的发生、发展、转归与自然环境和人体的体质情况密切相关，与气候密切相关的痹病更是如此。因此，临床治疗痹病，尤其是顽痹，不能固守一法一方，而应根据不同季节、不同地区、不同个体的不同情况，具体分析，区别对待。

因时制宜：临床根据不同季节气候的特点所采取的治疗用药原则。如春夏季节，气候由温渐热，天地阳气升发，人体腠理疏松开泄，常易汗出，此时虽患风湿病，应用辛温发散之药，但药量不宜过大，以免阳气耗伤或过汗伤阴；秋冬季节，气候由凉转寒，阴盛阳衰，人体腠理致密，阳气敛藏于内，此时可根据病情，适当加大温热、宣通之品用量，以增强祛风散寒，温通经络的作用。

因地制宜：根据不同地区的地理环境特点所采用的治疗用药原则。不同地区，由于地势高低、气候条件及生活习惯等不同，人们的生理活动和病理变化也有着较大差异，故治疗用药也有所变化。如我国西北地区，地势高而气候寒冷，人体腠理开少而闭多，患风寒湿痹者多；南方地区，地势低而气候温热潮湿，人体腠理开多而闭少，患湿热痹者较多。治疗时，前者当慎用寒凉药，后者当慎用温热药。即使同是寒痹证须用温热之品时，北方用量宜重，南方用量宜轻。

因人制宜：对于顽痹患者而言不同年龄、不同性别、不同体质的人，其生理功能及病理变化均不同，治疗用药当有所区别。如小儿生机旺盛，当气血未充，脏腑娇嫩，易寒易热，易虚易实，病情变化快，治疗时当忌用峻剂，少用补剂，而且用药量宜轻，如马钱子、乌头、附子、蜈蚣等有毒峻烈药物，尽量不用；老年人气血亏虚，生理功能减退，患病后多见虚证或虚实夹杂证，治疗宜顾护正气，即使攻邪用药量亦宜较青壮年为轻，以免损伤正气；妇女有经带胎产的特殊情况，治疗用药更要注意：适逢月经期、妊娠期、产褥期，对于峻下、活血化瘀、辛热攻伐、滑利走窜之品，应当禁用或慎用；而患者个体素质有强弱不同或偏寒偏热之异，一般说来，阳盛或阴虚之体，慎用温热之剂，阳虚或阴盛之体，慎用寒凉之剂，体质不同的风湿病患者，治疗用药当有所区别。

此外，患者的职业、工作条件以及性情和精神状态等，对风湿病的发生、发展度有一定的影响，诊治时也应加以注意。

宣散温通，据"不通"之所在而通之，注重温阳通络

宣散温通，即宣散邪气，温阳通络，是顽痹病最常用的方法。因"阳气少，阴气多"是痹病发生的内因，风、寒、湿三邪的入侵是痹病发生和发展的外因。其最基本的病机是"气血痹阻不通"，"不通则痛"。通过宣散，使邪气得以散除；而温通之品，既能温散寒湿之邪，又能温助机体阳气，温通经络，通则不痛，风湿病方能逐渐痊愈。如桂枝、附子是常用祛风除湿，温阳通络药对。

临证时，必须根据"不通"的具体病因病机，选用不同的宣通之法。如风痹者辛温宣散，疏风活络；寒痹者辛温散寒，温通经络；湿痹者温寒化湿，通利经络；即使热痹，在清热行痹的同时，还须用温通经络之品，如白虎桂枝汤中之桂枝即是；痰瘀兼夹者，则宜温化痰湿，活血化瘀通络；至于虚痹，根据气、血、阴、阳亏虚之不同，分别采用益气通络，养血通络，滋阴通络，温阳通络之法。在运用宣散温通法时，还必须结合病邪痹阻部位、深浅及病程的久暂等情况。如病初邪阻肌表经络，病位浅者，以宣散温通为主；久病邪气侵入筋骨，病位深者，疏风通络为主。总之，在辨证论治的同时，配以"引经药"、理气活血药、温阳通络药，效果更佳。

综合治疗，多因素、多层次、多属性调治

综合治疗是顽痹治疗中的一个重要原则。即根据疾病病种的不同，从整体上、全程上把握其变化，将相关的有效方法有机地联系起来，进行综合治疗。《素问·异法方宜论》曰："圣人杂合以治，各得其所宜……得病之情，知治之大体也。"明·张景岳《类经·论治论》注曰："杂合五方之治，而随机应变，则各得其宜也。"由于顽痹致病因素较多、病变部位深浅不一、病情属性复杂的病证，临床上用单一疗法，很难取得满意效果，而综合治疗则显示出其内外并治、邪正兼顾、局部与整体结合等优越性。《黄帝内经》中有针刺与药熨结合治疗的记载。目前临床上多使用内服药、外敷药、针灸、蜂疗、理疗、按摩等方法结合治疗痹病，不仅能大大提高临床疗效，还能缩短病程，深受广大患者欢迎。

典型病例

兰某，女，59岁。2013年7月12日初诊。

四肢关节疼痛肿胀反复发作6年余，手指关节畸形3年余。

患者于2007年3月出现双腕及双手近端指间关节及双肩、双肘、双膝等四肢关节疼痛，双手手指关节僵硬，屈伸不利，双臂上举后伸严重受限，双膝上下蹲艰难，且疼痛不已，夜间明显，受凉后疼痛尤甚，后逐渐出现手足麻木，双手晨僵，近三来年双手多个手指近端关节呈梭形肿胀。在外院多次就诊，经查诊断为"类风湿关节炎"。曾服用爱诺华、双氯芬酸钠缓释片、甲氨蝶呤片、叶酸3个月后，症状稍好转，自行停药。近日因天气寒冷且用冷水搞卫生，导致上述诸症又复发作且有加重之势，因担心西药副作用太大，故来中医治疗。

患者仍诉周身酸胀，肩颈疼痛，四肢大小关节疼痛肿胀，受凉疼痛尤甚，肿痛处灼热，且自觉腰膝酸软，疲乏无力，小便频，色淡黄，大便1次/2 d，舌淡，苔白稍腻，脉细涩。门诊复查：RF 286.70 IU/mL，CRP 28.00 mg/L，抗"O"487 IU/mL，ESR 129 mm/h，双手X线片提示"类风湿关节炎改变"。

【诊断】类风湿关节炎。中医诊断"顽痹"。辨证：肝肾不足，气血亏虚，寒湿阻络，痰瘀夹热证。施以自拟"养血治尪汤"加味：黄芪30 g，当归10 g，川芎10 g，白芍15 g，独活10 g，桑寄生10 g，牛膝10 g，杜仲10 g，秦艽10 g，桂枝10 g，威灵仙10 g，骨碎补10 g，巴戟天10 g，鳖甲10 g，知母10 g，甘草5 g。7剂，1剂/d，水煎服，温服。并配合针灸治疗。

上方服用7剂、针灸7日后四肢大小关节、肩颈疼痛、双手晨僵、乏力腿软、小便频等症状明显好转。之后患者反复自服上方1个月余，并坚持针灸1个月，诸症明显好转。

2013年12月20日因外出淋雨受凉又见双膝、双足跟疼痛，行走时疼痛较甚，自觉关节内作响，双下肢酸软无力，双肩稍痛，手指麻木，纳可，夜寐欠安，二便调，舌红苔白，脉细弦来就诊。门诊检查：RF 47.43 IU/mL，CRP 12.00 mg /L，抗"O"364 IU/mL，ESR 51mm/h。因关节肿痛灼热已退，故上方去鳖甲、知母，加天麻10 g、全蝎6 g，土鳖虫10 g，14剂，1剂/d，水煎服，温服。1个月复诊，自诉周身关节已无明显疼痛，活动自如，仅遇天凉稍感晨僵，未见明显潮热盗汗。关节僵直感亦明显好转，已无明显乏力感，嘱其坚持服药，因其疼痛减轻，上方加白芥子 10 g，化痰通络，消减关节畸形。服药、针灸 9 周后，诸症缓解，已无明显晨僵，四肢关节肿痛消失，畸形明显消减，生活已如常人。

【按】"痹者闭也"，风，寒，湿三邪的入侵是痹病发生和发展的外因，该病可致肢体、关节、肌肉、经络等处发生疼痛，酸楚，重着，麻木等，其属风寒湿痹。而"顽痹"则为病情反复，病程较长，缠绵难愈者。旷教授吸取前贤经验并根据自己多年临证体会，创制养血治尪汤，收效良佳。

养血治尪汤是在《备急千金药方·卷八》独活寄生汤基础上创制而成，组成如下：黄芪 30 g，当归 10 g，川芎 10 g，白芍 15 g，独活 10 g，桑寄生 10 g，牛膝 10 g，杜仲 10 g，秦艽 10 g，桂枝 5 g，骨碎补 10 g，巴戟天 10 g，威灵仙 10 g，甘草 5 g。

独活寄生汤原方主治痹证日久，肝肾两虚，气血不足证，腰膝疼痛，痿软，肢节屈伸不利，或麻木不仁，畏寒喜温，心悸气短，舌淡苔白，脉细或弱。现多用于于慢性关节炎，坐骨神经痛等见肝肾两亏，气血不足，风寒湿邪外侵，腰膝冷痛，酸重无力，屈伸不利，或麻木偏枯，冷痹日久不愈者。《成方便读》曰："此亦肝肾虚而三气乘袭也。故以熟地黄、牛膝、杜仲、寄生补肝益肾，壮骨强筋。归、芍、川芎和营养血，所谓治风先治血，血行风自灭也。参、苓、甘草益气扶脾，又所谓祛邪先补正，正胜则邪自除也。然病因肝肾先虚，其邪必乘虚深入，故以独活、细辛之入肾经，能搜伏风，使之外出；桂心能入肝肾血分而祛痰，秦艽、防风为风药卒徒，周行肌表，且又风能胜湿耳。"

旷教授考虑到顽痹患者多年老体弱，虚多实少，外邪较少，气血多虚，《本草经疏》有"诸病血虚痉急"不宜用防风；骨痹患者多为久病，且多经西药治疗，损伤肝肾功能，细辛对肾脏有一定毒性，亦去之。以补虚益气之黄芪易参苓，四物去滋腻之熟地黄，加用骨碎补、巴戟天以加强补益肝肾，强筋壮骨作用，威灵仙则加强祛风除湿、通经活络之功效。方中重用黄芪，因其补虚益气之功见长，且配当归，有当归补血汤补气生血之力，所谓"有形之血生于无形之气"；再配桂枝、芍药则有黄芪桂枝五物汤、当归四逆汤养血通脉之效，所谓"治风先治血，血行风自灭"。全方共收益气养血，补益肝肾，强筋壮骨，祛风除湿，通络止痛之功。

中医认为："阳气少，阴气多"是风湿病发生的主要内因，顽痹更是如此。朱良春大师治疗顽痹首重益肾壮督，而益肾壮督首重温阳，常谓"阳衰一分，则病进一分，阳复一分，则邪祛一分"。故方中桂枝为必用之品，其功能温经散寒通络，"舒筋脉，开痹涩，利关节，去寒湿"。如关节冷痛甚者，还需加用附子温阳散寒止痛，其"治寒湿痿痹，拘挛膝痛，不能行步"效佳。

临床基于本病是以肝肾亏虚或气血不足为基础，故组方施药以滋补肝肾或补益气血为主，常加用搜风剔瘀之虫类药物，如全蝎走窜之力迅速，搜风开瘀通络；蜈蚣用于风湿痹痛有良好的止痛效果；土鳖虫破血逐瘀，接骨续筋，疗伤止痛；乌梢蛇善行而祛风，均为治疗诸风顽痹之要药，临床常据症选择 1～2 味加入方中用之。一方具有标本兼治，邪正兼顾，温经通络之功，加之针灸能温经散寒，通络止痛，内外兼治，针药结合，故临床常见奇效。

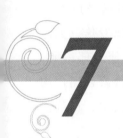

7 风湿病探索中医药治疗机制

"风湿病"（中医称痹病或痹证）是由于不同病因引起的影响到运动系统（骨、关节、肌肉、肌腱、滑囊、筋膜、韧带及神经血管等）的表现为慢性疼痛和/或有肿胀、畸形、功能障碍，感觉异常等的一大类疾病。临床上多有反复发作性、渐进性等特点。目前尚无根治此类疾病的药物，西医治疗主要为非甾体抗炎药、免疫抑制剂、生物制剂及激素等，其长期用药的副作用不容忽视。中医中药在风湿病的治疗上有其独特优势，但其治疗作用机制尚需进一步研究，现初步探讨如下：

温散发表，祛逐外邪

中医认为风、寒、湿、热之邪通常是引起风湿病的主要外因，所以散寒、祛风、除湿、清热等是中医治疗风湿病的常用祛邪方法。

《素问·痹论》曰："风寒湿三气杂至，合而为痹也。所谓痹者，各以其时重感于风寒湿之气也。"《金匮翼·热痹》曰："热痹者，闭热于内也……脏腑经络，先有蓄热，而复遇风寒湿气客之……"意思说，痹证的成因是风寒湿邪乘虚侵袭，或感受风热之邪，与湿相并，而致风寒湿热合邪为患，导致骨、筋、脉、肌、皮等受侵袭部位经络不通，气血瘀阻，"不通则痛"，乃发其病。由于痹证的成因主要是感受风、寒、湿、热之邪，"治病必求其本"，故祛除风、寒、湿、热之邪为痹证的基本治则。《金匮要略》中麻黄加术汤、乌头汤，《千金要方》中独活寄生汤中用独活、防风、细辛、秦艽、桂枝等，程氏蠲痹汤中用羌活、独活、桂心、秦艽等，《类证治裁》薏苡仁汤中用薏苡仁、苍术、羌活、独活、防风、麻黄、桂枝、川乌等，均为祛除风寒湿邪，温通经络而设。临床上需区别风、寒、湿、热四气偏胜选择相应方药：风气胜者见疼痛关节游走不定为行痹，用防风汤加味；寒气胜者见关节疼痛剧烈为痛痹，用乌头汤加味；湿气胜者见关节肌肉沉重酸痛为着痹，用薏苡仁汤加味，热气胜者见关节红肿热痛为热痹，用白虎桂枝汤加味等。

中医治痹注重温散驱邪，风湿病初期或急性发作期，常因感受风寒湿邪，困郁肌表，阳气被郁，痹而不通，出现关节疼痛，伴有恶寒发热、无汗或汗出不畅。此时只有通过开腠发汗，宣散肌表之风寒湿邪，使阳郁得通，气血畅行，痹痛方止。开腠发汗，首推麻黄。麻黄加术汤、麻杏苡甘汤，均以麻黄为主。"麻黄之开腠理，启玄府，势如破竹"，然麻黄配白术、薏苡仁则虽发汗而不致过汗，并可行表里之湿。

"寒胜则痛"，若患者表现出关节剧痛，畏寒喜温等寒凝之象，又当温经散寒，外除寒湿，内振阳气，方能使气血周流，疼痛乃止。温经散寒，首推乌头、附子，乌附大辛大热，气性雄烈，逐寒止痛之力最强。乌头汤、桂枝芍药知母汤、桂枝附子汤、白术附子汤、甘草附子汤均取乌头、附子等药温散寒湿之功而止痛。

化痰逐瘀，驱除内邪

由于痹病患病时间都比较长，患者气血运行不畅，而致"血停为瘀""痰凝为瘀"，痰瘀互结，阻闭经络，常入筋骨，缠绵难愈，因而化痰软坚、活血化瘀也是中医治疗风湿病常用的方法。身痛逐瘀汤、桃红四物汤、瘀血痹汤/胶囊等为常用有效之方。

痹病多迁延不愈，正虚邪恋，不仅可致瘀阻经络，同时还可产生湿聚津凝为痰，形成痰瘀痹阻，出现关节肿大，甚至强直畸形，屈伸不利，肌肤顽麻不仁，舌质紫，苔白腻，脉细涩等症。此时于驱风除湿、化痰通络剂中，加用白芥子、半夏、天南星等祛痰散结之品，往往收效甚捷。而指迷茯苓汤合天仙藤、僵蚕等，亦有杜其生痰之源，祛其致痹之痰之功效。

调和营卫，解除风邪

《素问·痹论》有对营卫之气与痹病关系的认识，认为营行脉中，卫行脉外，阴阳贯通，气血条畅，滋润四肢百骸，脏腑经络。营卫和调，卫外御邪；营卫不和，邪气乘虚而入，故营卫失调是痹病发病的重要原因之一。《金匮要略》认为：营卫不调，可致"独足肿大"的历节病。桂枝汤是和营卫治疗风湿病代表方。桂枝汤，历代医家称誉为仲景"群方之冠"，"和剂之祖"。凡病不外阴阳失调，其治疗法则总是"察阴阳所在而调之，以平为期"。桂枝汤滋阴和阳，调和营卫气血，合乎这一法度和原则，故无论外感杂病均可选用。

桂枝汤仅由桂枝、芍药、生姜、大枣、炙甘草五味药组成，用药虽少，但结构严谨。方中桂枝与芍药是主药部分，一为辛温通阳，一为酸寒敛阴，佐以生姜、大枣，协助桂枝、芍药调和营卫，甘草调和诸药。全力通过调和营卫，以解除风邪。实践证明，桂枝汤既能解表以和营卫，又可和里以调阴阳，具有解表和里的功效。而痹病大多是病邪伤及营卫，"营虚不仁""卫虚不用"。"营虚不仁"是病邪伤及营分，血中营气不足，因而肢体关节、肌肉感觉麻痹。"卫虚不用"是病邪伤及卫分，则局部的真气去，而邪气独留。真气去则功能消失，因而肢体疼痛或活动受限。临证中，桂枝汤倍芍药汤，桂枝新加汤，或新加汤加当归等有调和营卫，祛风止痛之效。

若营卫两虚，可用新加汤加附子；若偏阳气虚者，以桂枝加附子汤，或再加黄芪；如太阳经气不舒，津液不能敷布，经脉失去濡养颈项强痛桂枝加葛根汤解肌祛邪，升津舒经；阳虚身痛汗漏而表证未解，用桂枝汤加附子汤调和营卫，扶阳敛汗；如肩周关节炎、网球肘等上肢痛者，用桂枝汤加制川乌、姜黄、桑枝；若见下肢痛者，则加牛膝、杜仲；曾有报道用桂枝汤加茯苓、白术、附子治疗"冷房病"，即长期持续在冰库或冷气设备房里作业而发生腰身肢节冷痛症，效果优于一般常规的祛风湿方药；如内热表寒，寒伏于筋骨关节，故骨节疼痛，（"温疟……骨节疼烦……白虎加桂枝汤主之"），治以白虎汤清热，桂枝解肌和营卫。后世多用本方治疗风湿热痹。

健脾和胃，温化内湿

痹病以湿邪为主者，因湿有内湿和外湿之别，外湿多为雾露之气，雨湿之邪；内湿多因脾胃虚损，脾虚则不运不升，胃损则不化不降，因而中州痞塞，水湿内停。内湿招引外湿，两湿相合，愈伤人之阳气。脾主四肢肌肉，脾恶湿，脾虚水湿不运，气血化源不足，肢体肌肉失养，则"四肢酸痛"为痹，温补脾胃，温建中阳，乃仲景所创治痹之重要方法。《金匮要略·虚劳病》中小建中汤、黄芪建中汤等均以温脾建中补虚以止痛。如"虚劳里急，悸，衄，腹中痛，梦失精，四肢酸疼，手足烦热，咽干口燥，小建中汤主之"。虚劳病，阴损及阳，或阳损及阴，终则阴阳两虚，气血虚衰，四肢失于濡养而疼痛，治以温脾建中的小建中汤。小建中汤，由桂枝汤倍芍药加饴糖所成。方中以胶饴、甘草、大枣之甘，姜、桂之辛温，芍药之酸敛。综观全方有温中补虚，调和阴阳，调和营卫之功。其目的在于，调补脾胃，建立中气，化生气血，并能得以四运，内湿得以温化而四肢酸疼，手足烦热等证得治。

补气养血，通经活络

风寒湿侵袭而成痹证的局部表现是经络不通，气血瘀阻，故无论从"本"或从"标"考虑，均应使用养血、活血之药。养血、活血法本身即寓驱风鼓邪外出之效，所谓"治风先治血，血行风自灭"。治痹证所用之驱风、散寒、祛湿之剂，多系辛温燥烈之品，久用可暗耗阴血，加用养血、活血药物，既可防其耗阴血之弊，又可消除因"补"而血滞留邪之虞。如独活寄生汤中用当归、川芎、芍药、地黄；程氏蠲痹汤（《医学心悟》）中用当归、川芎；蠲痹汤（《百一选方》）中用当归、芍药；薏苡仁汤（《杂证治裁》）中当归、川芎等，其寓意即在于此。

治疗痹病须重用补气药，"邪之所凑，其气必虚"，外邪之所以能侵袭机体而发病，必因正气先虚。正气虚弱时，气虚往往是第一位的，故独活寄生汤在运用祛风散寒，温经通络药物的同时，加人参、茯苓、甘草益气健脾，使脾气健旺，不仅可以化气生血，又能鼓邪外出，所谓"驱邪先补正，正旺邪自除"。再者，气与血的关系甚为密切，气血不仅可以相互化生，而且血之运行全赖气之推动，所谓"气行则血行，气滞则血凝"即是此意。前者谈到养血活血为治疗痹证的一般原则，若养血活血剂中不加补气药，其养血活血的效果未必显著，故善治血瘀证者，必善用、重用补气药。清代医家王清任在其补阳还五汤中重用黄芪，使气旺血行，瘀去络通，堪称范例。此外，痹证久缠不愈，每每"久病入络"，"通则不痛，痛则不通"，补气养血之时，适当加用通络药物疗效更佳。具有通络作用的药物大致如下藤类药，如鸡血藤、络石藤、天仙藤、忍冬藤、海风藤等；枝类药，如桂枝、桑枝、路路通等；络类药，如丝瓜络、橘络等；虫类药，如地龙、水蛭、全蝎、蜈蚣、土鳖虫、蕲蛇、白花蛇、乌梢蛇、穿山甲等，尤其是虫类药在驱风除湿、通络止痛方面的具有特殊功效。

补益肝肾，强筋壮骨

痹病俗称"筋骨病"，虽有骨痹、筋痹、脉痹、肌痹、皮痹之分，但毕竟以筋骨受累为常见。肝主筋，肾主骨，故与其相应的脏腑亦以肝肾亏虚为主。肝肾不足，筋骨失养，则筋骨关节疼痛，治痹病若不瘥补肝肾、壮筋骨之理，一味投以驱风除湿等温燥之剂，虽可取一时之效，但久必耗伤阴血，反伤肝肾，终致病情缠绵难愈。《金匮·虚劳病篇》曰："虚劳腰痛，少腹拘急，小便不利者，八味肾气丸主之。"八味肾气丸以地黄为主药，滋阴补肾，益髓填精，地黄乃补肾之要药，益阴血之上品；山茱萸补肝肾，敛精气；山药健脾胃，益肾精；附子、桂枝补肾助阳，鼓舞肾气，与地黄相伍则阴得阳生，阳得阴化，阴阳相济，生化无穷；茯苓健脾益肾；泽泻、牡丹皮降相火；茯苓与泽泻亦可渗湿利尿。诸药相伍，有补有泄，有开有合。补阴之虚，可以生气，助阳之弱，可以化水。肾脏阴阳俱虚，腰失所养之腰痛得治。虚劳腰痛，为肾阳不足，命门火衰，治以肾气丸。肾气丸方中大量滋肾药物配以少量附子、桂枝温补肾阳，意在微微生火，温而不燥，滋而不腻。此阴中求阳之法是仲景温肾法的一大特色，开后世治痹用补肾法之先河。

虚劳腰痛，仲景用肾气丸治之，符合"少阴脉浮而弱，弱则血不足，浮则为风，风血相搏，即疼痛如掣"肝肾不足之证。《成方便读》创独活寄生汤具补肝肾，益气血，祛风湿之效，为后人所常用。该书谓"此亦肝肾虚而三气乘袭也。故以熟地黄、牛膝、杜仲、桑寄生补益肝肾、壮骨强筋"，可谓深得治痹证之真谛。本人常用此方及肾气丸、右归丸、金刚八斤汤合青娥丸等补益肝肾，强筋壮骨之方治疗该类痹病。

温补阳气，化散阴邪

《素问·痹论》认为人之患痹病多因"阳气少，阴气多"，故温补阳气，机体之阳气得复，寒湿等阴邪自去。人体正气亏虚方面，肾阳不足、元阳虚惫是主导。《素问·生气通天论》曰："阳气者，若天与日，失其所，则折寿而不彰。""阳气者，精则养神，柔则养筋。开阖不得，寒气从之，乃生大偻。"这里所强调的是阳气在人体的主导作用。从寒热的基本特性上说，热性趋于行，而寒性趋于凝，这一特性对痹症的形成、发展与转归具有极大影响。

《素问·举痛论》曰："因重中于寒，则痛久矣。"《素问·逆调论》曰："是人多痹气也，阳气少，阴气多，故身寒如从水中出。"这些也说明：痹病见疼痛持久不愈，显然是凝寒客居于经络脉道之中，气血不得流通有关。当人体阳气旺盛时，机体内的环境处于温暖状态，阳气所具有的推动作用能使气血运行流利，经脉络道通畅，即便有寒湿、痰饮、瘀血之类的阴邪阻滞，也容易被推动或化除，恢复经脉气血的通畅。痹病日久，无论是痰浊瘀血，还是毒邪凝寒，大都属于阴邪范畴。阴邪在阴盛的环境中，其阻滞瘀塞的特性容易形成胶固黏腻之势，既不容易推动，更不容易化除。此期主要治疗方法，当是首先改变人体阳虚寒凝的状态，温养人体阳气，使人体内的环境恢复温暖温热的状态，阳气具有足够的能量去温通经脉，恢复气血运行的流利通畅，为化除寒凝打下基础。

朱良春强调"培养肾阳"在痹病等慢性久病治疗上的作用，认为肾为先天之本，受五脏六腑之精而藏之，所以它是调节各个脏器功能的中心，平衡维系机体矛盾统一的主宰；而肾中真阳，更是生命活动的生化之源，它能温养脏腑，煦照百骸，肾阳振，肾气足，则精神充沛，百病不生；倘肾阳衰，肾气虚，那就必然神气衰惫，倦怠无力，百病丛生。同时慢性久病，体气亏虚，传变及肾，也必然耗损肾之阴阳，所谓"穷必及肾""久必及肾"。因此，痹病及许多慢性久病在治疗上，都与肾阴阳的亏损有关；而培补肾之阴阳，往往起到比较显著的作用。

扶助正气，提高体质

风湿免疫病大都是慢性病，有些是终身性疾病。大多需要长期治疗，有的需要终身治疗，这只有中医中药才能做到。中医中药所使用的因人而异，个体化的治疗方案，既能使这些慢性病逐渐控制，好转、缓解，也保证了长期服用中药安全有效。虽然中药一般起效较慢，即刻疗效或短期疗效不如西药，但服用中药一段时间后，疗效就渐渐产生，而且会越来越好。如红斑狼疮患者，经半年至二三年的治疗后，不但能将泼尼松减量、停用，而且效果会渐渐积累，使病情好转而缓解，直至完全缓解。其他如类风湿关节炎、系统性硬化病、强直性脊柱炎、过敏性紫癜、结节性红斑、干燥综合征、白塞病、骨性关节炎、痛风等有些可单用中药治疗，有些可中西医结合治疗，但最终需将西药停用，坚持用中药治疗。中医治疗风湿病一般注重扶正祛邪结合使用，尤其注重在祛风除湿，驱除外邪同时注重补益气血，滋补肝肾等扶正之法，可使患者正气充足，筋骨得养，未病者可防，已病者可尽快恢复。如益肾温阳之金毛狗脊、续断、桑寄生、杜仲、肉苁蓉、桂枝等，是风湿病治疗中的常用之品，偏阴虚者加白芍、当归、熟地黄、枸杞子，偏阳虚者加肉苁蓉、附子等可大大提高患者体质，提高其生活质量。

综合调养，促愈防复

中医非常重视患者的调养，强调在积极进行中医药治疗的同时，注重病中及病后的调养，以促进疾病的早日痊愈并预防风湿病的复发。患者根据各自的实际情况，多种中医调养方法结合应用效果更佳。

中医康复手段多样，注重养治结合中医非常重视患者的调养，强调在积极进行中医药治疗的同时，注重病中及病后的调养，以促进疾病的早日康复并预防风湿病的复发。许多康复手段如运动调理、饮食调理、起居调理、心理调理等对缓解症状，改善功能，预防加重或复发均有积极作用。如关节活动操、太极拳、气功、散步与慢跑、健身操等运动调养项目，既可以改善血液循环，又有利于恢复关节的运动功能，预防强直畸形及肌肉萎缩；饮食调养则可根据不同的病证选用不同的药膳调养。如类风湿关节炎、强直性脊柱炎、骨性关节炎等久治不愈属虚寒证者，可选用补益肝肾食物制成药膳，如冬季可食用当归生姜羊肉汤、羊肉煨骨碎补、猪腰炖杜仲，枸杞羊肾粥等温补气血，温助阳气之药膳；而最常用的是骨头汤：用猪、牛、羊、狗等关节骨或脊椎骨熬汤、熬前加几滴食醋，并选择加入适量天麻、田三七、山药、牛蒡子、黑豆、玉米等一起炖煮，对类风湿病的急性期、亚急性期、慢性期的骨关节脱钙、骨质疏松有较好的补偿与调节作用；起居调养：注意保持居住、工作环境干燥、朝阳、温暖；注意避免剧烈运动及长时间保持单一动作，睡眠时床铺过软或过硬均不适宜；心理调养：在药物治疗的同时，对患者进行心理疏导，耐心安慰，帮助其正确对待疾病，保持心态平和，情绪乐观，积极配合医生治疗，树立战胜疾病的信心亦是愈病良药；其他调养：可选择足浴、按摩、气功、针灸、火罐、理疗、热疗、中药渗透、熏蒸等疗法，均是调治痹病类疾病的良好方法。

总之，中医药治疗风湿病之中医机制主要体现在驱邪和扶正两方面，邪盛时驱邪为主：急性发作或慢病复发，需温散发表，祛逐外邪；间歇期邪盛正不衰，宜化痰逐瘀，驱除内邪；正虚夹邪时，扶正祛邪：如调和营卫，解除风邪；健脾和胃，温化内湿；补养气血，通经活络；补益肝肾，强筋壮骨；温补阳气，化散阴邪；扶助正气，提高体质；综合调养，促愈防复等。其中大多数治法具有标本兼治，邪正兼顾，扶正祛邪，促愈防复的功效。

8 总结运用《金匮要略》理论指导风湿病临证经验

风湿病是以累及骨、关节及其周围组织如肌肉、肌腱、滑膜、韧带、神经等部位，以疼痛为主要表现的一类疾病，属于中医学痹证范畴。杂病学典范《金匮要略》首先提出了"风湿病"的病名，而有关风湿病的论述见于湿病、血痹、历节病、虚劳病、肾着、痰饮病等篇中，其理、法、方、药对后世影响很大，一直有效地指导着临床，本人运用其理论指导风湿病临床辨证论治得益颇多。兹将体会整理探讨于下。

初发期——注重温散宣通以驱其邪

【案例】李某，女，56岁，2018年冬天就诊。周身关节疼痛反复发作5年余。加重10日。

5年多来，周身关节疼痛反复发作，曾多次到医院做风湿全套等检查，均未见明显异常，不能诊断为"类风湿关节炎"，故未引起重视。近年来疼痛逐渐加重，经常关节、肌肉酸痛，夜中辗转不能安卧。近旬来，因气候寒冷，天寒地冻，寒气袭人，加之家中来客，冷水洗菜且劳累过度，病情突然加重。自觉周身关节、肌肉疼痛沉重，痛彻骨中，夜中辗转难卧；关节冷痛，犹如冰块，手足厥冷，活动屈伸不利，时伴恶寒咳嗽，甚则寒战，周身无汗。不仅如此，自觉肚脐周围潮湿，发冷，头盖骨冷痛，遇风寒尤其，抽掣样疼痛。就诊时身穿4件毛衣2件鸭绒棉袄（一长一短），戴着大棉帽，口罩，皮手套，只剩下2只眼睛在外。舌苔白，脉浮紧。

诊断：风湿性关节炎；中医辨证：寒湿痹证。治疗：乌头汤加味：黄芪30 g，白芍15 g，制乌头6 g，麻黄、炙甘草、桂枝、杏仁、白术、附子、干姜、羌活、独活各10 g。7剂，每日1剂，水煎好后加白蜜1勺。服药1剂后，打电话来告知：周身微汗出，自觉全身轻松一些，疼痛稍减；服药1周后来复诊，天气依然寒冷，但外面的鸭绒大衣已未穿，口罩已脱下，从外表看，精神已好很多。告知：恶寒寒战已止，咳嗽已平，周身骨关节、肌肉冷痛、头部冷痛均明显减轻，全身已较前轻松许多。但骨关节冷痛仍存，肚脐周围仍潮湿，且自觉头晕，突然想起甘草附子汤方后有云："三服都尽，其人如冒状（头眩），勿怪，即时术、附并走皮中，逐水气，未得除故尔。"于是击鼓再进，上方加薏苡仁30 g，继服7剂。头晕好转，关节冷痛明显减轻，手足已转温。后用独活寄生汤加减30余剂调治而痊愈。

【按】风湿病初期或急性发作期，常因感受风寒湿邪，困郁肌表，阳气被郁，痹而不通，出现关节疼痛，伴有恶寒发热、无汗或汗出不畅。此时只有通过开腠发汗，宣散肌表之风寒湿邪，使阳郁得通，气血畅行，痹痛方止。开腠发汗，首推麻黄。《金匮要略》用麻黄加术汤、麻杏苡甘汤均以麻黄为主。"寒胜则痛"，若患者表现出关节剧痛，畏寒喜温等寒凝之象，又当温经散寒，外除寒湿，内振阳气，方能使气血周流，疼痛乃止。温经散寒，首推乌头、附子，大辛大热，气性雄烈，逐寒止痛之力最强。《金匮要略》乌头汤、桂枝芍药知母汤、桂枝附子汤、白术附子汤、甘草附子汤均取乌头、附子等药温散寒湿之功而止痛。

本案用乌头汤加味治疗，全方发汗散寒，温经祛湿止痛。方中乌头大辛大热，驱寒逐湿止痛为君药，现代药理证明：乌头、附子所含乌头碱具有很强的抗炎镇痛作用；麻黄辛温，通阳行痹为臣药；芍药、甘草、白蜜酸甘养阴，缓急止痛，又能降低乌头峻猛之性（因乌头剂量不大，未按原书用白蜜煎煮乌头，而是在煎好的药汁中加兑白蜜，既制乌头毒性且能和胃。旷教授平时凡用乌头每剂超过 6 g 均嘱咐患者兑入白蜜和匀而服，治疗风湿性关节炎、类风湿关节炎上万例，从未见中毒现象）。黄芪益气固表，且防麻黄发散过度，共为使佐药。加入桂枝、杏仁、白术即麻黄加术汤发汗散寒祛湿，取麻黄配白术虽发汗而不致过汗，并可行表里之湿。加附子一味方中即有桂枝附子汤、白术附子汤、甘草附子汤之意，既能温经散寒，又能助阳除湿；加干姜是因患者脐周湿冷，"脐乃神阙"，位于中焦，取肾着病"腹重如带五千钱"用干姜苓术汤温中散寒祛湿之意；加羌活、独活意在加强祛湿力量（因患者身重甚乃湿重之故）；力尚不及，药后出现头晕（如冒状）之症，故二诊时加薏苡仁取麻杏薏甘汤之意以加强除湿力量，果然头晕及关节冷痛，头盖骨冷痛等症能较快好转，患者十分感激。

上方实际上集乌头汤、麻黄加术汤、麻杏薏甘汤、三附子汤于一炉。仲景制方严谨而且精炼，几味药的调整，使全方有发有收，有刚有柔，温散宣通，达邪外出，风湿初起表寒疼痛证，用之取效很快。上述诸方是治疗风湿性关节炎、类风湿关节炎、风湿性多肌痛，以及头痛、肩周炎、颈椎病、腰椎病、三叉神经痛、坐骨神经痛等属于寒性疼痛者有效良方。

缓解期——注重温补脾肾以扶其正

【案例】王某，男，65 岁，2019 年 10 月 23 日就诊。因腰部、双膝关节疼痛反复发作 8 年余，加重并下蹲困难半年余前来就诊。平时多因劳累如步行过久、爬楼、登山则见关节内作响且疼痛加重，气候变化时疼痛亦加重，腰膝成冷痛，酸痛无力，行走时经常"打跪"（双膝发软跪下），伴全身乏力，活动后气短，动则汗出，纳可，二便尚调。舌稍胖边有齿痕苔白，脉细涩。腰椎 CT：L3/L4、L5/L6 椎间盘突出。X 线片：双膝髌骨软化，胫骨平台及踝间骨质增生；膝关节周围韧带钙化；关节间隙变窄，关节变形，右膝为甚。实验室检查：风湿全套等均无异常。西医诊断：①腰椎间盘突出；②膝骨性关节炎。中医诊断：腰痹，骨痹。（肝肾不足，筋骨失养）。治则：滋补肝肾，强筋壮骨。方药：黄芪 30 g，党参、熟地黄、山药各 15 g，山茱萸、枸杞子、桂枝、附片、牛膝、杜仲、桑寄生、补骨脂、骨碎补、乌梢蛇各 10 g。7 剂。每日 1 剂，水煎分 2 次服。服药 7 剂后，腰膝疼痛明显减轻，腰部冷痛好转，气短乏力汗出等症亦有缓解，打跪现象未再发生。因患者独居，不愿长期煎药，遂在上方基础上加入：蕲蛇、海龙、海马各 10 g。用 10 剂剂量，共研极细末，加白蜜为丸，每次 15 g，每日 3 次。共服 2 个月。患者腰膝冷痛已消失，下蹲已自如，步行、登山、爬楼已未见疼痛发作，病情完全好转。X 线片示：双膝关节退行性变，骨节腔变窄，关节变形，与旧片相比，有所好转。

【按】骨关节退行性病变是一种常见的慢性骨关节疾病。多发生于中年以后，好发于活动多、负重大的关节。如脊柱颈段、腰段和膝关节等。中医学认为，本病多因慢性劳损导致筋骨的损害，加之年老体弱肝肾亏虚，气血不足，筋骨失养，并受风寒湿的侵袭而成。《诸病源候论》明确指出："夫劳伤之人，肾气虚损，而肾主腰腿，其经贯肾络脊，风寒乘虚卒然而腰痛。"《金匮要略》曰："虚劳腰痛，少腹拘急，小便不利者，八味肾气丸主之。"本病治以滋补肝肾，补益气血，温通经络为主，辅以祛风除湿。以《金匮要略》肾气丸加减而成。肾气丸以地黄为主药，滋阴补肾，益髓填精，地黄乃补肾之要药，益阴血之上品；山茱萸补肝，敛精气；山药健脾益肾精；附子、桂枝补肾助阳，鼓舞肾气，与地黄相伍则阴得阳生，阳得阴化，阴阳相济，生化无穷；因患者以虚为主，故去掉肾气丸中"三泻"，并加黄芪党参健脾益气，枸杞子、骨碎补、补骨脂滋补肝肾、强筋壮骨，牛膝、杜仲、桑寄生既能补益肝肾又可祛风除湿，乌梢蛇驱风通络又能补虚。做丸时加入蕲蛇、海龙、海马补益肝肾，祛风除湿之力更强。全方滋补肝肾，补益气血，温通经络，祛风除湿，标本兼顾，治本为主，疗效甚佳。仲景虚劳病篇"虚劳腰痛"用肾气丸，"四肢酸痛"用小建中汤，开后世治痹补肾补脾法之先河。尤其补肾法运用较多，符合"少阴脉浮而弱，弱则血不足，浮则为风，风血相搏，即疼痛如掣"肝肾不足之证。本人常用右归丸、金刚八斤丸、青娥丸（杜仲、补骨脂、核桃仁）加乌梢蛇、海龙、海马等治疗后期风湿病，收效颇佳。

合并病——注意标本缓急处理得当

【案例】王某某，女，50 岁，2008 年 5 月就诊。患类风湿关节炎已 4 年余。一直在某医院风湿免疫科专家处西医治疗，所有的西药都用过了。甲氨蝶呤（每周 4 片，已服 3 年），来氟米特（每日 2 片维持，已服 3 年），泼尼松（由每日 8 片至每日 2 片维持已 3 年），还服用了羟氯喹、柳氮磺吡啶，严重时注射重组人Ⅱ型肿瘤坏死因子受体-抗体融合蛋白（益赛普）等药物。经介绍来我处治疗。当时见：患者不仅周身关节疼痛，双手手指小关节疼痛明显，双手手指近端关节多处成梭型肿大，晨僵（1 小时以上），关节屈伸不利，颜面浮肿，满月脸，背部肌肉丰厚。且半年来经常咳嗽，晨起咳甚，咳吐稠痰，颜色黄白相兼，卡在咽喉中难以咳出，用西药（已用多种抗生素）治疗一直不愈。近日不慎感寒，畏寒身冷，鼻塞流涕，声重，口渴口苦口臭，苔黄腻，脉浮数。类风湿因子 832 IU，ESR 86 mm 且西药的副作用已经显现。肺部 X 线片：双肺纹理增粗。

诊断：类风湿关节炎合并间质性肺炎；中医辨病：尪痹合并咳嗽。《金匮要略》曰："病有急当救里救表者，何谓也？师曰：病，医下之，续得下利清谷不止，身疼痛者，急当救里；后身疼痛，清便自调者，急当救表也。"表里同病，当注意标本缓急。本人认为当"急则治其标"，先治间质性肺炎以及感冒。病机：外寒束表，痰热壅肺，肝胆湿热，肺失宣肃。治则：宣肺散寒，清热化痰。麻杏石甘汤合蒿芩清胆汤加味：麻黄 10 g，杏仁 10 g，石膏、滑石各 30 g，青蒿、黄芩、陈皮、法半夏、茯苓、枳实、竹茹、青黛、甘草各 10 g，川贝母 5 g。7 剂，每日 1 剂，水煎服。药 1 周后畏寒身冷，鼻塞声重，咳嗽等症均大大改善。二诊时仍稍咳嗽，咳痰，喉中痰阻，咳之不爽，咽喉不利，咳时胸痛，仍口渴口苦口臭，因表证已除，痰热及肝胆湿热仍存，用蒿芩清胆汤合小陷胸汤加川贝母、杏仁。再服 7 剂，半年咳嗽居然痊愈。之后因仍四肢关节疼痛，晨僵，关节屈伸不利，双手手指近端关节成梭型肿大，气候变化及遇寒冷则疼痛加重。用独活寄生汤加重补益肝肾且祛风除湿之品：蕲蛇、海龙、海马、骨碎补、补骨脂等调治 2 个月，病情已完全控制。

风湿病发展过程中，每多并发其他疾病，如类风湿关节炎多合并间质性肺炎、干燥综合征；红斑狼疮多合并胃炎、肾炎；痛风病多合并肾炎等，临证需根据病情，或急则治其标，缓则治其本，或标本同治，标本缓急处理得当，病情方能较快控制。

顽痹证——注意配合使用动物、虫类药物

【案例】方某，女，66 岁，2010 年 2 月 26 就诊。因长年从事繁重的农

温养治痹显神奇——旷惠桃教授论治风湿病

业劳动及家务劳动，且住居条件潮湿，经济条件差等原因，感受寒湿而起病，四肢关节疼痛20余年，双手手指近端关节肿痛变形5年余，曾经于多家医院诊断为类风湿关节炎，中西医间断治疗，效果不佳。就诊时见：四肢大小均关节疼痛，每于气候变化阴雨连绵时则疼痛难忍，遇寒冷则加剧，得温稍减，双手手指关节疼痛肿胀尤甚，成梭型肿大，因畸形严重，活动受限，梳头穿衣等均需他人帮助，疼痛入夜较甚，苔白稍厚，脉沉而无力。

处方：黄芪30 g，白芍15 g，当归15 g，通草5 g，细辛3 g，制川乌、桂枝、独活、桑寄生、秦艽、牛膝、杜仲、甘草各10 g。另：全蝎、土鳖虫各10 g，蜈蚣2条，乌梢蛇10 g，共研细末，兑入药液。患者服药50余剂，关节疼痛基本消失，去虫类搜剔之品，加温补肝肾之续断、仙茅、淫羊藿、骨碎补、巴戟天之类，再服14利，除手足关节变形外，一切如常人。

【按】临床如类风湿关节炎、强直性脊柱炎、骨性关节炎等疾病，一则病程长且多长期用西药治疗，肝肾功能多有损害，病至后期，患者多有骨质疏松、肌肉萎缩等，非得用"血肉有情之品"不能恢复；二则风寒湿邪外袭，日久化热，生瘀生痰，风寒湿热瘀交阻，营卫气血受阻不通，故疼痛难忍，一般草木驱风除湿之品均难奏效时，必须用虫类药透骨搜风，方有效验。虫类药其功专而力捷，远非一般草木之品可比。实践证明，虫类药擅长搜剔络中风寒湿邪，驱寒蠲痹，对于痰瘀痹阻，凝滞不除，迁延日久，深入骨骱的重症类风湿，坚持治疗，每获良效。本例患者病史长，病情复杂，虚实错杂，久治不愈，故用益气养血之当归四逆汤、黄芪桂枝五物汤加祛风除湿之独活、秦艽，并补益肝肾的牛膝、杜仲、寄生，温寒止痛之川乌，及全蝎、蜈蚣、土鳖虫、乌梢蛇等虫类为散兑入汤药，共凑益气养血，补益肝肾，搜风通络之功。方中全蝎走窜之力迅速，搜风开瘀通络，为治疗顽痹要药，蜈蚣用于风湿痹痛良好的止痛效果，土鳖虫破血逐瘀、接骨续筋、疗伤止痛，乌梢蛇善行而驱风，为治疗诸风顽痹要药。于治疗类风湿之痹痛屡获良效。我常用三虎散（全蝎、蜈蚣、土鳖虫等共研末为散，因为煎剂不仅气味难闻，败坏胃口，而且动物蛋白难溶于水，降低了药效），治疗类风湿关节炎活动期、急性坐骨神经痛疗效颇佳。虫类药用之于临床治疗各种急慢性疾病，其最早之应用始于张仲景之大黄䗪虫丸、鳖甲煎丸等方。叶天士曰："散之不解，邪非在表；攻之不驱，邪非着里；补正祛邪，正邪并树无益；故圣人另辟手眼，以搜剔络中混处之邪，藉虫蚁血中搜逐，以攻通邪结。"

虫类药性偏辛咸，辛能通络、咸能软坚，因而具有攻坚破积、活血化瘀、熄风定痉、通阳散结等功效。临床运用虫类药治疗各种急危重症和疑难杂症，以疗效显著。

陈修园曰："金匮所论，无一非起死回生之术。"张仲景对风湿病的论治，体现了中医辨证论治的精华；有关理、法、方、药一直有效地指导着临床。本人从《金匮要略》中得其要旨，并结合自己多年临床经验，认为风湿病初期或急性发作期，祛邪注重温散治之；缓解期或稳定期注重补益脾肾二脏；合并病则需注意标本缓急处理得当，顽痹证，多需配合使用虫类药。

评述中医药治疗痛风研究概况

旷教授认为：痛风是由于嘌呤代谢紊乱，血尿酸增高，导致尿酸结晶沉积在关节及皮下组织而致的一种疾病。临床上以高尿酸血症、特征性急性关节炎反复发作、痛风结石形成为特点，严重者可致关节畸形及功能障碍、急性梗阻性肾病或痛风性肾病。近年来，由于饮食结构的变化，我国痛风发病率逐年升高，预计在 21 世纪，痛风在我国将成为仅次于糖尿病的第二号代谢病。本病中医学亦称痛风，又名历节、白虎历节风，属"痹病"范畴。近年来运用中医药治疗痛风取得较好疗效，报道颇多，显示一定的优势，现概述如下。

病名归属

关于本病的中医病名归属，医家们意见不一。有谓当属"历节病"，认为《金匮要略》中的"历节病"的症状特点"疼痛如掣""脚肿如脱""不可屈伸"与痛风性关节炎极为相似。如宋绍亮根据痛风高尿酸血症的基本病理，认为本病病机属血毒、浊毒所致，其关节症状与历节病相似，并提出"痛风非风论"。而大多数学者则认为本病属"痹证"范畴。如洪国章根据痛风的病因病机，认为本病当属中医"痛痹"与"脚气"。由于痛风除关节症状外，最重要的是肾脏损害，故又有人认为当属于淋证中之"热淋""石淋"

或"腰痛""虚劳""水肿"等。中华人民共和国中医药行业标准《中医病症诊断疗效标准》亦将其直接命名为"痛风"。

病因病机

《金匮要略》认为"病历节不可屈伸疼痛"皆由"风湿""风血相搏"所致。唐·王焘《外台秘要》曰:"大多是风寒湿之毒,因虚所致……"元·朱丹溪《丹溪心法》曰:"痛风者,大率因血受热,已自沸腾,其后或涉冷水,或立湿地,或扇取冷,或卧当风,寒凉外搏,热血得寒,寒浊凝滞,所以作痛。"明·张景岳《景岳全书》认为:外是阴寒水湿,令湿邪袭人皮肉筋脉;内由平素肥甘过度,湿壅下焦,寒与湿邪相结郁而化热,停留肌肤……病变部位红肿潮热,久则骨蚀。综上所述并结合临床,痛风病因主要由于两个方面:外因为感受风寒水湿,寒湿之邪侵入机体皮肉筋骨和关节;内因为平素过食肥甘厚味,或饮酒无度,或多食乳酪,脾胃运化失常,湿热内生而致病。而临床所见,痛风发病与后者关系更为密切。

对痛风病机的认识,《医学入门》认为体质不同病机有异,谓"形怯瘦者,多因血虚有火;形肥勇者,多因风湿生痰",又谓:"痛多痰火,肿多风湿。"近代医家研究更为深入,方建萍认为痛风属湿浊毒邪内郁化热之热痹,不仅可由感受湿热之邪而引起,风寒湿邪郁痹日久,风变为火,寒变为热,湿变为痰,亦致热痹;钟洪等认为原发性痛风其本在脾,其标在湿浊,外注皮肉关节,内留脏腑而发病;而朱良春之认识则更有见地,他首先提出"似风非风"论点,认为痛风是由于浊毒滞留血中,不得泄利,初始未甚可不发痛,然积渐日久,愈滞愈甚,或逢外邪相合,终必瘀结为害,或闭阻经络而发骨节剧痛,或兼夹凝痰变生痛风结节,久之,痰浊瘀腐则见溃流脂浊,痰瘀胶固,以致僵肿畸形。由于郁闭之邪最易化热,其证又多兼热象,如湿浊蕴热,煎熬尿液,可见石淋尿血。浊毒久稽,损伤脾肾,寒热杂错,壅寒三焦,而有关格险恶之症。凡此种种,皆浊毒瘀滞为殃,非风邪作祟之症。朱氏进一步指出,此浊毒之邪非受自于外,而主生于内,脾肾郁,两脏清浊代谢紊乱,水谷不归正化,浊毒随之而生,滞留血中,终则瘀结为患。

旷教授以为,痛风病机在其不同发展阶段各不相同,在痛风性关节炎急性期,由于尿酸盐沉积引起的局部非特异性炎症反应,临床表现为关节红肿热痛,中医辨证为湿热痹证;间歇期多表现为脾虚湿困证;慢性关节炎期,由于多见骨质侵蚀缺损及周围组织纤维化，关节发生僵硬畸形，此期多辨为脾肾亏虚，痰湿瘀阻；痛风长期不愈发展至后期，约 1/3 患者伴有肾脏损害，痛风性肾病主要因尿酸盐结晶沉积于肾间质及肾小管引起的肾小管——间质病变。此期可分肝肾阴虚和脾肾气虚两类，但日久则阴虚及气，气虚及阴，气阴两虚较为多见。

辨证分型治疗

中华人民共和国中医药行业标准《中医病症诊断疗效标准》将痛风分为 4 型：①湿热蕴结型；②瘀热阻滞型；③痰浊阻滞型；④肝肾阴虚型。上述 4 型可分别考虑用四妙散、凉血四物汤、六安煎、杞菊地黄汤加味治疗。各医家辨证分型方法虽有异，但大多与国标相同，如方策等将痛风分为 4 型：湿热蕴结型以四妙散加减；瘀热阻滞型以枝藤汤加减；痰瘀阻滞型以涤痰汤加减；肝肾阴虚型以六味地黄汤加减。

分期辨证治疗

王政治疗痛风性关节炎急性期以清热泻浊通络为主，酌加健脾之品，药用苍术、知母、黄柏、牛膝、土茯苓、山慈菇、虎杖、忍冬藤、制大黄、野木瓜、蚕沙、茯苓、白术、蜂房、土鳖虫；恢复期以健脾益肾化浊为主，药用生白术、生黄芪、茯苓、杜仲、补骨脂、牛膝、土茯苓、山慈菇、野木瓜、鸡血藤、川芎。眭承志等认为急性期表现为邪毒客于经脉，与血互结，郁积化热，热毒流注关节，阻隔经络，治以活血利水，清热泄毒，药用黄柏、苍术、赤芍、泽泻、车前子、土茯苓、蚕沙、蒲公英、木瓜、木通、防己、黄芪；缓解期表现为脾肾不足，邪毒滞留，与血水互结，阻隔经脉，骨骼关节失却濡养，治以健脾益肾，活血利水，药用杜仲、薏苡仁、防己、泽泻、当归、鸡血藤、党参、肉桂、蚕沙、萆薢、丹参、黄芪。

旷教授主张宜在分期的基础上辨证治疗，可分为 4 期进行，即急性期、间歇期、慢性关节炎期、痛风性肾病 4 个阶段。急性期多表现为关节红肿热痛，口干口渴，面红目赤，大便干，小便黄赤，舌质红，脉数等，治宜清热解毒利湿；清热解毒利湿法在急性期运用可迅速截断病势，控制临床症状，常用四妙散合宣痹汤加减。间歇期是症状发作后的缓解阶段，此期多辨证为脾虚湿困，治宜健脾化湿，多用三仁汤合参苓白术散加减治疗。慢性关节炎期多有骨质侵蚀缺损及周围组织纤维化，关节发生僵硬畸形并疼痛，形体消瘦，舌质淡红，脉细；此期多辨证为肝肾亏损，痰瘀阻络，治宜活血化痰，补益肝肾，常用独活寄生汤合四妙散加减。病至痛风性肾病阶段，辨证宜分阴阳，肝肾阴虚者用杞菊地黄汤加减；气阴两虚者用参芪地黄汤加减；脾肾气虚者用大补元煎汤加减。同时应考虑到患者由于本虚往往容易感邪，常兼夹湿热、寒湿、瘀血之邪，因此要注意扶正兼以祛邪。

中药外治

目前外治用药主要包括中药散剂、膏剂、新鲜中药捣烂外敷以及药液外洗等。如栾炯等自拟慈军散外敷：山慈菇、生大黄、水蛭各 200 g，玄明粉 300 g，甘遂 100 g，共研细末，每次 3～5 g，以薄荷油调匀外敷患处，隔日 1 次。何焕平自拟痛风散：山慈菇、甘草、血竭、白花蛇舌草、三棱、莪术、蒲公英、紫花地丁、大粘、小粘各适量，与凡士林制成 20% 膏剂，于夜间睡眠时外敷患处。另取药散适量水煎浸洗患处，每日 2～3 次，共治疗 43 例，总有效率为 95.35%。临床常用金黄如意散芝麻油调敷患处，疗效颇佳。

针灸治疗

刘鑫采用温针灸治疗痛风性关节炎 61 例，取穴公孙、三阴交、阴陵泉、足三里，得气后，温针灸 2～3 壮，均留针 30 分钟，八风（前穴取针后，加刺，泻法）每日 1 次。结果：痊愈 24 例，显效 26 例，有效 8 例，无效 3 例，总有效率为 95.1%。计秀菊等用穴位注射方法治疗 34 例，取穴：阴陵泉、阳陵泉、足三里、三阴交、曲池、外关、合谷（均双侧）。每次取 2～3 穴，交替使用，用寻骨风注射液穴位注射，每穴 2 ml，隔日 1 次，4 次为 1 个疗程。治疗 2～4 个疗程。结果：完全缓解 25 例，部分缓解 64 例，无效 3 例，总有效率为 91.2%。

专方治疗

谢幼红运用五藤五皮饮（青风藤、海风、钩藤、首乌藤、天仙藤、海桐皮、白鲜皮、牡丹皮、地骨皮、桑白皮各 20 g）为主方，急性期，关节红肿热痛加生石膏、蒲公英、虎仗；肿甚加川草薢、汉防己；痛甚去青风藤加白芍、生甘草；伴肾结石加鸡内金、金钱草；有痛风石者加穿山甲、地龙、归尾。治疗 29 例，治愈 3 例，显效 10 例，有效 14 例，无效 2 例，有效率为 93.1%。刘书珍等以五土五金汤治疗急性发作期患者 28 例，药用土茯苓、土牛膝、土黄连、土大黄、土鳖虫、金银花、金钱草、海金沙、金莲花、金刚刺；伴全身发热者加生石膏、知母；湿重而关节肿甚者加萆薢、防己；关节灼热明显者加蒲公英、七叶一枝花。结果治愈 21 例，有效 6 例，无效 1 例。旷惠桃等用痛风克颗粒剂（防己、蚕沙、栀子、土茯苓、山慈菇等）治疗 44 例，临床治愈 14 例，显效 15 例。有效 12 例，无效 3 例。

内外合治

杨祖旺采用内服加味宣痹汤（石膏 30～50 g，知母、防己 10～15 g，滑石 30 g，牛膝、桃仁、甘草、蚕沙各 10 g，薏苡仁 20～30 g，忍冬藤、威灵仙各 20 g）水煎服，每日 1 剂，外用痹痛散（黄柏、银花、细辛、苍术、乳香、没药、冰片等）按一定比例加工成细末，醋调外敷患处，每日 2 次。综合治疗 55 例，总有效率为 89.1%。许吉梅等针药并用，内外合治法，针刺三阴交、商丘、丘墟、太白、八风均双侧，泻法，留针 30 分钟，留针期间每 10 分钟捻转 1 次，并取继发病灶部位穴和相应的背腧穴，阳性反应点，针刺加拔罐。内服清热解毒、活血化瘀之中药，并外敷金黄膏加青黛散治疗 35 例，全部有效。

中西医结合治疗

廖承建运用自拟痛风方（黄柏 10 g，苍术 10 g，防己 12 g，牛膝 15 g，木瓜 12 g，鸭跖草 15 g，威灵仙 15 g，秦艽 12 g，伸筋草 10 g，豨莶草 10 g，杜仲 15 g，鹿含草 15 g，鸡血藤 20 g，山楂 20 g）。加服丙磺舒为治疗组，与吲哚美辛合丙磺舒对照治疗 42 例，结果治疗组痊愈 3 例，显效 11 例，有效 12 例，无效 6 例，总有效率为 85.72%；对照组痊愈 0 例，显效 12 例，总有效 8 例，无效 4 例，总有效率为 83.34%，两组之间比较无显著差异（P＞0.05）。郑武等通过对照组用别嘌呤醇内服，治疗组加中药外洗，治疗 60 例，方药为：丹参 30 g，赤芍 15 g，防风、海桐皮、艾叶各 10 g，伸筋草 15 g。有皮下结节者加白芥子、制僵蚕各 10 g；痰瘀久留者加乌梢蛇 10 g，全蝎 5 g。先熏后洗，结果对照组有效率为 86.6%，治疗组有效率为 95%。

评　述

痛风是嘌呤及尿酸代谢障碍性疾病，为临床难治性疾病之一。目前，西药对此病的治疗，无论原发或继发性，除少数因药物引起者可停药而愈以外，大多缺乏病因治疗。因此难以根治。秋水仙碱和别嘌醇虽有特效，但毒副作用大。近年来，由于中医药治疗痛风疗效确切，方法多而毒副作用少，显示出较大的优势，而越来越受到人们的关注。特别是综合治疗（辨证分型或分期辨证内服中药并配合敷药或针灸外治）疗效显著。在治疗的全过程中要重视3个方面：一要注意利湿化浊，因湿浊之邪为患，湿性重着黏腻，缠绵难愈，各期证候无论寒热虚实均兼湿邪，故利湿化浊法当贯穿治疗始终；二要注意活血化瘀，痛风各期均可表现血分症状，急性期宜凉血活血，慢性期宜化瘀散结，肾病期应行血祛瘀。各期添加活血化瘀之药，可增进疗效；三要注意使用虫类药，痛风易反复发作，久病则病邪入经阻络，痰瘀凝结，尤其是慢性期或肾病期结节形成，一般药物难以迅速见效，此时如加入虫类如全蝎、蜈蚣、僵蚕、地龙、乌梢蛇、穿山甲等，可起到搜风祛邪，通经活络，破结软坚之功，提高痛风治疗效果。

由于目前中医对痛风诊断及疗效标准不统一，辨证分型存在差异，特别是实验研究少，对中医药治疗效果的机理不十分明确，因此当前及今后运用中医药治疗痛风要加强3个方面的工作：一是进一步加强辨证论治规律的探讨，尤其是如何结合有关客观指标进行辨证；二是进一步完善科研设计，规范中医证型及疗效标准；三是进一步加强对中医专方专药治疗痛风的实验药理研究，推动中药剂型改革的步伐。如此，则能从根本上提高中医药治疗痛风的疗效及其研究水平。

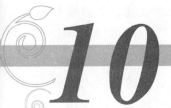

10

论说中西医结合防治痛风"四原则"

痛风是由于体内嘌呤代谢紊乱，血尿酸增高，导致尿酸结晶沉积在关节及皮下组织而致的一种疾病。其对人体的危害除引起严重的关节疼痛、畸形、功能障碍和肾脏损害外，还常常伴发或并发糖尿病、冠心病、高血压、血脂紊乱、肥胖症等疾病，甚至导致更高的致死、致残率。对痛风进行积极的预防与治疗，必须引起医患双方乃至全社会的重视。笔者通过多年临床实践，防止痛风应当遵循"四结合"的原则。

中西结合，尽快控制急性关节炎发作

痛风急性发作时，关节局部和周围红肿热痛，尤其是疼痛剧烈，有如刀割或撕筋裂骨般痛苦。患者常于夜晚突发跖趾、踝等小关节剧痛而惊醒，痛处不能触摸，即便碰触被单或周围震动亦疼痛加剧，以致患者辗转反侧，痛苦不堪，难以忍受，活动不便，"下不得地"。急性发作期一般持续数小时乃至数日或更久。此期治疗，当千方百计，尽快控制急性关节炎的发作，消炎镇痛，以减轻患者痛苦。中、西医治疗都有一定的疗效，但根据本人临床经验，中西医结合治疗见效最快，疗效最好。西药常用秋水仙碱，能有效抑制白细胞移动，控制炎症，是治疗痛风性关节炎的首选药。但由于其治疗剂量与中毒剂量很接近，且有较明显的胃肠道刺激、白细胞降低及脱发等副作用，而有肾功能不全者秋水仙碱排泄非常慢。故使用该药时一要注意中病即止，只要症状缓解或出现恶心、呕吐、腹泻等胃肠道反应即停药；二要注意有肾功能不全者则宜减少剂量。一般由该药说明书每 2 小时 1 片改为每次 1 片，每日 2 次。且同时加服非甾体抗炎药，如塞来昔布（西乐葆）、美洛昔康（莫比克）、洛索洛芬（乐松）、尼美舒利（普威）、双氯芬酸钠（英太青）等任选一种配合使用。为了增加尿酸的溶解度，可同时服用碳酸氢钠（苏打片）。中医学认为痛风急性期属"热痹"范畴，如因湿热蕴结所致者，治疗多用清热解毒利湿之四妙汤合宣痹汤加减，药用黄柏、苍术、牛膝、薏苡仁、萆薢、蚕沙、栀子、连翘、土茯苓、虎杖、木通等。本人研制的"痛风克颗粒剂"即是以此方加减而成，临床疗效好，深受患者欢迎；如因瘀热阻滞所致者，可用桃红饮加味治疗，药用当归、生地黄、赤芍、川芎、桃仁、红花、地龙、威灵仙、穿山甲、全蝎等。还可配合用如意金黄散芝麻油调匀外敷局部或中药煎水外洗等。中西医结合治疗，既可在最短的时间内控制症状，缓解患者痛苦；同时，在西药被迫停用后，中药还可持续发挥作用；临床研究还发现，服用中药可减少西药用量，并有降低西药不良反应的作用。

标本结合，尽量延长间歇期

经过1～2周的治疗，痛风急性关节炎一般都能被控制，患者除病变皮肤区色泽变暗外，症状基本消失，从而进入间歇期。不同患者间歇期长短不一，多数患者一年内复发，此后每年发作数次，而且愈发愈频，受累关节越来越多，病情也越来越难控制。许多患者在急性关节炎被控制后，以为疾病彻底治愈了，万事大吉了，加之工作忙等原因就放弃治疗，又不注意调养，结果很短时间内又复发作。其实，急性关节炎缓解后，局部炎症虽然消除，但嘌呤代谢障碍并未解除，血尿酸依然升高，故间歇期仍需坚持治疗。旷教授多年临床体会，标本同治可延长患者间歇期，减少发作次数，减轻患者痛苦。所谓"标"指病邪，"本"指正气。急性期重在治标，间歇期当注意标本结合，即标本同治。临床可根据患者的病情变化，采取西药治标，中药治本，或中药扶正祛邪，标本同治之法。如患者服用西药丙磺舒、苯溴马隆（立加利仙）和别嘌醇等，此类药主要是促进尿酸排出或抑制尿酸合成，通过"祛邪"（排出尿酸）而降低高尿酸血症。但此类药毒副作用大，如有不同程度的皮疹、胃肠道刺激、肝肾功能损害甚至肾绞痛等。此时可根据患者体质以及西药所产生的副作用，处以补血祛风、健脾和胃、补益肝肾等中药以"扶正"，并降低西药的毒副作用。如果患者担心西药副作用影响身体，亦可单用中药治疗，但也要注意标本兼治，邪正兼顾。如间歇期脾虚湿困者多见，常用参苓白术散健脾益气扶正的同时，加防己、滑石、土茯苓、萆薢等利尿渗湿之品以祛邪；如属肝肾亏虚，痰瘀阻络之证，多用独活寄生汤和四妙散加桃仁、红花、全蝎等，在补益肝肾的同时，兼以利湿化痰祛瘀以祛邪；又如肝肾阴虚者用杞菊地黄汤，脾肾气虚者用大补元煎治疗时，还须根据所夹湿热、寒湿、瘀血之邪而加以清化湿热、温寒祛湿、活血化瘀等祛邪之品。标本兼治之法，既可逐邪外出，又可增强体质，提高抵抗力，抵御外邪如寒湿入侵，增强对过度疲劳、情绪紧张等痛风诱发因素的耐受力，从而延长间歇期，减少痛风复发。

养治结合，注重病后调摄与预防

痛风急性发作稳定后，在坚持药物治疗的同时，一个很重要的方面就是要注意调养。养治结合，同样可以达到预防复发，甚至完全控制复发的目的。调养的方法很多，主要有以下几种。①饮食调养：（这是所有调养方法中最重要的）严格控制饮食，禁食肥甘厚味、辛辣刺激之品，尤其避免进食富含高嘌呤食物，如动物内脏、沙丁鱼、豆类及发酵食物等；严格禁酒，尤其是啤酒；多饮水，每日饮水 2000 ml 以上；食物的三大营养素要按照高碳水化合物、中等蛋白、低脂肪的分配原则进行搭配；鼓励多吃富含维生素与纤维素的蔬菜水果，适量食用富含蛋白类的食品如鱼、鸡蛋、牛奶等。②心理调节：尽量克服因疼痛和运动受限而出现的焦虑不安、急躁易怒、烦闷失眠等情况，正确对待疾病，保持情绪平和、心情舒畅、精神乐观，积极配合医生治疗，树立战胜疾病的信心。③适度锻炼：适度的体育锻炼如散步、慢跑、骑自行车、游泳、打太极拳等有氧运动，既可调整呼吸、循环及神经系统功能，缓解患者的紧张、焦虑、忧伤、恐惧等情绪；又可增强机体的免疫功能，提高机体对外界环境的适应能力，减少感染和其他应急反应对人体的损害，避免痛风复发或加重；还能锻炼肌肉、骨骼、关节，有利于痛风的治疗和康复。④生活起居调养：防止过度疲劳，不熬夜、不参加过度劳累及剧烈的体力活动，保持劳逸结合，张弛有度，有规律的生活习惯；适度控制性生活，特别是老年痛风患者或伴有肾功能损害者更要注意节制；同时注意尽量避免外伤等。只要坚持治疗，调养得当，就能促进病情好转与身体康复。

本病与并病结合，防止相互影响，恶性循环

据统计，20%～40%的痛风患者伴有肾脏病变，同时还多伴发或并发高血压、糖尿病、冠心病、高血脂、肥胖症等疾病。因此在治疗痛风的同时，还要积极治疗其并发病，以防止本病与并病相互影响，恶性循环。如用中药治疗，既要注意不使用关木通、广防己、天仙藤、青木香、朱砂藤等含马兜铃酸的药物，以免产生马兜铃肾病；还要注意在辨证论治的基础上使用一些护肾之品。特别是间歇期和恢复期，当标本同治，治本为主，尤须注重补益肾气或肾阴。如有其他并发病，同样要注意统筹兼顾，综合考虑，抓住本病与并发病矛盾的主要方面，确立辨证论治原则与主方，再根据矛盾次要方面灵活加减。使处方用药有利于促进双方好转。如用西药治疗，更重要的是要注意其副作用对痛风的影响。如痛风合并高血压，在使用抗高血压药时，噻嗪类利尿药、依他尼酸、呋塞米、氨苯蝶啶、螺内酯等均具有降低尿酸的排泄，甚至使血尿酸明显升高而导致关节炎复发，故不宜使用；血管紧张素转

换酶抑制药如卡托普利等口服后，大部分患者特别是老年患者出现血尿酸升高，故亦当慎用。而在降低血压同时又可降低血尿酸的血管紧张受体阻滞药如氯沙坦钾（科素亚）、氯沙坦-氢氯噻嗪（海捷亚）、缬沙坦（代文）等可作为痛风合并高血压的首选药物。又如常用于治疗动脉硬化、冠心病及心肌梗死的β肾上腺能受体阻滞药和钙拮抗药虽能扩张血管，但因其使肾血流量减少，不利于尿酸排泄，故痛风患者最好不用。可选用扩张血管作用持久、副作用少的复方丹参滴丸、地奥心血康等药。其他并发病症的治疗，也要充分考虑药物的副作用，以免顾此失彼，加重病情。必须强调的是，在治疗痛风并发病症时，尤其要注意控制饮食、减轻体重、适度运动及改变不良生活习惯（如戒烟、戒酒、熬夜等）。

11 概述中医药治疗类风湿关节炎研究进展

类风湿关节炎（RA）是一个累及周围关节为主的多系统性炎症性的自身免疫疾病。中医多归属"痹证""顽痹""尪痹"等范畴，由于其发病率、致残率很高，严重威胁人类健康，所以多年来一直是医学界研究的重点。近几年中医药对RA的研究有了长足发展，现结合文献综述如下。

理论探讨

自《素问·痹论》"风寒湿三气杂至，合而为痹"到《医林改错》的"痹久有瘀血"说，历代医家对本病论述颇多，近几年不少医家又从不同侧面充实了古人的认识，娄氏从发病角度将本病概括为"虚""邪""瘀"3个字，并提出了"瘀血"也可致痹。赵氏认为RA关节肿大一旦形成，则从痰论治，因为凡关节肿大疼痛多属有形之邪留滞其间，痰浊、水饮、瘀血皆其类也。王氏则认为本病基本病变是"瘀"，基本病机是"闭"；"瘀""闭"均有寒热虚实，寒热是病性、虚实定病性、虚实定病情。焦氏认为寒湿之邪深侵入肾入骨，致骨不荣肝，筋骨失养，终致关节变形不得屈伸，而发为尪痹，并新创"尪痹"病名。张氏认为 RA 初期气血亏虚明显，久则以肾虚为主，病程后期皆因肾虎精亏，筋骨失养，气血痹阻而致筋挛骨松，关节变形，不能屈伸，甚至筋挛缩。王氏新近提出"RA"是"络病"的代表病证，并从三方面概括了其物点：①外邪入络，伏邪逆攻入肢节脉络的发病学特点；②"毒损肢节络脉，络道亢变、络脉虚滞"的主要病机特点；③分证论治，截毒防变，通畅络脉的主要治则治法特点。总之，分析文献并结合临床，本病当属本虚标实之证，本虚以气血亏虚，肝肾不足为主，标实为风寒湿毒邪侵袭，导致邪气阻滞经络气血瘀阻，湿郁化浊，血运不通而发为诸症。

临床研究

（一）辨证论治

目前对 RA 的辨证分型，主要依照 1995 年的《中医病证诊断疗效标准》中"尪痹"的证候分型进行，共 6 型：风寒湿阻型、风湿热郁型、痰瘀互结型、肾虚寒凝型、肝肾阴虚型、气血亏虚型。但各地医家根据临床经验对该病的辨证分型又各有特色。幺氏按湿热内蕴、寒湿阻络、肝背阴虚三型治疗幼年 RA 50 例，同时配合外敷，结果总有效 84%，王氏以毒立论分三型论治。①寒湿毒瘀证：用甲子风湿丸（穿山甲、白芥子、麻黄、川乌、石斛、全蝎、当归等）；②湿热毒瘀证：用花蛇消痹饮（白花蛇舌草、忍冬藤、当归、土茯苓、穿山甲、苦参、黄柏等）；③正虚毒瘀证：用牛鹿消痹饮（牛膝、鹿角胶、熟地黄、仙茅、黄芪、沙菀子、松节等），同时均口服乌龙止痛丹，静脉滴注蛇毒注射液、川芎嗪注射液，配合外敷、针刺治疗，共 60 例，结果痊愈 50%，总有效率 96.6%。汪氏对中晚期 RA 44 例以阴阳论治：①阳虚寒凝、痰瘀互结证，用除痹温经汤（淫羊藿、制川乌、续断、威灵仙、土鳖虫、蜈蚣、熟地黄、鸡血藤等）；②阴虚热郁、痰瘀互结证，用除痹清络汤（生地黄、制何首乌、石楠藤、鬼箭羽、胆南星、蜂房、地龙等），结果愈显率 54.54%，总有效率 90.91%，RF 阴转率 11.36%。吴氏分风湿热痹、风寒湿痹、痰瘀闭阻、气血失调 4 型治疗 72 例，总有效率 88.9%。高氏结合实验室检查等进行分期辨治：①急性发作期辨证为湿热毒瘀旺盛型；②慢性活动期辨证为寒湿瘀热错杂型；③稳定缓解期辨证为阴阳虚损夹瘀型。分别加减治疗，疗效显著。

（二）专方加减治疗

张氏以桂枝芍药知母汤为主方，痛甚加草乌；肿胀明显加忍冬藤、益母草；关节僵直加乳香、没药、全蝎；局部结节加土茯苓、生牡蛎、生薏苡仁、白芥子，共治62例，总有效率87.1%。范氏用自拟秦艽乌头汤为主方，风邪盛加川芎、当归、桂枝、防风；热邪盛加大血藤、黄芩、金银花，减乌头；湿邪盛加苍术、薏苡仁；肾虚加续断、狗脊、杜仲，共治378例，总有效率96.3%。卢氏以二仙阳和汤为主为，随证加减治疗急性期后RA 45例，总有效率93.3%。白氏用乌雷蠲痹汤（雷公藤、乌梢蛇、独活、熟地黄、秦艽、茯苓、白花蛇、桑寄生、牛膝、当归、川芎、细辛）为主方，上肢痛加桑枝、姜黄；下肢痛加黄芪、威灵仙；偏热熟地黄易生地黄，加忍冬藤；偏寒去秦艽，川芎增至15 g，加熟附子，并配合甲氨蝶呤口服，双氯芬酸外擦患处，共治142例，结果痊愈35例，显效46例，总有效率97.9%。王氏用乌头汤加味为主方，偏寒加桂枝、细辛；湿邪甚加苍术、薏苡仁、萆薢；痛甚加制乳香、制没药；体虚加太子参、枸杞子，顽固不愈加雷公藤，另用药渣熏洗疼痛关节，共治132例，显效26例，有效94例。刘氏以八花八藤汤为主方，热甚加蒲公英、板蓝根；湿甚加土茯苓、薏苡仁、泽泻、车前子；阴虚内热加生地黄、地骨皮；瘀甚加苏木、穿山甲；痰凝加白芥子、海浮石。共治RA 50例，总有效率95%。黄氏用温散直通法（生麻黄、桂枝、苍术、防风、防己、威灵仙、桃仁、制天南星、蜂房、雷公藤）为主；风寒湿痹合乌头汤，寒热夹杂合桂枝芍药知母汤；风湿热痹证合白虎汤；痰瘀凝结证合桃红饮加白芥子，共治71例，总有效率91.56%，且能明显降低患者CRP、ESR。史氏以搜风散（全蝎、蜈蚣、苏木、土鳖虫、白花蛇、蕲蛇、当归、麻黄、防己、赤芍）为主方，随寒热加减石膏、黄芩、知母、川乌、草乌、细辛等药。共治41例，总有效率92.68%。金氏以金龙饮（金刚刺、地龙、蜈蚣、黄芪、桂枝、海风藤、威灵仙、甘草）为主，关节肌肉红肿热痛加忍冬藤、知母、黄柏；关节冷痛剧烈加川乌、草乌；肢体全身游走痛加防风、羌活；久病关节变形屈伸不利加狗脊、龟甲。治疗42例，有效率90.5%。

（三）单方、单药治疗

周氏用消痹灵袋泡剂治疗湿热阻络之RA 58例，结果总有效率94.63%。袁氏用复方竹节参片（竹节参、黄芪、当归、淫羊藿、赤芍等）

治疗 RA 30 例，1 个月后有效率 90.0%，3 个月后有效率 93.8%。赵氏用风湿宁胶囊治疗 RA 120 例，总有效率 90.8%。贾氏用消痹伍仟汤（麻黄、生地黄、熟地黄、川芎、防风、肉桂、牛膝、红花、木香、陈皮、延胡索、三棱、莪术、麝香）治疗 RA 130 例，总有效率 93.85%，ESR 复常率 95%。胡氏用风湿安冲剂（知母、黄柏、木瓜、黄芪、忍冬藤）治疗 RA 37 例，总有效率 91.67%。刘氏用顽节灵片（黄芪、地黄、熟附子、当归、细辛、雷公藤等）治疗 RA 39 例，结果总有效率 97.44%，治疗后 ESR、体液免疫指标均显著降低（$P<0.05$）。张氏用虎蛇千灵汤（乌梢蛇、千年健、威灵仙、蚕沙、薏苡仁、鸡血藤、海风藤、青风藤、豨莶草、苍术、甘草等）治疗 RA 119 例，总有效率 99%。李氏用麝马类风湿丸（海马、麝香、白芥子、穿山甲、全蝎等）治疗 RA 30 例，总有效率 98.67%。梁氏用痹肿消汤治疗活动期 RA 96 例，临床治愈、显效率 78%。同时患者 ESR、RF、CRP、C3、IgA、IgM、IgG 治疗后较治疗前有明显降低。旷氏用三虎丸（乌梢蛇、蜈蚣、全蝎等）治疗 RA 60 例，总有效率 95.0%。喻氏以复方通痹片（连翘、栀子、丹参、忍冬藤、豨莶草、秦艽、桑枝、薏苡仁、赤芍、鸡血藤、地龙、土鳖虫、全蝎、制川乌等）治疗湿热瘀血阻络型 RA 53 例，总有效率 92.45%，且证明该药对 IgA、IgM、IgG 有明显抑制作用。宁氏用消风痛片（雷公藤提取物主要成分）治疗 RA 53 例，总有效率 93.74%，同时证明该药治疗后患者血清 SIL-2R、STNF-α 显著降低（$P<0.001$）。唐氏用南蛇藤生药治疗 RA 28 例，临床诒愈率 64.9%，总有效率 91.8%。药理实验证实该药能直接阻断炎症介质，增加患处血流，改善组织循环，使肿胀消除。朱氏用黄瑞香注射液治疗 RA 54 例，总有效率 88.89%。

实验研究

随着对 RA 病因及发病机制的研究的逐渐深入，众多医家从不同侧面探讨了中医药治疗 RA 的可能的机制。旷氏对三虎九研究发现该药有明显抗炎作用，能降低炎性组织前列腺素 E_2（PGE_2）含量，增强小鼠肺炎支原体吞噬功能，降低小鼠溶血素生存水平，对小鼠的迟发型超敏反应低下和增强有双向调节作用，使甲状腺功能恢复正常。周氏观察了复方马钱子片对佐剂关节炎（AA）大鼠免疫功能的影响，表明该药有对三硝基氯苯所致小鼠迟发超敏反应有明显作用而对网状内皮系统吞噬作用无明显影响，同时对特异性抗体生成无明显作用。提示该药仅抑制机体对免疫复合物的超敏反应，但它又无较广泛的免疫抑制。曹氏用中药注射剂痹痛灵对 AA 大鼠进行局部注射治疗，观测模型鼠 PGE_2、环腺苷酸（cAMP）变化，结果使 PGE_2 降低，cAMP 升高（$P<0.05$）且能明显抑制滑膜组织增生，减轻滑膜、软骨和软骨下骨质破坏程度。常氏观察了风湿安冲剂对胶原诱导性关节炎（CIA）大鼠免疫功能的影响，结果该药能降低大鼠关节炎发病率，减轻模型鼠关节肿胀度、胸腺、脾重，并能显著降低 IL-6 水平，证明该药有抗炎及免疫抑制作用。陈氏研究了通痹灵对 AA 大鼠滑膜成纤维细胞增殖及滑膜细胞分泌 IL-1、TNF-α 和 PGE_2 的影响，结果发现通痹灵可明显抑制 AA 大鼠滑膜成纤维细胞增殖（$P<0.001$），下调滑膜细胞分泌 IL-1、TNF-α 和 PGE_2（$P<0.01$），表明该药治疗 RA 机制之一可能是通过下调滑膜细胞分泌功能，使滑膜成纤维细胞的过度增殖恢复正常。涂氏用细胞培养技术观察青藤碱对人外周血淋巴细胞产生 IL-6、IL-2 及 SIL-2R 的影响，结果青藤碱可抑制 IL-2R 表达，增加 IL-6 的产生，对 IL-2 的分泌无影响，提示青藤碱可调节淋巴细胞因子，其抑制 IL-2R 的表达可能是治疗 RA 的机制之一。张氏观察和血祛风冲剂对 AA 大鼠细胞因子的影响，和血祛风冲剂可明显降低 IL-1、TNF-α、RF、IgG 水平，证明该药治疗 RA 的机制可能是抑制炎性细胞因子及免疫球蛋白的水平。方氏研究独活寄生汤对 CIA 小鼠的治疗作用，发现该药不能明显抑制小鼠 CIA 的发生，但能显著降低关节炎指数和抗 C Ⅱ 抗体水平，同时可抑制内源性 IL-1β 的产生、提高 IFN-Y 水平。李氏对化癥蠲痹止痛颗粒（独活、寄生、秦艽、细辛、雷公藤等）研究发现，该药明显减轻 DTH 小鼠的耳郭肿胀，抑制 ConA 诱导的脾细胞增殖反应，降低血清 IL-1、TL-2 的水平，提示其有较好的免疫抑制作用，这可能是其治疗 RA 的机制之一。郝氏观察了二妙散加味对 AA 大鼠的治疗作用以及免疫调节机制，结果表明，该方能明显降低 AA 大鼠足跖肿胀及局部 PGE_2 含量，对外周血 ANAE-细胞百分率及总补体也明显降低，说明清热燥湿法，通过免疫调节作用而治疗 RA。刘氏观察了复方止痛胶囊对 AA 大鼠山 IL-1、TNF、PGE_2 的影响，结果该药能显著降低 AA 大鼠血清中 IL-1、TNF、PGE_2 的含量。说明该药通过抑制炎症介质的活性而起治疗作用。张氏研究发现祛风湿方剂大、中剂量能使 AA 大鼠腹腔巨噬细胞释放升高的 H_2O_2，使 IL-1 水平显著降低（$P<0.05$），作用强度与泼尼松相近，这是其抗风湿的作用机制之一。

展　望

　　RA 作为一种致残性疾病，严重影响患者的生存质量，中医药治疗本病具存独特优势，近几年随着 RA 发病机制的研究进展，中医药研究也从单纯的疗效及抗炎、镇痛研究，发展到免疫机制调节等的研究，而且取得了很大进展。但同时我们也注意到，目前临床研究各家报道有效率很高，但因诊断、疗效标准不统一，可比性、重复性不强。且多为简单的临床疗效观察，缺乏深入的具有前瞻性的对比性研究。实验研究虽较深入，但造模方法和造模效果判断标准各家不一，影响了可比性，如能在临床实践基础上，对临床确有良效的中药进行系统性、前瞻性研究，中医药治疗 RA 将会取得更大进展。

12

验证虫类药治疗类风湿关节炎的作用机制

　　类风湿关节炎（RA）属中医学"痹证"的范畴，在文献中常被描述为尪痹、顽痹、历节、痛风、骨槌风等。RA 的治疗颇为棘手，中医虫类药对本病的治疗，在一定程度上表现出较明显的优势。

　　关于 RA 的治疗，名家们推两类药，一是热药温通，一为虫类搜剔。主张热药者，如汪履秋曰："病变顽固者，则非大辛大热之乌附难以取效。"四末阳虚而瘀凝痰滞。非用重剂辛热温通，否则阳难复而络难通。常用川乌、草乌、附子、桂枝等。如《金匮要略》乌头汤、桂枝芍药知母汤仍为临床医家习用。娄多峰治疗 RA 所用"痹苦乃停片"即用川乌、草乌、乳香、没药等温阳活血之品。

　　从祛邪着眼，临床很多医家力主祛除瘀痰。如李寿山认为"顽痹难除，祛瘀逐痰"，张沛虬认为"痰瘀兼夹，伍以虫类走窜"，陈伯勤认为"痹证日久，湿变为痰，痰留关节，瘀阻经络"等。医家们认为，如 RA 这样的顽固痹证应着力于祛瘀血痰浊。治疗用药则主张虫类药搜剔攻通。如张琪曰：

"凡痹证关节受损，僵直变形者，远非一般祛风湿之剂所能奏效，必须用虫类药透骨搜风，通经络止痛。"虫类药具有走窜搜逐、透骨通络的作用，用治RA有特殊功效。张琪谓治疗RA药甚多，"其严重者多用虫类药收功"；颜德馨"龙马定痛丹"即以土鳖虫、地龙、全蝎伍马钱子为方；江世英之用"龙蛭散"，王仁樟之用"五虎蠲痹丸"，姜春华习用地龙、蕲蛇、蜈蚣、全蝎等研末以他药冲服等，说明若以祛邪而论，虫类药是治疗RA的较具特殊作用的药物。

基于对RA病机的认识；以四末阳气虚弱为基础，因瘀血痰浊凝于关节，甚至深入骨骺，导致RA的一系列临床症状。治疗上除了辛热温通之外，旷教授认为，虫类药的攻通搜逐，通络活血定痛的作用有其特殊功效。自1996年3月至11月，旷教授用虫类药治疗30例RA病患者，取得了较好疗效。

1. 临床资料　30例RA患者中男13例，女17例，平均年龄47.20 ± 12.91岁，病程半年至50年。西医诊断符合RA诊断标准；中医临床辨证符合瘀血阻络证的诊断标准。

2. 治疗方药　30%全蝎，30%蜈蚣，30%乌梢蛇，10%地龙，共研细末，炼蜜为小蜜丸，每次5～10 g，每日3次，1个月为1个疗程，观察治疗1～3个疗程。

3. 疗效判定　①临床治愈：症状全部消失，功能活动恢复正常，主要理化检测指标正常。②显效：全部症状消失或主要症状消除，关节功能基本恢复，能参加正常工作和劳动，理化检查指标基本正常。③有效：主要症状基本消除，主要关节功能基本恢复或有明显进步，生活不能自理者转为能够自理，或失去工作和劳动能力者转为能力有所恢复；主要理化指标有改善。④无效：和治疗前比较各方面均无进步。

4. 统计分析　计量资料自身前后对照用t检验，$P < 0.05$时差异有统计学意义。

5. 临床观察结果　经治疗后30例患者中临床痊愈5例（16.7%），显效9例（30%），好转15例（50%），无效1例（3.3%），总有效率为96.7%。主要理化指标的改善情况：ESR治疗前为（46.67 ± 21.59）mm/h，治疗后为（19.77 ± 10.28）mm/h，经统计学处理，$P < 0.01$。RF治疗前27例为阳性，治疗后12例转阴，转阴率为44.44%。主要症状积分值改善情况：经治疗前后积分比较，改善关节疼痛和关节肿胀有显著作用（均$P < 0.01$），但

对肌肉萎缩、关节畸形尚无显著影响。服药期间无明显不良反应，对血常规、肝肾功能无不良影响。

通过四虫药蜜丸治疗 RA 的观察分析，可以看出虫药治疗 RA 疗效较好。特别是对改善关节肌肉疼痛、肿胀及恢复正常红细胞沉降率，类风湿因子转阴等方面具有显著作用。治疗期间观察，尽管全蝎、蜈蚣均为有毒之品，但未见毒副作用，可见虫药治疗 RA 很有前景。

13 风湿病患者主要康复措施

由于风湿病极易复发，故已经患上风湿病并经过治疗病情缓解甚至痊愈后，仍需多加防护，预防病情复发，力争早日康复主要措施有：

（一）早期发现，早期治疗

一旦发现风湿病，必须早诊断，早治疗。进行及时有效的治疗，尽量将疾病消灭在萌芽状态。《素问·上古天真论》曰："善治者治皮毛，其次治肌肤，其次治经脉，其次治六腑，其次治五脏。治五脏者半死半生也！"风湿性疾病是一类侵犯多种组织多系统和内脏器官的自身免疫性疾病。必须早发现、早治疗，阻止其深入内脏、侵犯多系统。

（二）心理疏导，树立信心

风湿病并非不治之症，都是有药物或其他办法治疗的。但是，风湿病中绝大多数的疾病，初步统计 70% 左右都难以根治，被民间称为"不死的癌症"。长期的风湿病痛影响了患者的精神情绪，常发疲倦、抑郁、恐惧和焦虑等症状，其实除了药物之外，结合心理疏导，心理暗示，帮助患者树立战胜疾病的信心非常重要；作为医生，面对患者在用药治疗前一定要对他们进行心理疏导！告诫病友一定要坚持长期治疗，定期复诊；树立战胜疾病的信心，坚定长期治疗的决心，积极配合医生诊疗方案，才能达到改善病情、逐步痊愈的目的。

（三）坚持锻炼，增强体质

适度运动锻炼对风湿病患者的恢复和预后有很大的帮助，它能保持脊柱、关节的灵活性，维持肢体的运动功能，防止肌肉萎缩等。因此患者可以经常做一些深呼吸、扩胸运动、屈膝、扭髋、弯腰、慢跑和打太极拳等运动。锻炼要量力而行，适当出汗为度；贵在循序渐进，持之以恒。经常参加体育锻炼，可以增强身体的免疫力，提高抵抗力，对各类风湿病的预防是有帮助的。凡是能坚持体育锻炼的人，身体强壮，抗病能力强，很少患病，抗御风寒湿邪侵袭的能力比一般没经过体育锻炼者强得多。《黄帝内经》所谓"正气存内，邪不可干""邪之所凑、其气必虚"正是这个道理。

（四）饮食调养，营养均衡

风湿病患者要注意营养均衡，规律进食，饮食多样化。凡患有风湿病的患者，宜多吃一点补益肝肾，补养气血的食物，既保证营养充足，又有强筋壮骨作用。如选用猪骨或牛骨、羊骨炖黑豆或者天麻、山药、玉米、牛蒡等食品；应注意尽量服用温性食物，喝温水、温饮料，忌食生冷食物，即使夏天也要少吃或者不吃冷饮、凉菜等；少吃海鲜、螃蟹、公鸡肉或辣椒等"发物"。痛风患者要少吃豆制品、内脏、海鲜和酒等高嘌呤食物，多吃蔬菜、水果等碱性食品。脊柱关节病患者可多吃些野生的黄鳝、泥鳅等具有补肾、活血、温通功效的食物等。

（五）避免外邪"人造贼风"入侵

《黄帝内经》曰："虚邪贼风，避之有时。""圣人避风如避矢石。"致病之"虚邪贼风"大多是气候异常变化所产生，多发生于气候与时令不相适应，表现为太过或不及即可使人致病。而"人造贼风"则是人为因素导致的"虚邪贼风"。预防"人造贼风"主要注意生活细节，尽量避免出汗时吹风、入水、饮冷、露宿、久着湿衣等几个方面：

避免受风、受潮、受寒；如春季雨水较多，是"百病好发"之际，更是风湿病的好发季节，要防止受寒、淋雨和受潮，关节处要注意保暖，不穿湿衣、湿鞋、湿袜等；寒冬时节更要及时添加衣物防寒保暖，忌食生冷，少洗凉水，尽量少用冷水洗脸、洗手、洗澡等；中老年人尽量少冬泳；从事水上及冷冻、潮湿环境中的工作人员，必须穿戴防寒衣帽手套，严防寒湿入侵机体；产妇尤其要做好产后保养，尽量避免受凉，以免发生产后风湿病；盛夏如能避免汗出时当风、入水、饮冷、露宿、着湿衣等生活细节，就可预防"人造贼风"的伤害。

（六）劳逸结合，张弛有度

《素问》曰"生病起于过用"，"久立伤骨、久行伤筋"。任何活动（劳动）都要适度，过于疲劳，人的免疫力也会随之下降，容易引发一些疾病特别是风湿病的发生。临床见到过因过劳导致强直性脊柱炎、类风湿关节炎、产后风湿等风湿病的大有人在。

（七）心态平和，精神愉快

疾病的发生和发展与人的精神活动状态有密切的关系。保持精神愉快也是预防类风湿关节炎的一个方面，遇到疾病要坦然面对，心态平和，与疾病为友。不可过于担忧或长期闷闷不乐。要善于节制不良情绪，努力学习，积极工作，心胸开阔，生活愉快，保持正常的心理状态，有利于维持机体的正常免疫功能，促进疾病早愈。

（八）预防和控制感染

实验研究表明细菌或病毒的感染可能是诱发类风湿关节炎的发病因素之一，有些类风湿关节炎是在患了扁桃体炎、咽喉炎、鼻窦炎、慢性胆囊炎、龋齿等感染性疾病之后而发病的。所以，预防感染和控制体内的感染病灶也是重要的。

（九）正确的治疗措施

大多数风湿性疾病都有关节症状，每个患者，同一种疾病，不同病程都有其特殊性。医生应该仔细评价，制定出因人而异的个体化治疗方案，治疗目标应包括缓解症状，改善病情，恢复功能，扶助正气，提高生活质量，尽可能延续患者的生命。中医治疗强调辨证施治，整体调节，特别注意邪正兼顾，标本兼治，顾护患者气血、肝肾、脾胃等重要脏腑，切不可伤人正气！

（十）病后调护

风湿病患者必须加强病后调护，除注意上述各种预防措施外，尤需注意：一是合理饮食，加强营养，注意食用补益气血、滋补肝肾类食品；二是特别注意防寒保暖，一旦受寒、冒雨等应及时治疗，并服用姜汤、紫苏汤等措施以防病情加重；三是保护好病变肢体，提防跌扑等以免再次受伤；四是适当对患处进行热熨、热敷等，并配合针灸、推拿等进行治疗等；五是鼓励和帮助患者对病变肢体进行功能锻炼，有助风湿病康复。

总之，风湿病具有重复感邪，病易复发，邪气黏腻，难以驱除，病邪传变，变化多端，禀赋不足，先天遗传，脏器受累，多系统病变，病症复杂，容易误诊，药物毒副作用大，治疗难以坚持，药价昂贵，负担沉重；正虚邪实，攻补难决等特性；需从多方面注意预防，并进行综合治疗，以利风湿病患者早日康复！

中篇　旷惠桃临证验案

温通宣散法治愈5年周身关节疼痛患者

李某，女，56岁。2018年冬天就诊。周身关节疼痛反复发作5年余，加重10日。

患者5年多来周身关节疼痛反复发作，曾多次到医院做风湿全套等检查，均未见明显异常，故未引起重视。近年来疼痛逐渐加重，经常关节、肌肉酸痛，夜中辗转不能安卧。近旬来，因气候寒冷，天寒地冻，寒气袭人，加之家中来客，冷水洗菜洗碗且劳累过度，病情突然加重。自觉周身关节、肌肉疼痛沉重，痛彻骨中，夜中辗转难卧；关节冷痛，犹如冰块，手足厥冷，活动屈伸不利，时伴恶寒咳嗽，甚则寒战，周身无汗。不仅如此，自觉肚脐周围潮湿，发冷，头盖骨冷痛，遇风寒尤甚，抽搐样疼痛。就诊时身穿4件毛衣、2件鸭绒棉袄（一长一短），戴着大棉帽、口罩、皮手套，只剩下2只眼睛在外。舌苔白，脉浮紧。

中医诊断 风湿寒性关节痛（寒湿痹证）。

治法 发汗散寒，温经祛湿。

方药 乌头汤加味：黄芪30 g，白芍15 g，制乌头6 g，麻黄、炙甘草、桂枝、杏仁、白术、附子、干姜、羌活、独活各10 g。7剂，每日1剂，水煎好后加白蜜1勺。服药1剂后，打电话来告知：周身微汗出，自觉全身轻松一些，疼痛稍减。

二诊 服药1周后来复诊，天气依然寒冷，但外面的鸭绒大衣已未穿，口罩已脱下，从外表看，精神已好很多。告知：恶寒寒战已止，咳嗽已平，周身骨关节、肌肉冷痛、头部冷痛均明显减轻，全身已较前轻松许多。但骨关节冷痛仍存，肚脐周围仍潮湿，且自觉头晕。突然想起《金匮要略》甘草附子汤方后有曰："三服都尽，其人如冒状（头眩），勿怪，即时术、附并走皮中，逐水气，未得除故尔。"于是击鼓再进，上方加薏苡仁30 g，继服7剂。头晕好转，关节冷痛明显减轻，手足已转温。后用独活寄生汤加减30余剂调治而痊愈。

按语 风湿病初期或急性发作期，常因感受风寒湿邪，困郁肌表，阳气被郁，痹而不通，出现关节疼痛，伴有恶寒发热、无汗或汗出不畅。此时只有通过开腠发汗，宣散肌表之风寒湿邪，使阳郁得通，气血畅行，痹痛方止。开腠发汗，首推麻黄。《金匮要略》乌头汤、麻黄加术汤均以麻黄为主。"寒胜则痛"，若患者表现出关节剧痛，畏寒喜温等寒凝之象，又当温经散寒，外除寒湿，内振阳气，方能使气血周流，疼痛乃止。温经散寒，首推乌头、附子，大辛大热，气性雄烈，逐寒止痛之力最强。《金匮要略》乌头汤、桂枝芍药知母汤、桂枝附子汤、白术附子汤、甘草附子汤均取乌头、附子等药温散寒湿之功而止痛。

本案用乌头汤加味治疗，全方发汗散寒，温经祛湿止痛。方中乌头大辛大热，驱寒逐湿止痛为君药，现代药理研究证明：乌头、附子所含乌头碱具有很强的抗炎镇痛作用；麻黄辛温，通阳行痹为臣药；芍药、甘草、白蜜酸甘养阴，缓急止痛，又能降低乌头峻猛之性。因乌头剂量不大，未按原书用白蜜煎煮乌头，而是在煎好的药汁中加兑白蜜，既制乌头毒性且能和胃。旷教授平时凡用乌头每剂超过 6 g 均嘱咐患者兑入白蜜和匀而服，治疗风湿性关节炎、类风湿关节炎数万例，从未见中毒现象。黄芪益气固表，且防麻黄发散过度，共为使佐药。加入桂枝、杏仁、白术即麻黄加术汤发汗散寒祛湿，取麻黄配白术虽发汗而不致过汗，并可行表里之湿。加附子一味方中即有桂枝附子汤、白术附子汤、甘草附子汤之意，既能温经散寒，又能助阳除湿；加干姜是因患者脐周湿冷，"脐乃神阙"，位于中焦，取肾着病"腹重如带五千钱"用干姜苓术汤温中散寒祛湿之意；加羌活、独活意在加强祛湿力量（因患者身重甚乃湿重之故）；力尚不及，药后出现头晕（如冒状）之症，故二诊时加薏苡仁取麻杏薏甘汤之意以加强除湿力量，果然头晕及关节冷痛，头盖骨冷痛等症能较快好转，患者十分感激。

上方实际上集乌头汤、麻黄加术汤、麻杏薏甘汤、三附子汤于一炉。张仲景制方严谨而且精炼，几味药的调整，使全方有发有收，有刚有柔，温散宣通，达邪外出，风湿初起表寒疼痛证，用之取效很快。上述诸方是治疗风湿性关节炎、类风湿关节炎、风湿性多肌痛，以及头痛、肩周炎、颈椎病、腰椎病、三叉神经痛、坐骨神经痛等属于寒性疼痛者有效良方。

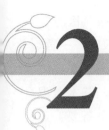

温里发表法治愈2年风湿寒性关节痛患者

王某，男，56岁。2018年1月19日就诊。四肢及胸背冷痛2年，加重半个月。

患者自小体弱，长期从事矿工工作，环境阴冷潮湿且经常坐卧湿地休息。2年前开始出现四肢及胸背冷痛，受凉后加重，曾在家行艾灸治疗，症状可稍改善，时常反复。半个月前雪天劳作后冷痛感突发加重，刻下见：四肢及胸背冷痛，触之如冰，双膝关节稍有屈伸不利，遇寒则重，胃脘部冷痛，不欲饮食，无口干口苦，饮食尚可，小便清长，大便可。舌淡红，苔白腻，脉沉紧。

中医诊断　风湿寒性关节痛（寒湿凝滞证）。

治法　温里发表，通络止痛。

方药　五积通痹汤加味：苍术、白芍、黄芪各15 g，干姜、紫苏梗、白芷、陈皮、半夏、枳壳、厚朴、当归、川芎各10 g，茯苓30 g，肉桂3 g，麻黄、甘草各5 g。7剂，每日1剂，水煎，分早晚2次温服。

二诊　2018年1月26日，全身冷痛较前明显改善。舌淡红，苔薄白，脉沉细，原方继续服用7剂，并嘱做丸剂以善后。

按语　《黄帝内经》曰："所谓痹者，各以其时重感于风寒湿之气也。"《袖珍方》曰："多由体虚之人，腠理空疏，为风寒湿三气所侵，不能随时驱散，流注经络，久而为痹病者也。"《圣济总录》曰："风寒湿三气所以杂至，合而为痹，浅则客于肌肤，深则留于骨髓，阳多者行流散徒而靡常，阴多者凝泣滞碍而有着，虽异状殊态，然即三气以求之，则所谓痹者可得而察矣。"患者先天禀赋不足，体质较弱，加之工作休息环境潮湿阴冷，寒湿之邪侵入机体，闭阻经络关节，寒性收引，湿性重着粘滞，故见四肢胸背冷痛，触之不温；寒湿凝滞，气血失于宣通，经脉拘挛，故见关节活动不利；寒湿遏于中焦之脾胃者，中阳不足，纳运失常，故胃脘冷痛，不欲饮食。《景岳全书》曰："痹证之寒胜者，但察其表里俱无热证，即当从温治之，宜五积散。"

五积通痹汤为旷教授经验方，是在《太平惠民和剂局方》五积散的基础上加减而成，具有解表温里、散寒祛湿、理气活血之功效。汪昂《医方集解》载五积散："此阴阳表里通用之剂也。麻黄、桂枝所以解表散寒……芎、归、姜、芷入血分而祛寒湿……所以为解表温中除湿之剂，去痰消痞调经之方也。一方统治多病，惟活法者变而通之。"方中重用苍术为君。苍术苦温辛烈，其苦燥之质能燥湿运脾，其辛烈之性有助温阳发汗，《本草备要》曰其能"燥胃强脾，发汗除湿，能升发胃中阳气，止吐泻，逐痰水，消肿满"。麻黄辛温散寒，《日华子本草》曰其"通九窍，调血脉"，可助苍术发汗解表；干姜辛热，温中逐寒，回阳通脉，《主治秘要》曰其"助阳，去脏腑沉寒，发诸经之寒气"，可助苍术温散寒湿；紫苏梗辛温，《得配本草》曰其"理气，和血，解郁，止痛"，既可助麻黄以宣肺解表，又可助术、姜散寒温里；三者共为臣药。白芷辛温，散风除湿，通窍止痛，《滇南本草》曰其"祛皮肤游走之风，止胃冷腹痛寒痛，周身寒湿疼痛"，可助麻黄解表散寒；半夏、陈皮、茯苓、厚朴、枳壳助苍术利气、祛湿、除满；肉桂辛热，补火助阳，散寒止痛，活血通经，《日华子本草》曰其"治一切风气，补五劳七伤，通九窍，利关节……暖腰膝，破痃癖癥瘕，消瘀血，治风痹骨节挛缩，续筋骨，生肌肉"，可助干姜以温里祛寒；黄芪甘温，益气养血；以上共为佐药。当归、白芍、川芎引诸药入血分，以除血分之寒湿，且有活血止痛之功，甘草调和诸药，以上共为使药。诸药合用，温里散寒、理气活血，配伍精妙组方严谨，故疗效显著。

3 温经散寒法治愈5年风湿寒性关节痛患者

张某，男，51岁，2019年11月14日就诊。双下肢及足踝关节冷痛5年，加重1个月。

患者5年前自觉双下肢及足踝关节疼痛并逐年加重，多呈冷痛、胀痛，阴雨天及受凉后疼痛尤甚，于当地医院多次就诊，检查风湿全套、红细胞沉降率等指标均无异常，诊断未明确，亦未曾规范治疗。1个月前受凉后再次出现双下肢及足踝冷痛，阴雨及受凉后症状加重，未予重视，刻下见双下肢及足踝冷痛，屈伸不利，遇寒则重，得温则减，近来阴雨天疼痛频发，无口干口苦，食纳尚可，寐安，二便调。舌淡红苔白，脉细弦。

中医诊断　风湿寒性关节痛（寒湿痹阻证）。

治法　温经散寒，补益肝肾。

方药　散寒通痹汤加味：制川乌、细辛各 3 g，麻黄、桂枝、甘草各 5 g，制附片、干姜、黄芪、川芎、白芍、独活、牛膝各 10 g，当归、杜仲各 20 g。7 剂，每日 1 剂，水煎，分早晚 2 次温服。

二诊　2019 年 11 月 23 日，双下肢及关节冷痛较前明显改善。去制川乌、制附片、干姜，加淫羊藿、巴戟天各 10 g。10 剂，每日 1 剂，水煎，分早晚 2 次温服。

按语　散寒通痹汤为旷教授经验方，由《金匮要略》乌头汤合《伤寒论》麻黄附子细辛汤加减而成。《金匮要略·中风历节病脉证》曰："病历节不可屈伸，疼痛，乌头汤主之。"《伤寒溯源集》曰麻黄附子细辛汤"补散兼施，虽发微汗，无损于阳气矣，故为温经散寒之神剂云。"《灵枢·百病始生》曰："风雨寒热不得虚，邪不能独伤人。"《金匮翼》曰："痹之有痛，以寒气入经而稽迟，泣而不行也。治宜通引阳气，温润经络，血气得温而宣流，则无壅闭矣。"阳气不充，阴寒内盛，气血凝滞不通，经脉拘急收引，故见关节冷痛、屈伸不利，当拟温经散寒治之，以散寒通痹汤加味。

方中川乌、附片、干姜为君。川乌可"除寒湿，行经，散风邪，破诸积冷毒"。《本草备要》曰："附子辛甘有毒……其用走而不守，通行十二经，无所不至。"《本草求真》曰："干姜，大热无毒，守而不走，凡胃中虚冷，元阳欲绝，合以附子同投，则能回阳立效，故书有附子无姜不热之句。"因川乌搜寒止痛的效力大，附子逐寒回阳之力猛，干姜温经散寒功力卓。三者共用，散收相合，可祛寒湿，散风邪，温经止痛。麻黄、桂枝、细辛虽属解表之品，此方用之可助乌、附、姜散寒之功，配合黄芪、当归益气养血以扶正，以上皆为臣药。桂枝温经通脉，利湿行血，《本经疏证》曰："能利关节，温经通脉，此其体也。"麻黄解表散寒，《本草正》曰："麻黄以轻扬之味，而兼辛温之性，故善达肌表，走经络，大能表散风邪，祛除寒毒。"细辛祛风散寒，温中下气，《本草经疏》曰："细辛，风药也……温则发散，故主咳逆……百节拘挛，风湿痹痛，死肌。"《本草汇言》曰："细辛，伍姜、桂能祛脏腑之寒，伍附子能散诸疾之冷。"黄芪补气升阳，生津养血；当归补血活血，调经止痛，《本草新编》曰："黄芪，味甘，气微温，气薄而味浓，可升可降，阳中之阳也，无毒。专补气……其功用甚多，而其独效者，尤在补血。夫黄芪乃补气之圣药，如何补血独效。盖气无形，血则有形。有形不能速生，必得无形之气以生之。黄芪用之于当归之中，自能助之以生血也。"另伍川芎行气燥湿，活血止痛，《日华子本草》曰其可"治一切风，一切气，一切劳损，一切血，补五劳，壮筋骨，调众脉，破癥结宿血"。白芍养血柔肝，缓中止痛，《药性论》曰："治肺邪气，腹中疠痛，血气积聚，通宣脏腑壅气，治邪痛败血。"独活祛风除湿，通痹止痛，可治"治风寒湿痹，酸痛不仁"。川牛膝性平，可"祛风利湿，通经散血，治寒湿腰腿骨痛"。杜仲补肝肾，强筋骨，《玉楸药解》曰其可"益肝肾，养筋骨，去关节湿淫。治腰膝酸痛，腿足拘挛"。以上共为佐药。甘草为使，不仅可调和诸药，还可伍白芍缓急止痛，伍干姜温振中阳，并解乌、附之毒。诸药相伍，共收温经散寒、补益肝肾之效。

本方虽可温经散寒，但乌头、附子皆为大辛大热大毒之品，应中病即止，不可久服。因辛热之品易耗伤阴液，故痛止之后，应注意气血耗伤，酌加温补肾阳之品以善后，临床效果甚佳。

4 温散寒湿法治愈 6 年肩周炎寒湿痹阻证者

顾某某，女，47 岁。2019 年 11 月 6 日就诊。右肩关节疼痛、抬举困难 6 年，加重 1 周。

患者自诉 6 年前因工作性质的原因，逐渐出现右肩关节疼痛，并出现抬举困难，夜间疼痛明显，曾在多处诊所行针灸、热敷等治疗，症状改善不明显，每逢阴雨天疼痛加重，未曾服用药物。一周前因睡眠时不慎受凉，出现原有症状加重，刻下症见：右肩关节疼痛，抬举困难，呈隐痛、刺痛，夜间疼痛加重，饮食尚可，睡眠欠佳，大小便正常。舌淡红，苔薄白，脉细涩。

西医诊断 肩周炎。

中医诊断 漏肩风（寒湿痹阻证）。

治法 散寒除湿，养血通脉。

方药 漏肩风方加味：羌活、桂枝、鸡血藤、苍术、当归、赤芍、红花、桑枝、苏木、土鳖虫各 10 g，姜黄、黄芪各 15 g，全蝎、甘草各 5 g。14 剂，每日 1 剂，水煎，分 2 次温服。

二诊 2019 年 11 月 20 日，患者肩部疼痛较前改善，可以轻微抬举活动，纳寐尚可，二便调。舌淡苔白，脉细涩。患者症状较前明显好转，效不更方，继服 14 剂，1 个月后电话随访，诸症减轻。

按语 《素问·痹论》曰："所谓痹者，各以其时，重感于风寒湿之气也。"《类证治裁·痹证》曰："诸痹，良由营卫先虚，腠理不密，风寒湿乘虚内袭，正气为邪气所阻，不能宣行，因而留滞，气血凝涩，久而成痹。"《时方妙用·痹》亦指出"深究其源，自当以寒与湿为主。盖风为阳邪，寒与湿为阴邪，阴主闭，闭则郁滞而为痛"。患者素体正气不足，腠理空虚，加之工作性质，教师职业，劳伤肩部筋骨肌肉，并于睡中不慎感受外邪，寒湿之邪入侵诱发为病。寒性收引，湿性重浊粘滞，故经络痹阻，迁延不愈。《医级·杂病》曰"痹非三气，患在痰瘀"，外邪痹阻经络，津液不行，水湿内停而生痰；痰湿内阻，气血运行失畅，停而为瘀；痰瘀互结，故夜间疼痛为甚。治当散寒除湿，养血通脉。

漏肩风方为旷教授经验方，源于宋代《太平惠民和剂局方》舒筋汤的基础加减而成，原文载舒筋汤用于治疗"筋脉挛急，遇寒则剧，风寒客于经络"者。方中以姜黄、桂枝为君。姜黄辛散苦燥温通，外散风寒湿邪，内行气血，通经止痛，尤长于行肢臂而除痹痛，《医林纂要》曰："治四肢之风寒湿痹。"桂枝辛甘温煦，达于四肢，能温通经络，祛除寒邪，《日华子本草》曰其可"治一切风并气，筋骨拳挛……虚损冷气，骨节酸疼，通利五脏"。以羌活、黄芪、当归为臣。羌活气味芳香，彻上旁行，善治上半身的风湿，《本草汇言》曰："羌活功能条达肢体，通畅血脉，攻彻邪气，发散风寒风湿。"黄芪、当归补气行血，使气行血行，脉络中气血流贯，病邪即无留着，并能助桂枝通阳，《医方考》曰："今黄芪多于当归数倍……有形之血不能自生，生于无形之气故也。"苍术祛风散寒，燥湿健脾，《药品化义》曰："苍术，味辛主散，性温而燥……主治风寒湿痹。"桑枝祛风除湿，通利关节，《本草备要》曰其可"利关节，养津液，行水祛风"。鸡血藤活血舒筋，《饮片新参》曰："去瘀血，生新血，流利经脉。"赤芍活血祛瘀，《本草经疏》

曰："木芍药色赤，赤者主破散，主通利……其主除血痹、破坚积者。"红花活血通经，去瘀止痛，《本草纲目》曰其可"活血，润燥，止痛，散肿，通经"。苏木行血祛瘀，消肿止痛，《本草经疏》曰："此药咸主入血，辛能走散，败浊瘀积之血行。"全蝎祛风通络，《玉楸药解》曰其可"穿筋透骨，逐湿除风"。土鳖虫活血散瘀，通经止痛。以上共为佐药。甘草为使，调和诸药。全方共奏散寒除湿、益气养血、通络止痛之功效。

温阳益肾法治愈 5 年腰椎病阳虚寒凝证者

吴某，男，57 岁。2019 年 12 月 20 日就诊。腰背及双下肢冷痛 5 年，加重 20 余日。

患者因长期从事建筑工作，白天辛劳，夜睡湿地。自诉 5 年前开始腰背酸痛，双下肢冷痛，天气变化时明显，未曾规律治疗。20 余日前在外淋雨后症状加重，现症见：腰背酸痛冷痛，双下肢寒凉感，前侧明显，活动及久坐后加重，偶有头晕，全身麻木冷感，身冷怕风，面色苍白无华，身疲乏力，食欲欠佳，睡眠可，小便清长，大便可，舌淡胖，苔白腻，脉沉弱。腰椎 X 线片检查：腰椎 L3/L4，L4/L5，L5/骶 1 椎间盘向后突出。

西医诊断 腰椎病。

中医诊断 腰痹（肾阳亏虚，寒湿痹阻证）。

治法 温补肾阳，散寒除湿。

方药 金刚八斤汤加味：草薢、木瓜、牛膝、杜仲、菟丝子、肉苁蓉、制附片、桂枝、当归、苍术各 10 g，黄芪 30 g，天麻、雪莲花、甘草各 5 g。14 剂，每日 1 剂，水煎，分早晚 2 次温服。

二诊 2020 年 1 月 3 日，患者关节冷痛较前明显改善。去制附片，加淫羊藿、仙茅各 10 g。7 剂，每日 1 剂，水煎，分早晚 2 次温服。

按语 肾阳者，一身阳气之根也，人之五脏阳气皆为其所养。《素问·生气通天论》曰："阳气者，精则养神，柔则养筋。"《素问·调经论》曰："阳虚则外寒。"《内经知要》曰："肾之合，骨也，故充在骨，肾虚则阳气不充，营卫凝泣。"《医精经义》曰："肾藏精，精生髓，髓生骨，故骨者肾之所含也。"腰为肾之府，肾主骨生髓，肾阳为诸阳之本，阳气足则骨健，阳虚则卫外不固，易感寒湿之邪。患者常年辛劳，久则伤肾，肾阳亏虚，阴寒内生，加之外感寒湿，寒湿下注关节，故见腰背酸痛及双下肢冷痛；阳虚关节肌肉失于温煦，故身冷怕风，面色苍白；阳虚则气化不利，固摄失常，故见小便清长。治当温补肾阳，散寒除湿。

金刚八斤汤为旷教授经验方，具温阳益肾之效。方中以菟丝子、肉苁蓉为君。菟丝子温补肝肾，益精填髓，《药性论》曰其可"治男子女人虚冷，添精益髓，去腰疼膝冷"；肉苁蓉补肾阳，益精血，《日华子本草》曰其可"润五脏，长肌肉，暖腰膝"。此外，《本经逢原》曰："菟丝子……肝肾气分也。其性味辛温质黏，与杜仲之壮筋暖腰膝无异。其功专于益精髓，坚筋骨……去膝胫酸软，老人肝肾气虚，腰痛膝冷。"制附片补火助阳，散寒除湿，《本草备要》曰其可"补肾命火，逐风寒湿"。杜仲、牛膝补肝肾，强筋骨，《本草经疏》曰："牛膝，走而能补，性善下行，故入肝肾。主寒湿痿痹，四肢拘挛、膝痛不可屈伸者。"《药性论》曰杜仲："治肾冷臀腰痛，腰患者虚而身强直，风也。腰不利加而用之……凡下焦之虚，非杜仲不补；下焦之湿，非杜仲不利；足胫之酸，非杜仲不去；腰膝之疼，非杜仲不除……气温而补，补肝益肾，诚为要剂。"黄芪、当归补气生血，以资气血生化之源；以上共为臣药。草薢祛风利湿，《神农本草经》曰其"主腰背痛，强骨节，风寒湿周痹。"木瓜平肝和胃，去湿舒筋，《名医别录》曰其"主湿痹邪气，霍乱大吐下，转筋不止"，《本草再新》曰其可"敛肝和脾胃，活血通经"。天麻补虚助阳，散寒通脉，《开宝本草》曰："主诸风湿痹，四肢拘挛。"桂枝温经通脉，《本草经疏》曰其"实表祛邪。主利肝肺气，头痛，风痹骨节挛痛"。苍术健脾燥湿，《珍珠囊》曰："能健胃安脾，诸湿肿非此不能除。"雪莲花补肾壮阳，散寒调经，可"助阳道""治一切寒症"。以上皆为佐药。甘草为使，调和诸药。诸药共用，合奏温补肾阳，散寒除湿之功。

二诊症状明显改善，去大辛大热大毒之附片，以防耗伤阴液，并加用淫羊藿、仙茅温补肾阳，强健筋骨。《本草纲目》曰："淫羊藿，性温不寒，能益精气，真阳不足者宜之。"《本草正义》曰："仙茅是补阳温肾之专药，亦兼能祛除寒痹……惟禀性阴寒者，可以为回阳之用，而必不可以为补益之品。"全方温阳益肾、散寒除湿，扶正祛邪、标本兼顾，临床效果良好。

温肾暖肝法治疗 8 年腰椎间盘突出症兼膝骨性关节炎患者

王某，男，65 岁。因腰部双膝关节疼痛反复发作 8 年余，加重并下蹲困难半年余于 2019 年 10 月 23 日前来就诊。平时多因劳累如步行过久、爬楼、登山则见膝关节内作响且疼痛加重，气候变化时疼痛亦加重，腰部双膝冷痛，需加用护腰和护膝，腰膝酸痛无力，行走时经常"打跪"（双膝发软跪下），伴全身乏力，活动后气短，动则汗出，纳可，二便尚调。舌稍胖边有齿痕苔白，脉细涩。腰椎 CT：L3/L4、L5/L6 椎间盘突出。X 线检查：双膝髌骨软化，胫骨平台及髁间骨质增生；膝关节周围韧带钙化；关节间隙变窄，关节变形，右膝为甚。实验室检查：风湿全套等均无异常。

西医诊断 腰椎间盘突出；膝骨关节炎。

中医诊断 腰痹；骨痹（肝肾不足，筋骨失养）。

治则 滋补肝肾，强筋壮骨。

方药 温肾暖肝汤：黄芪 30 g，党参、熟地黄、山药各 15 g，山茱萸、枸杞子、桂枝、附片、牛膝、杜仲、桑寄生、补骨脂、骨碎补、乌梢蛇各 10 g。7 剂，每日 1 剂，水煎，分 2 次服。

二诊 服药 7 剂后，腰膝疼痛明显减轻，腰部冷痛好转，气短乏力汗出等症亦有缓解，打跪现象未再发生。因患者独居，不愿长期煎药，遂在上方基础上加入蕲蛇、海龙、海马各 10 g。用 10 剂剂量，共研极细末，加白蜜为丸，每次 15 g，每日 3 次，共服 3 个月。患者腰膝冷痛已消失，下蹲已自如，步行、登山、爬楼已未见疼痛发作，病情完全好转。

按语 腰椎间盘突出症、骨关节炎是一种常见的慢性骨关节疾患。多发生于中年以后，好发于活动多、负重大的关节。如脊柱颈段、腰段和膝关节等。中医学认为，本病多因慢性劳损导致筋骨的损害，加之年老体弱肝肾亏虚，气血不足，筋骨失养，并受风寒湿的侵袭而成。《诸病源候论》曰："夫劳伤之人，肾气虚损，而肾主腰腿，其经贯肾络脊，风寒乘虚卒然而腰痛。"《金匮要略》曰："虚劳腰痛，少腹拘急，小便不利者，八味肾气丸主之。"

本病治以温补肝肾，补益气血，温通经络为主，辅以祛风除湿。以《金匮要略》肾气丸加减而成。肾气丸以熟地黄为主药，滋阴补肾，益髓填精，熟地黄乃补肾之要药，益阴血之上品；山茱萸补肝，敛精气；山药健脾益肾精；附子、桂枝补肾助阳，鼓舞肾气，与地黄相伍则阴得阳生，阳得阴化，阴阳相济，生化无穷；因患者以虚为主，故去掉肾气丸中"三泻"，并加黄芪、党参健脾益气、枸杞子、骨碎补、补骨脂滋补肝肾、强筋壮骨，牛膝、杜仲、寄生既能补益肝肾又可祛风除湿，乌梢蛇驱风通络又能补虚。做丸时加入蕲蛇、海龙、海马补益肝肾，祛风除湿之力更强。全方滋补肝肾，补益气血，温通经络，祛风除湿，标本兼顾，治本为主，疗效甚佳。张仲景《金匮要略·虚劳病》"虚劳腰痛"用肾气丸，开治痹温补肝肾法之先河。尤其补肾法运用较多，符合"少阴脉浮而弱，弱则血不足，浮则为风，风血相搏，即疼痛如掣"肝肾不足之证。笔者常用右归丸、金刚八斤丸、青娥丸（杜仲、补骨脂、核桃仁）加乌梢蛇、海龙、海马等治疗后期风湿病，收效颇佳。

温养肝肾法治愈 20 年腰椎病、筋膜炎肝肾亏虚证者

李某，男，72岁。2018年4月20日就诊。腰背部疼痛20余年，加重10日。

患者自诉20余年前无明显诱因出现腰背部疼痛，天气变化及劳累后明显，曾在家自服布洛芬等止痛药物，效果欠佳，未曾规律治疗。10日前劳累后症状加重，现症见：腰背部疼痛，活动及久坐后加重，双下肢稍感酸软，纳寐可，二便调。舌淡苔薄白，脉细。腰椎MRI：L3/L4～L5/S1椎间盘后突出，腰背部筋膜炎。

西医诊断　腰椎病、腰背部筋膜炎。

中医诊断　腰痹（肝肾亏虚证）。

治法　温养肝肾，散寒除湿。

方药 独步汤加味：黄芪、白芍各 15 g，当归、川芎、独活、桑寄生、牛膝、杜仲、秦艽、桂枝、骨碎补、巴戟天、威灵仙、安痛藤各 10 g，细辛 3 g，三七 6 g，甘草 5 g。7 剂，每日 1 剂，水煎，分早晚 2 次温服。

二诊 2018 年 4 月 27 日，症状较前明显改善。自诉偶有心慌、心悸，纳可，夜寐欠佳，大便可，小便频。舌苔白，脉细涩。上方去细辛，加酸枣仁 30 g，丹参 10 g。14 剂，每日 1 剂，水煎，分早晚 2 次温服。半个月后随访，症状基本痊愈。

按语 《素问·脉要精微论》曰："腰者，肾之府。转摇不能，肾将惫矣。"《灵枢·五癃津液别论》曰："虚，故腰背痛而胫酸。"患者年逾七旬，肾气已衰。肾主骨主腰膝，肝主筋，肝肾亏虚则筋骨失荣，故腰背部疼痛。肾气不能温养肾阳，骨失温煦濡养，故双下肢酸软。患者迁延日久不愈，肝肾亏损，气血俱虚，肢节失于濡养，不荣则痛，治当补益肝肾为主，并佐以温阳散寒之品。

独步汤为旷教授经验方，由《备急千金要方》独活寄生汤加减而来。方中独活祛风胜湿，散寒止痛，《名医别录》曰其可"治诸风，百节痛风无久新者"；桑寄生补肝肾，强筋骨，温经通络，《本草蒙筌》曰其可"追风湿，却背强腰痛"。二者共为君药，《千金方衍义》曰："风性上行，得湿沾滞，则留着于下，而为腰脚痹重，非独活、寄生无以疗之。"牛膝补肝肾，强筋骨，逐瘀通经，引血下行，《滇南本草》曰："止筋骨疼，强筋舒筋，止腰膝酸麻。"杜仲补肝肾，强筋骨，《玉楸药解》曰："益肝肾，养筋骨，去关节湿淫。治腰膝酸痛，腿足拘挛。"杜仲、牛膝共用，《药品化义》曰："杜仲，沉下入肾，盖肾欲坚，以苦坚之，用此坚肾气，强壮筋骨，主治腰脊酸疼，脚膝行痛……牛膝主下部分，杜仲主下部气分，相须而用。"秦艽祛风除湿，和血舒筋，《神农本草经》曰其"主寒热邪气，寒湿风痹，肢节痛"。以上共为臣药。黄芪、当归共用取当归补血汤之意，补气生血，《医方考》曰："当归味厚，为阴中之阴，故能养血，而黄芪则味甘补气者也。今黄芪多于当归数倍，而曰补血汤者，有形之血不能自生，生于无形之气故也。"川芎活血行气，祛风止痛，《药性论》曰："治腰脚软弱，半身不遂。"白芍养血柔肝，缓中止痛。桂枝温通经脉，助阳化气，《药品化义》曰其"能领药至痛处，以除肢节间痰凝血滞。"骨碎补补肾活血，强筋健骨，《药性论》曰："主骨中毒气，风血疼痛。"巴戟天温阳强骨，祛风除湿，《本草经疏》曰："巴戟天性能补助元阳，而兼散邪……强筋骨，安五脏，补中增志益气者。"三七活血祛瘀，消肿止痛，《玉楸药解》曰其可"通脉行瘀，行瘀血而敛新血"。威灵仙祛风湿，通经络，《唐本草》曰："腰、肾、脚膝、积聚、肠内诸冷病，积年不瘥，服之效。"细辛祛风散寒，温中下气，《本草经疏》曰："细辛，风药也。风性升，升则上行，辛则横走，温则发散……盖痹及死肌，皆是感地之湿气，或兼风寒所成，风能除湿，温能散寒，辛能开窍，故疗如上诸风寒湿疾也。"安痛藤祛风止痛，舒筋活络。以上皆为佐药。甘草为使，调和诸药。诸药合用，温养肝肾，散寒除湿，标本兼治，疗效使然。

8 温养气血法治疗7年颈椎病迁延不愈者

雍某，女，52岁。2019年3月23日就诊。颈部连及后背部疼痛7年，再发3个月余。

患者教师职业，常年伏案工作，经常颈部不适，7年前因受凉诱发颈部疼痛，当时未予重视，后疼痛逐渐进展加重，连及后背，曾予针灸、热熨等治疗，症状稍有改善，时有反复。患者3个月余前受凉后再次出现颈部疼痛，活动不利，连及后背部疼痛，夜间疼痛明显，偶伴有左手麻木、冷痛，天气变化时加重，睡眠欠佳，纳可，二便调。舌淡苔白，脉细涩。

西医诊断 颈椎病。

中医诊断 项痹（气血亏虚，寒湿痹阻证）。

治法 益气养血，散寒除湿。

方药 养血通痹汤加味：黄芪30 g，葛根、鸡血藤各15 g，当归、白芍、桂枝、川芎、威灵仙、姜黄、羌活、络石藤、僵蚕、土鳖虫各10 g，细辛3 g，通草、甘草各5 g。7剂，每日1剂，水煎，分早晚2次温服。

二诊 2019年11月30日，颈部疼痛及活动不利较前明显好转，后背部疼痛已消失，纳寐可，大小便正常。舌淡苔白，脉细涩。患者症状较前明显好转，效不更方，继服14剂，诸症减轻。

按语 《金镜内台方议》曰："阴血内虚，则不能荣于脉；阳气外虚，则不能温于四末。"《诸病源候论》曰："由气血虚，则受风湿，而成此病。"《黄帝内经》曰："寒气客于脉外则脉寒，脉寒则缩卷，缩卷则脉绌急，绌急则外引小络，故卒然而痛，得炅则痛立止，因重中于寒，则痛久矣。"患者素体气血亏虚，外感寒湿之邪，致颈部经脉不通，气血凝滞，筋肉挛缩而为项痹，当益气养血，散寒除湿以扶正祛邪、标本兼治，予养血通痹汤加味。

养血通痹汤为旷教授经验方，由《伤寒论》当归四逆汤加减而成。方中黄芪、当归共用为君，取当归补血汤之意，在此大补气血。《医方考》曰："当归味厚，为阴中之阴，故能养血；而黄芪则味甘补气者也，今黄芪多于当归数倍，而曰补血汤者，有形之血不能自生，生于无形之气故也。"白芍、川芎为臣，与当归共用，取四物汤之意，以补血行血。白芍养血行血，缓中止痛，《名医别录》曰其可"通顺血脉，缓中，散恶血，逐贼血"。川芎祛风燥湿，活血止痛，《神农本草经》曰其"主中风入脑头痛，寒痹，筋挛缓急"。桂枝散寒解肌，温通经脉《药品化义》曰其"专行上部肩臂，能领药至痛处，以除肢节间痰凝血滞"。细辛祛风散寒，通窍止痛，《神农本草经》曰其"主咳逆，头痛脑动，百节拘挛，风湿痹痛，死肌"。威灵仙祛风除湿，通络止痛，《药品化义》曰："灵仙，性猛急，盖走而不守，宣通十二经络。主治风、湿、痰、壅滞经络中，致成痛风走注，骨节疼痛，或肿，或麻木。"通草通经利水，《本草正义》曰其"以淡用事，故能通行经络……虽能通利，不甚伤阴，湿热之不甚者宜之"。葛根解肌散寒，《药品化义》曰其"能理肌肉之邪，开发腠理而出汗"。姜黄破血行气，通经止痛，《医林纂要》曰："治四肢之风寒湿痹。"羌活散寒祛风，除湿止痛，《本草汇言》曰："羌活功能条达肢体，通畅血脉，攻彻邪气，发散风寒风湿。"鸡血藤补血活血，通络舒筋，《饮片新参》曰其可"去瘀血，生新血，流利经脉。治暑痧，风血痹症"。络石藤祛风通络，活血消瘀，《要药分剂》曰："络石之功，专于舒筋活络。凡患者筋脉拘挛，不易伸屈者，服之无不获效，不可忽之也。"僵蚕、土鳖虫祛风化痰，活血通经。以上皆为佐药。甘草为使，调和诸药。全方益气养血、散寒除湿，具扶正祛邪、标本兼治、温而不燥、补而不腻等特点，佐以少许虫类药，可散结通络、豁痰逐瘀，效果良佳。

补气活血温经化痰法治疗 6 年类风湿关节炎患者

范某，女，72 岁。2018 年 10 月 17 日就诊。四肢小关节反复肿痛 6 年，加重 1 个月。

患者 6 年前无明显诱因出现四肢小关节肿胀疼痛，于外院就诊，诊断为"类风湿关节炎"，后规律服用醋酸泼尼松、甲氨蝶呤、来氟米特等，病情控制可。刻下症见四肢小关节稍感肿胀疼痛，以双手腕关节、双手掌指关节为甚，无关节发热，双膝关节酸软无力，头晕，饮食睡眠可，二便调。舌淡红，苔薄黄腻，脉细弱。既往有"乳腺癌术后、淋巴回流受阻"病史。

西医诊断 类风湿关节炎。

中医诊断 尪痹（气血亏虚，痰瘀互结证）。

治法 益气活血，温经化痰。

方药 益气活血汤合二陈汤加味：黄芪、鸡血藤各 30 g，当归 10 g，党参 10 克，茯苓 15 g，赤芍、川芎、桃仁、红花、桂枝、地龙、法夏、陈皮、枳壳、威灵仙、泽兰、甘草各 10 g，全蝎 6 g。14 剂，每日 1 剂，水煎服，分早晚 2 次温服。

二诊 双手小关节肿痛稍改善，现仍觉双膝关节酸软，头晕昏沉感，胃脘胀气，嗳气，寐可，二便调。舌淡紫，苔薄白，脉细。上方去二陈汤加天麻、牛膝、杜仲、骨碎补、枸杞子各 10 g，薏苡仁 30 g，砂仁 6 g。继服 10 剂。

三诊 双膝关节酸软，头晕昏沉感明显改善，胃胀好转。继续予以原方去天麻，加白术 20 g，15 剂。关节胀痛及全身症状均缓解。

按语 《灵枢·阴阳二十五》曰："血气皆少则无须，感于寒湿，则善痹、骨痛、爪枯也。"《医宗必读》曰："治行痹者……大抵参以补血之剂，盖治风先治血，血行风自灭也。"患者老年，正气已虚，加之病程日久，长期服用西药，更是损伤正气，故治疗当以扶正为主，需标本兼治，要时刻注意保持气血旺盛，益气以固本，做到祛邪而不伤正，再辅以养血活血，从而瘀血祛、新血生，痹痛除。益气活血汤是旷教授经验方，在补阳还五汤基础上加党参、鸡血藤而成，适用慢性风湿病患者气血不足，痰瘀互结证。张锡纯《医学衷中参西录》曰："对于此证，专以气虚立论，谓人之元气，全体原十分，有时损去五分，所余五分，虽不能充体，犹可支持全身。而气虚者，经络必虚，有时气从经络处透过，并于一边，彼无气之边，即成偏枯。"旷教授认为长期慢性病患者犹如原气损去五分，当先扶正，再驱邪，方中黄芪、党参是主药，大补脾胃元气，促进气血通行，去瘀通络；当归养血活血，祛瘀而不伤血；伍以川芎、赤芍、红花、桃仁、地龙增强活血化瘀之力；更用桂枝温散寒湿、温经活络。诸味共用，可以使元气充足，血液畅行，祛瘀通络。鸡血藤为强壮之补血药，可活血、暖腰膝，去瘀血，利经脉。患者舌苔稍腻，故连用二陈汤开胃化痰，枳壳、陈皮、法夏、茯苓健脾化痰，固护中焦，加以全蝎祛风涤痰，通络止痛，威灵仙祛风湿、止痹痛，少佐以泽兰，活血利水、除湿消肿。二诊关节肿痛好转，仍关节酸软、头晕乏力，此为肝肾亏虚，不能养筋，清窍失养，故去全蝎、威灵仙，加牛膝、杜仲、枸杞子、骨碎补以补益肝肾、壮骨止痛、引药下行；加天麻，《本草新编》曰其"能止昏眩，疗风去湿，治筋骨拘挛瘫痪，通血脉"；胃脘胀气服药后未见好转，故去二陈汤，加薏苡仁、砂仁，《本草纲目》曰砂仁"补肺醒脾，养胃益肾，理元气，通滞气，散寒次胀痞"，用之头晕、酸软、腹胀等症状明显好转。三诊加用白术，补脾健胃、燥湿利水。

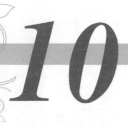

10 温里泻热法治疗长期服用激素类风湿关节炎患者

喻某某，女，23岁。2019年10月20日就诊。四肢关节反复肿胀疼痛2年，加重5个月。

患者2年多前无明显诱因出现四肢关节肿胀疼痛，于当地医院就诊，诊断为类风湿关节炎，曾服用泼尼松，后停用，现仅服用甲氨蝶呤片10 mg/w，症状不能控制。现症见：双手近远端指间关节、双足跖趾关节、双膝关节红肿疼痛，局部皮温升高，天气变化时关节疼痛加重，伴关节屈伸不利，双手指间关节、双足趾关节畸形，晨僵，持续时间2小时余，纳可，二便调。舌淡红，苔薄黄，脉弦细。查：肝肾功能正常。风湿全套：RF 156.6 IU/mL，抗"O" 469 U/L，CRP 27.0 mg/L，ESR 47 mm/h。

西医诊断 类风湿关节炎。

中医诊断 尪痹（寒湿痹阻　郁久化热证）。

治法 散寒除湿，兼清郁热。

方药 桂枝芍药知母汤加减，知母、苍术、络石藤各15 g，桂枝、白芍、制附片、乳香、没药、白术、羌活、独活、防风、土鳖虫各10 g，麻黄、甘草各5 g。14剂，每日1剂，水煎服，分2次温服。

二诊 14日后复诊，关节疼痛症状好转，双膝红肿疼痛减轻，晨僵时间缩短，诉夜间右肩关节疼痛，颈项胀痛，僵硬感。上方去乳没，加川芎10 g，桑枝15 g，葛根20 g，30剂。

三诊 1个月后四肢疼痛明显减轻，双手麻木感，活动好转。调整为旷教授经验方养血通痹汤加减：黄芪、白芍、桑枝各15 g，当归、威灵仙、姜黄、羌活、独活、苍术、白芷各10 g，葛根30 g，细辛3 g，桂枝、通草、甘草各5 g。24剂，水煎服，诸症减轻。继予以方药调整，2018年4月6日复诊症状明显缓解，活动自如。风湿全套：RF 56.6 IU/mL，抗"O"阴性，CRP 5.3 mg/L，ESR 21 mm/h。

按语 类风湿关节炎是一种以慢性破坏性关节病变为特征的全身性自身免疫病，主要表现为手、腕、足关节的对称性多关节破坏。《金匮要略》中"历节"的描述"诸肢节疼痛，身体尪羸，脚肿如脱，头眩短气，温温欲吐者，桂枝芍药知母汤主之"与"尪痹"较为贴近。其病机复杂，多为营卫不和、气血失调所发，正气内虚所引，外邪乘虚深入，内外湿热相合，郁而化热伤阴。患者全身多关节疼痛，遇天气变化症状加重，此为寒湿之邪，但关节局部红肿发热，为病久化热，治疗当散寒祛湿，兼清郁热，故以桂枝芍药知母汤散寒除湿清热相合。《金匮玉函经》曰："桂枝治风，麻黄治寒，苍术治湿，防风佐桂，附子佐麻黄、苍术。其芍药、生姜、甘草亦和发其营卫，如桂枝汤例也。"知母治脚肿，引诸药祛邪益气；附子行药势，为开痹大剂。患者关节屈伸不利，晨僵，为合并痰瘀，故治疗加乳香、没药活血止痛，乳香辛温香润，能于血中行气，舒筋活络，消肿止痛，没药苦泄力强，功擅活血散瘀，消肿止痛，二药参合，气血兼顾，取效尤捷；土鳖虫、络石藤化痰祛风，加羌活、独活加强祛风除湿，《本草新编》曰"羌活性升，而独活性降，善散风邪，利周身骨节之痛，除新旧风湿，亦止头痛齿疼"，故而症状减轻。二诊患者关节肿痛好转，此时去乳香、没药，继续原方散寒湿，化郁热，右肩关节疼痛，颈项胀痛，僵硬感，加用川芎行气活血，加桑枝，"功专去风湿拘挛，得桂枝治肩臂痹痛"（《本草撮要》）；加葛根，合用桂枝、麻黄，此为葛根汤之意。《伤寒论》曰："太阳病，项背强几几，无汗，恶风者，葛根汤主之。"葛根入胃、膀胱二经，兼入脾经，解肌散邪，辅以麻黄、桂枝疏散风寒，葛根"发散而升，风药之性也，故主诸痹"（《本草经疏》），引经上行，防温燥太过；三诊，疼痛明显好转，出现双手麻木感，此为营血失养见关节麻木，故以养血通痹汤补气血，祛风湿，止痹痛，血行风自灭，缓急兼顾，诸症得解。

11 温肾暖肝法治疗 20 年类风湿关节炎久病迁延者

金某某，女，62 岁。2018 年 12 月 4 日就诊。主诉：周身关节、肌肉疼痛 20 余年，加重 1 年。

患者 20 年前出现四肢关节疼痛，双手小关节肿痛，10 余年前诊断为类风湿关节炎，长期服用各种抗风湿药，具体用药不详，周身关节肿痛反复，间断服用布洛芬止痛，1 年前症状加重，自诉周身及四肢关节肌肉筋脉疼痛，乏力酸楚，冷痛，气候变化时痛甚，身重，活动不利，双手关节晨僵，时间大于 1 小时，稍有咳嗽，无发热，无咽痛流涕，纳少，大便溏，小便可。舌淡红苔白，脉沉细。

西医诊断　类风湿关节炎。

中医诊断　尪痹（阳虚湿盛证）。

治法　温肾暖肝，除湿止痛。

方药　温肾暖肝汤：仙茅、淫羊藿、巴戟天、骨碎补、白芥子各 15 g，白芍 20 g，鹿角胶、羌活、独活、防风、苍术、当归、川芎、土鳖虫、杏仁、知母各 10 g，全蝎 6 g，甘草 5 g。7 剂，每日 1 剂，水煎服，分早晚 2 次温服。配合服用中成药雷公藤多苷片 10 mg，每日 3 次。

二诊 2018 年 12 月 13 日，关节、肌肉疼痛较前减轻，咳嗽消失，原方去杏仁、知母，14 剂，加减以巩固。肢体疼痛症状明显好转，后续长期服用温肾暖肝汤加减，症状平稳。

按语 《素问·生气通天论》曰："阳气者，精则养神，柔则养筋，开阖不得，寒气从之。"《诸病源候论》曰："肝主筋而藏血，血为阴，气为阳。阳气精则养神，柔则养筋，阴阳和同，则气血调适，共相荣养也，邪不能伤。"《医宗必读》曰"治着痹者，利湿为主"，但"祛风解寒亦不可缺，大抵参以补脾补气之剂，盖土强可以胜湿，而气足无顽麻也"。患者全身肌肉关节筋脉尽疼痛，肾主骨，肝主筋，此为肝肾阳虚，并有湿邪，身重冷痛，此为湿痹，湿性重着，故以温肾暖肝合用祛湿止痛之剂。淫羊藿温肾壮阳、除冷风劳气，《日华子本草》曰："治一切冷风劳气，补腰膝，强心力，四肢不任，老人昏耄，中年健忘。"鹿角胶主入督脉，补肾督之阳、强骨、壮腰膝，温肝补肾，滋益精血，与淫羊藿共为君药，更佐以巴戟天补肾壮阳，强筋骨，祛风湿，配合羌活、独活等散风祛湿之品，使腰间气机通畅、滞邪不存；骨碎补祛骨风、疗骨痿、活瘀坚肾；方用苍术、薏苡仁除湿利痹，加防风治一身尽痛，随所引而至，乃风药中润剂也。若补脾胃，非此引用不能行。"凡脊痛项强，不可回顾。腰似折，项似拔者，乃手足太阳证，正当用防风"（李杲）。桂枝温经通络，温散寒湿，"病初在气，病久在血"，痹久入络，血脉凝滞，气血不畅，久延为瘀。故加当归、川芎、白芍补血活血，养血柔肝，加知母，养阴清热防温燥太过，杏仁化痰止咳，虫类药全蝎、土鳖虫加强祛风湿止痛之功，全方以温补肝肾、散寒除湿为主，配合养血疏风、散结通络，功效显著。

12 养血散寒法治愈2个月产后风湿病患者

张某，女，33岁。因"产后全身多关节疼痛50日"于2018年4月20日就诊。现遇风即感全身多处关节疼痛，以双手背，双足背，手腕关节，额部疼痛明显，稍口干，无口苦，纳可，夜间难入睡，二便调。舌淡，苔白，脉弦细。外院检查：尿常规示尿隐血试验（＋＋）、镜检红细胞（＋），血常规、甲状腺功能三项、肝功能未见异常；妇科彩超示盆腔积液；消化系彩超未见异常。

西医诊断 产后风湿病。

中医诊断 产后痹（血虚寒痹证）。

治法 养血益气，温阳散寒，通络止痛。

方药 养血通痹汤加味：黄芪30 g，当归、白芍、川芎、威灵仙、桂枝各10 g，细辛3 g，通草、甘草各5 g，姜黄、桑枝各10 g，雪莲花5 g，苍术10 g，白芷20 g，鸡血藤10 g。14剂，每日1剂，水煎服。

二诊 服药14剂后，关节疼痛较前稍好转，右腕、双踝关节疼痛，双小腿及以下麻胀不适，遇暖疼痛可减轻，口干口苦不明显，纳寐可，二便调，近20日不规则阴道流血2次。舌淡，苔白，脉弦细。外院检查：风湿全套、肾功能、血糖未见异常。在上方基础上去白芷，加阿胶6 g，艾叶5 g养血止血，14剂，每日1剂，水煎服。

三诊 服药14剂后，阴道流血已止，双踝关节疼痛较前明显减轻，现左踝已无疼痛，右踝偶有疼痛，自觉双前臂冷，肌肉疼痛，遇暖症状减轻，怕风，纳可，夜寐欠佳，二便调。舌淡，苔白，脉细涩。在上方基础上加仙茅、淫羊藿各10 g温阳驱寒止痛。14剂，每日1剂，水煎服。

四诊 服药后关节疼痛缓解，但颈项仍冷，双下肢畏寒，偶有疼痛，纳可，二便调。舌淡，苔白，脉细涩。仍用原方加天麻、葛根各10 g调理。14剂，每日1剂，水煎服。颈项、关节疼痛基本缓解，体质大有好转。停药半年未复发。

按语 妇女妊娠期大量气血孕育胎儿，因而易气血不足。加之分娩后失血过多，气血亏耗，关节、肌肉、脏腑等全身组织失于濡养，风寒湿邪易侵袭机体，则血气凝滞不通，外邪留滞关节，导致诸关节疼痛。气虚则阳不固，血虚则阳无所附，卫外不固，腠理疏松，导致关节疼痛遇风为甚。旷教授认为该病病因为气血不足，寒湿痹阻，治疗以养血益气，温阳散寒，通络止痛。养血通痹汤为旷教授经验方，由《伤寒论》当归四逆汤加黄芪、威灵仙、川芎、鸡血藤而成。当归四逆汤养血通脉，温阳（经）散寒之力著，更加川芎，有四物补血之意，未用熟地黄是恐滋腻恋湿；加黄芪，有黄芪桂枝五物汤益气温阳、通脉行痹之力；加威灵仙善通周身之关节经络，天仙藤可行气活血、通络止痛。因患者双手背、手腕关节疼痛，加姜黄、桑枝祛风除湿，治上肢痹痛；患者前额头痛，以白芷为引经药，辅以天麻；阿胶为血肉有情之品，以补血滋阴；艾叶温经散寒，祛湿止痛；鸡血藤补益肝肾、活血通络；雪莲花温经散寒、祛风除湿；苍术燥湿健脾，祛风散寒。二诊患者无明显头痛去白芷，加防风加强祛风解表，胜湿止痛之功效。三诊时患者关节疼痛症状均有所改善，仍有自觉双前臂冷，遇暖症状减轻，加用仙茅、淫羊藿通达四肢阳气，祛风除湿止痹痛。四诊时患者关节疼痛缓解，以颈项冷，双下肢畏寒为主，在上方减少抗风湿药，加用天麻、葛根，全方温养气血，祛风除湿，通络止痛，标本兼治，故治疗产后风湿有良效。

13

养血散寒法治愈 2 个月产后风湿病患者

罗某，女，32岁。因"产后全身关节疼痛2个月余"于2019年7月11日就诊。患者自诉产后出现全身关节疼痛，畏寒，天气转冷疼痛加剧，汗出，头晕，全身乏力，神疲，上楼梯后疼痛加剧，晨僵，睡眠欠佳，寐多，纳食欠佳，小便黄，大便可。产后第一次月经结束，量稍多，色深。舌苔白，脉细涩。辅助检查：ESR 4 mm/h。既往史：浅表性胃炎。

西医诊断 产后风湿病。

中医诊断 产后痹（血虚寒痹证）。

治法 养血益气，温阳散寒，通络止痛。

方药 养血通痹汤加味：黄芪 30 g，当归、白芍、川芎、鸡血藤、威灵仙、桂枝各 10 g，细辛 3 g，通草、甘草各 5 g，姜黄、桑枝、牛膝、杜仲各 10 g，雪莲花 5 g，淫羊藿、知母各 10 g。14 剂，每日 1 剂，水煎服。

二诊 服药 14 剂后，畏寒好转，但全身多关节疼痛感仍较明显。活动后好转。易汗出，头晕，胸闷，全身易疲倦，少气懒言，纳寐可，二便调。舌苔白，脉细涩。在上方基础上去知母，加桃仁、红花各 10 g。14 剂，每日 1 剂，水煎服。1 个月后随访得知病症已经痊愈。

按语 素体禀赋不足之人，妊娠期需大量气血以养胎儿，本已先虚，又因产时耗气伤血，气血亏虚更甚。加之产后调养失当，机体失养，肝肾等脏腑功能薄弱，肝肾不足，筋骨不健。风寒湿之邪乘虚而入，留滞经络关节，气血受阻，痹阻不通，筋脉、关节失养，故全身疼痛、畏寒。气虚则阳不固，卫外不固，腠理疏松，故汗出。气虚则四肢肌肉失养，周身倦怠乏力；气虚则清阳不升、清窍失养而神疲、头晕。脾气虚弱，不能运化水谷精微，气血生化乏源，故纳食欠佳。脾不统血，引起月经量多、色深。脉细涩，主精亏血少，脉道不充，血流不畅而引起。因此，旷教授认为治病以求本，予以养血通痹汤加味治以益气养血，补益肝肾，散寒除湿。加用牛膝、杜仲补肝肾，止下肢痹痛；知母滋阴清热，降火改善睡眠；姜黄、桑枝祛风除湿，治上肢痹痛；雪莲花温经散寒、祛风除湿；淫羊藿补肾壮阳、祛风除湿。二诊时畏寒好转，睡眠可，去知母；考虑产后"多瘀"，加桃仁、红花活血散瘀。全方养血散寒，标本兼治，配伍得当，故病得痊愈。

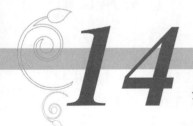

14 温中益气法治疗 3 年产后风湿病患者

舒某，女，38 岁。因"产后反复易出汗感冒 3 年"于 2019 年 8 月 15 日就诊。患者自诉 3 年前生小孩后自觉易出汗，易感冒，症状明显，神疲力乏，易焦虑。5个月前上症加剧，稍活动汗出明显，以胸口处为主，现渐累及全身，双腕，双踝关节胀痛，麻木，口干，畏寒，纳寐可，小便可，大便稍稀，舌苔白，脉沉细。

西医诊断 产后风湿病。

中医诊断 产后痹（脾虚气陷证）。

治法 补中益气，祛风除湿，通络止痛。

方药 补中益气汤加味：黄芪、党参各 15 g，白术 10 g，炙甘草 15 g，当归 10 g，陈皮 6 g，升麻 6 g，柴胡 12 g，防风、附子各 10 g，煅龙骨、煅牡蛎各 20 g，白芍、桂枝、威灵仙各 10 g。7 剂，每日 1 剂，水煎服。

二诊 服药 7 剂后，汗出明显减少，疼痛减轻，精神欠佳。但白天仍汗出，胸口汗多，纳增，二便调。舌苔白，脉细沉。二诊在上方基础上加黄连 5 g。14 剂，每日 1 剂，水煎服。服药后症状缓解，病情稳定。

按语 患者产后气血大亏，百脉空虚，加之产后未注意调摄护理，久病内耗，致脾阳虚而温煦失职、寒湿内生。脾阳虚则脾气不升，气血不能上荣，则神疲乏力、大便稍稀；气血卫表不固，则汗出易感冒、畏寒；气血亏虚，无以养心神，定魂魄，则易焦虑；久病气血亏虚，同时兼有风寒湿瘀阻肌肤筋脉之实，故"不荣则痛""不通则痛"，则全身关节胀痛。旷教授予补中益气汤加味以补中益气，祛风除湿，通络止痛。补中益气汤是李东垣《内外伤辨惑论》的代表方，该方由黄芪、甘草、当归、人参、陈皮、柴胡、升麻、白术 8 味药组成，具有补中益气、升阳举陷、甘温除热之功效。加防风祛风解表，胜湿止痛；附子性大热，温中散寒止痛；煅龙骨、煅牡蛎平肝潜阳，镇心安神，收敛固涩；白芍与甘草合为芍药甘草汤以缓急止痛；桂枝温经除痹，威灵仙祛湿通络。因汗为心液，故加黄连入心泻火。二诊后汗出明显减少，疼痛减轻，病情稳定。

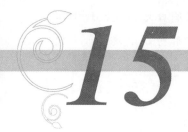

15 温肾壮督法治疗 8 年强直性脊柱炎肾虚督寒证患者

朱某某，男，41 岁。2019 年 8 月 4 日就诊。腰背部疼痛、僵硬 8 年，再发 1 个月。

患者 8 年前无明显诱因出现腰背部疼痛，稍有僵硬感，曾在湖南、四川等多家医院求治，诊断为"强直性脊柱炎"，未曾规律服药。1 个月前劳累后原有症状再发加重。现症见：腰背部疼痛，脊背僵硬，屈伸不利，颈椎活动受限，夜间及晨起明显，活动后稍改善，气候变化时偶有加重，食纳尚可，寐安，二便调。舌淡红苔白，脉细弦。

西医诊断 强直性脊柱炎。

中医诊断 大偻（肾虚督寒证）。

治法 温肾壮督，养血通脉。

方药 补肾强督汤加味：黄芪 30 g，狗脊 20 g，当归、白芍、川芎、独活、羌活、桑寄生、牛膝、杜仲、续断、桂枝、威灵仙、络石藤、乌梢蛇、僵蚕各 10 g，甘草 5 g。14 剂，每日 1 剂，水煎，分早晚 2 次温服。

二诊 2019 年 8 月 21 日，患者关节疼痛明显减轻，脊背关节稍微可以弯曲运动，久坐后髋关节仍感疼痛，纳寐可，二便调。舌淡红苔白，脉细涩。前方加红花 10 g。14 剂，每日 1 剂，水煎，分早晚 2 次温服。

三诊 2019 年 9 月 6 日，患者病情稳定，左髋关节偶有疼痛，行走稍久站立时明显，纳寐可，二便调。舌淡红苔白，脉细涩。前方加淫羊藿、巴戟天制成蜜丸以善后。

按语 《素问·痹论》曰："肾痹者，善胀，尻以代踵，脊以代头。"《素问·骨空论》曰："督脉为病，脊强反折，腰痛不可以转摇。"《张氏医通·脊痛脊强》曰："脊者，督脉之经，与膀胱之经，皆取道于脊也。"督脉循行贯穿于整个脊柱，并络于肾。督脉的充盈依赖于肾中精气的旺盛，肾虚精亏，则气血阴阳失衡，督脉充盈失源，则气血运行受阻，气滞血瘀，不通则痛，损伤日久则易出现脊柱关节疼痛。另外，督脉失充，则易感外邪入侵，内外交织，则病情反复。当拟温肾壮督、养血通脉以治之，以补肾强督汤加味。

补肾强督汤为旷教授经验方，由《备急千金要方》独活寄生汤加减而来。方中黄芪、当归、白芍益气养血活血，取"治风先治血，血行风自灭"之意。狗脊坚肾养血，补气健骨，《本草经疏》曰："狗脊，苦能燥湿，甘能益血，温能养气，是补而能走之药也。肾虚则腰背强，机关有缓急之病，滋肾益气血，则腰背不强，机关无缓急之患矣。"桑寄生补肝肾，强筋骨，除风湿，通经络，《本草蒙筌》曰其"追风湿，却背强腰痛"。牛膝、杜仲补肝肾，强筋骨，《药品化义》曰："杜仲，沉下入肾，盖肾欲坚，以苦坚之，用此坚肾气，强壮筋骨，主治腰脊酸疼，脚膝行痛……牛膝主下部分，杜仲主下部气分，相须而用。"羌活散表寒，祛风湿，利关节，《本草备要》曰其疗"督脉为病，脊强而厥，刚痉柔痉"。独活祛风胜湿，通痹止痛，《本草正义》曰"独活为祛风通络之主药"。羌、独共用，"通利机关，宣行脉络，其功若一"。桂枝通经散寒，《本草再新》曰其"温中行血，健脾燥胃，消肿利湿"。川芎活血行气，祛风止痛，《药性论》曰其"治腰脚软弱，半身不遂"。威灵仙祛风除湿，通络止痛，《药品化义》曰："灵仙，性猛急，盖走而不守，宣通十二经络。"络石藤祛风止痛，通络消肿；乌梢蛇祛风通络；僵蚕化痰散结，甘草调和诸药。全方以培元固本，温肾壮督为主，辅以祛风除湿、活血通络之品，扶正而不留邪，祛邪而不伤正，标本兼顾。

另外，旷教授还强调，强直性脊柱炎患者要注意调整生活方式和运动锻炼种类，注意腰部保暖，睡硬板床，保持良好的睡姿，选择合适舒缓的运动方式，如散步，不宜游泳以增强体质，避免受凉促进疾病的及早康复。

16 温阳通痹法治疗 2 年强直性脊柱炎患者

肖某某，男，24 岁。2018 年 11 月 9 日就诊。腰背部疼痛 2 年，加重 1 周。

患者 2 年前久坐后出现腰背部疼痛，僵硬，活动后稍改善，在外院查 HLA-B27 阳性，双髋关节 X 线示双侧骶髂关节间隙稍模糊，考虑为强直性脊柱炎，曾口服塞来昔布、正清风痛缓释片等药物，症状稍改善，未曾规范服药，天气变化时有反复。1 周前自驾 4 小时出差归来受凉后，原有症状再发加重，刻下症见：腰背部疼痛，气候变化时明显，伴疲乏无力，腰背部僵硬感，夜间明显，转侧时疼痛加剧，纳可，寐安，二便调。舌淡苔白，脉细弦。

西医诊断 强直性脊柱炎。

中医诊断 大偻（阳虚寒凝证）。

治法 温阳益肾，散寒通痹。

方药 强脊汤加味：生地黄、熟地黄、鸡血藤各 15 g，补骨脂、骨碎补、鹿角霜、黄芪、仙茅、肉苁蓉、巴戟天、延胡索、乌梢蛇、独活、桑寄生、牛膝、杜仲、安痛藤各 10 g，全蝎 5 g。7 剂，每日 1 剂，水煎，分早晚 2 次温服。

二诊 2018 年 11 月 16 日，关节疼痛较前明显改善，腰背部稍有疼痛，晨僵，畏寒，纳寐二便可，舌淡苔白，脉细弦。上方去鹿角霜，加狗脊 10 g。14 剂，每日 1 剂，水煎，分早晚 2 次温服。

三诊 2018 年 12 月 3 日，关节疼痛、僵硬较前明显改善，现已无特殊不适，上方加减而为蜜丸以善后。

按语 《素问·生气通天论》曰："阳气者，精则养神，柔则养筋。开阖不得，寒气从之，乃生大偻。"《诸病源候论·腰痛候》曰："肾主腰脚，肾经虚损，风冷乘之，故腰痛也。"《景岳全书》曰："腰者肾之外候，一身所恃以转移阖辟者也。盖诸脉皆贯于肾而络于腰脊，肾气一虚，腰必痛矣。除坠伤之外，不涉于虚。其于风寒湿热，虽有外邪，多有乘虚相犯，而驱邪之中又当有以究其本也。"肾阳虚衰，腰背骨节失于温养，寒邪凝滞，筋脉不通，故关节疼痛、僵硬，遇寒则重，当拟温阳益肾、散寒通痹法治之。

强脊汤为旷教授经验方，在参考国医大师朱良春教授治疗强直性脊柱炎用药经验的基础上自拟而成。方中以补骨脂、骨碎补、鹿角霜补肾助阳，《本草经疏》曰："补骨脂，能暖水脏；阴中生阳，壮火益土之要药也。"《本草述》曰骨碎补"治腰痛行痹，中风鹤膝风挛气证"。《医学入门》曰鹿角霜"治五劳七伤羸瘦，补肾益气，固精壮阳，强骨髓"。黄芪、生地黄、熟地黄滋阴养血益气，李杲曰："生地黄，治手足心热及心热，能益肾水而治血，脉洪实者宜此。若脉虚，则宜熟地黄。地黄假火力蒸，故能补肾中元气。"鸡血藤活血行筋，补血镇痛，《纲目拾遗》曰其"活血，暖腰膝，已风瘫"；全蝎"穿筋透骨，逐湿除风"，乌梢蛇散瘀通络止痛。仙茅、延胡索、肉苁蓉、巴戟天既能祛风除湿，通经散寒，又能补肾益精，《海药本草》曰仙茅"主风，补暖腰脚，清安五脏，强筋骨……益筋力，填骨髓，益阳"。《本草求真》曰："延胡索，不论是血是气，积而不散者，服此力能通达，以其性温，则于气血能行能畅，味辛则气血能润能散，所以理一身上下诸痛，往往独行功多。"《本草汇言》曰："肉苁蓉，养命门，滋肾气，补精血之药也。"《本草求真》曰："巴戟天，据书称为补肾要剂，能治五痨七伤，强阴益精。"独活祛风胜湿，散寒止痛，《药品化义》曰："独活，能宣通气道，自顶至膝，以散肾经伏风，凡颈项难舒，臀腿疼痛，两足痿痹，不能动移，非此莫能效也。"桑寄生、杜仲、牛膝补肝肾，强筋骨，除风湿，通经络，《本草蒙筌》曰桑寄生"散疮疡，追风湿，却背强腰痛"，《滇南本草》曰牛膝"止筋骨疼，强筋舒筋，止腰膝酸麻"，并能引药下行，《药性论》曰杜仲"治肾冷臀腰痛，腰患者虚而身强直"。安痛藤祛风止痛，舒筋活络。诸药相伍，共收温阳益肾，散寒通痹之效。

方中温补之药过多恐有助热伤阴之虑，治疗时应根据患者个体情况，适当佐以滋阴养血之药，以达阴阳平调的效果；并加用少量虫类药以破血散结，补而不滞，故临床每获奇效。

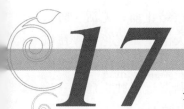

温经散寒法治疗 1 年雷诺病患者

朱某，女，39 岁。因"确诊雷诺病 1 年余"于 2017 年 10 月 9 日就诊。目下面部麻木，眼睑紧绷，口舌麻木，四肢怕冷，遇寒冷双手指变白变紧，纳少，口干欲饮，大便溏，每日 3～4 次，头面部麻木，紧绷。月经尚调。舌苔白，舌下紫暗，脉细弦。

西医诊断　雷诺病。

中医诊断 脉痹（血虚寒痹，瘀血阻络证）。

治法 益气养血，温经散寒，活血化瘀，祛湿通络。

方药 养血通痹汤加味：黄芪30g，当归、白芍、川芎、天仙藤、威灵仙、桂枝各10g，细辛3g，通草、甘草各5g，天麻、全蝎、僵蚕各10g，白附子20g，防风10g，白芷20g，羌活、制天南星各10g，雪莲花5g，路路通10g。16剂，每日1剂，水煎服。

二诊 服药16剂后，头面部、眼睑麻木、紧绷减轻，双手手指怕冷，双膝关节偶疼痛，双手遇寒冷仍变白变紧，纳可，二便调。舌苔白，脉细涩。在上方基础上加栀子10g。14剂，每日1剂，水煎服。

三诊 服药14剂后，双手手指、眼睑麻木均减轻，精神转佳。颜面、唇周麻木明显减轻，劳累后上症加重，且影响睡眠，纳差，大便溏，每日2～3次，月经尚调。舌苔白腻，脉细涩。在上方基础上加酸枣仁30g。30剂，每日1剂，水煎服。

按语 雷诺病以气虚血瘀、阳虚寒盛为发病的主要因素，而情志刺激和寒邪乘袭为发病的重要条件。本病是以气虚、阳虚为本，以气滞、血瘀为标。患者素体阳虚，阳虚寒凝，则四肢怕冷，遇寒冷双手指变白变紧，大便溏；如调养不慎，风寒湿邪侵袭，则血气凝滞不通，留滞关节四肢肌肤，则头面部麻木，紧绷。气血亏虚引起阴虚日久引起气血亏虚，气虚无力鼓动血行，致血行不畅而发生瘀滞，瘀阻脉络，可见舌下紫暗。旷教授认为该病因血虚寒厥，气血瘀滞，治疗以益气养血，温经散寒，活血化瘀，祛湿通络。养血通痹汤加天麻助阳气、通血脉，主诸风湿痹，四肢拘挛，治疗头面部麻木；加全蝎、僵蚕祛风止痛、涤痰通络；白附子涤痰散结止痛；羌活、防风加强祛风解表，胜湿止痛；白芷为阳明经引经药；制天南星燥湿化痰、祛风止痛。路路通祛风通络；雪莲花温经散寒、祛风除湿。二诊时头面部、眼睑麻木、紧绷减轻，所谓湿邪郁久化热，加用栀子清热利湿，消肿止痛，三诊时以上症状均好转，出现睡眠欠佳，加用酸枣仁宁心安神。

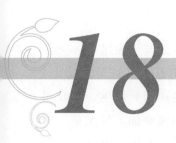

温补和阳法治疗 3 年系统性硬化病兼雷诺现象患者

胡某，女，23 岁。因"双手皮肤红肿青紫 3 年余"于 2016 年 3 月 23 日就诊。目前以双手皮肤红肿，青紫，指尖结痂。天气变冷时则皮肤黑紫，肢凉，怕冷，膝关节下蹲时疼痛。纳可，二便调，月经可，洗冷水多。舌苔白，脉细涩。实验室检查：血常规、红细胞沉降率、肝功能、风湿全套（一）；肾功能，UA 364 μmol/L；抗核抗体，斑点型 1：160（＋）。

西医诊断 系统性硬化病。

中医诊断 皮痹（阳虚寒凝证）

治法 温补和阳，散寒通滞，祛湿通络。

方药 皮痹 1 号方加味：黄芪 30 g，附片、麻黄、桂枝各 10 g，细辛 3 g，王不留行 10 g，穿山甲 5 g，白芍、白芥子、皂角刺、刺猬皮各 10 g，甘草 5 g，威灵仙 10 g，吴茱萸 5 g，红参 10 g。14 剂，每日 1 剂，水煎服。

二诊 服药 14 剂后，肢冷稍缓解，但气候变化时双手关节仍冷痛，发紫，肿胀，纳少，二便调。舌苔白，脉细涩。在上方基础上加苍术、神曲各 10 g。14 剂，每日 1 剂，水煎服。

三诊 服药 14 剂后，双手关节皮色变红，双手手指仍肿痛，冷痛，纳可，大便溏，舌苔白，脉细涩。处方改用皮痹 2 号方加味：当归 10 g，白芍 15 g，川芎 10 g，生地黄 15 g，鸡血藤 15 g，海风藤 10 g，忍冬藤、白花蛇舌草各 15 g，全蝎 5 g，土鳖虫 10 g，萆薢 15 g，甘草 5 g，黄芪 30 g，威灵仙、王不留行、车前子各 10 g，桂枝 6 g，雪莲花 5 g。14 剂，每日 1 剂，水煎服。

四诊 服药 14 剂后，双手背浮肿消退，仍双手指浮肿。双膝关节下蹲疼痛。大便稀，每日 2～3 次，纳可。舌苔白，脉细涩。处方：温阳通痹汤加味。黄芪 30 g，红参、附片、桂枝各 10 g，细辛 3 g，干姜 5 g，当归、白芍、白术、川芎各 10 g，通草、甘草各 5 g，紫草、丹参、王不留行各 10 g，雪莲花 5 g，威灵仙 10 g。14 剂，每日 1 剂，水煎服。后复诊，双手肿胀明显减轻。

按语　本案是一位青年女性，以双手皮肤红肿，青紫，指尖结痂，天气变冷时症状加重为特点。患者因先天禀赋不足，或房劳伤肾，或脾阳虚弱，损及肾阳，或疾病日久，元气被耗等，均导致阳气不足，阴寒内生，寒凝肌肤，四末不得温煦，发为本病。本案首诊予以皮痹方加威灵仙、吴茱萸、红参。皮痹1号方由麻黄附子细辛汤加味而来，麻黄附子细辛汤，出自《注解伤寒论》卷六，具有助阳解表之功效，为主治素体阳虚、外感风寒的方剂。方中麻黄发汗解表，附子温经助阳，以鼓邪外出，两药相合，温散寒邪而恢复阳气，共为主药；辅佐细辛外解太阳之表，内散少阴之寒，既能助麻黄发汗解表，又助附子温经散寒。三药合用，补散兼施，可使外感寒邪从表散，又可因护其阳，使里寒为之散逐，共奏助阳解表之功。加用黄芪益气固表，桂枝调和营卫，王不留行、穿山甲活血通经，白芍疏肝养血、缓急止痛，白芥子温中通络止痛，皂角刺消肿，刺猬皮化瘀止痛，甘草调和诸药，加威灵仙祛风湿，吴茱萸助阳散寒止痛，红参大补元气、益气摄血。二诊时加用苍术燥湿健脾、神曲健脾和胃。三诊时改用皮痹2号方黄芪、威灵仙、王不留行、车前子、桂枝、雪莲花增加养血之功。旷教授自拟经验方皮痹2号方（当归、白芍、川芎、生地黄、鸡血藤、海风藤、忍冬藤、白花蛇舌草、全蝎、土鳖虫、萆薢、甘草），该方以四物汤加减而来，方中当归、生地黄、白芍、鸡血藤养血活血，川芎辛散温通，与当归相伍则畅达血脉之力益彰，体现中医"治风先治血，血行风自灭"之旨；鸡血藤、全蝎荣筋通络止痛；萆薢、海风藤祛湿，共起祛风除痹之效；土鳖虫破血逐瘀；白花蛇舌草清热解毒消肿。全方以补血和营为主，辅以祛风除湿，活血化瘀之品。旷教授认为本病本虚标实，本虚为脏腑亏虚，气血不足，标实为邪阻经络，气滞血瘀，痰瘀互结，脏腑功能失调。在治疗中强调补益肝肾，益气养血是治本，同时应注意祛风除湿，温经散寒，活血化瘀。

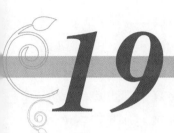

19 温经除湿、益气养血法治疗4年皮肌炎患者

杜某，男，34岁。2019年10月10日就诊。四肢乏力伴皮疹4年余，再发半年。患者自诉2019年3月无明显诱因出现肩部、腰部及双下肢疼痛，全身乏力，双下肢甚，性欲很差，同房时痿软，结婚6年未育，伴颜面部、颈部前后及两侧锁骨附近皮肤红疹，于9月12日就诊于某医院，完善检查。血管炎五项均为阴性，心肌酶：肌酸激酶2393 IU/L，乳酸脱氢酶5490 IU/L，肌酸肌酶同工酶73 IU/L，肌红蛋白442.4 g/mL。肌电图提示肌炎。胸部CT：①考虑双肺下叶少许炎症；②双肺胸膜下弧线影，考虑肺间质性病变；③右上肺叶钙化灶。前后于长沙某医院住院治疗3次，并去北京多个医院求医，诊断为皮肌炎，常规西医治疗方法均用过，包括激素冲击疗法、环磷酰胺、甲氨蝶呤治疗，7个月花费近10万元，皮疹改善，但四肢乏力自身感觉效果不明显，时坏时好，最严重时生活不能自理，稍行走即因双下肢无力而起身困难，因此不敢上街，拿书不起。特慕名前来，一直用激素治疗，但目下仍感肩部、腰部及双下肢疼痛，四肢无力，行走乏力，经常双膝软跪，纳少，寐安，二便尚调，满月脸，目下服用甲泼尼龙每日8～12片，每月减1片，双膝冷。舌苔白，脉沉细。

西医诊断　皮肌炎，不育证。

中医诊断　肌痹（风湿痹阻气血亏虚证）。

治法　温经除湿，益气养血，通络止痛。

方药　皮肌炎方加减：黄芪30 g，生地黄、白芍、白花蛇舌草各15 g，白术、当归、桂枝、防风、川芎、牛蒡子、鸡血藤、威灵仙、忍冬藤、土鳖虫、海风藤、萆薢、西洋参各10 g，全蝎5 g，甘草5 g。14剂，每日1剂，水煎服。回家拿处方续服15剂。

二诊　四肢无力较前有所好转，仍行走乏力，双膝冷痛，性欲冷淡，同房痿软，纳谷不佳，二便尚调。处方：黄芪30 g，西洋参、淫羊藿、仙茅、骨碎补、桂枝、牛膝、杜仲、土鳖虫各10 g，全蝎6 g，甘草6 g。40剂，每日 1 剂，水煎服。

三诊 自觉精神好转，四肢乏力明显改善。自诉好转 50％以上，能生活自理，肢体肌肉力量增加许多。目下上下楼梯时尚须借助外力，但已经可以独自上街，下蹲时能独自站立起来，双手已经握 20 kg 握力圈，已经上班。现全身皮肤出现小红疹，不痛不痒，双下肢稍浮肿，纳可，寐安，二便调，易流泪。甲泼尼龙每日 5 片。舌苔白，脉沉细。处方：上方加牛蒡子 10 g，白鲜皮 10 g，益智 15 g，车前子 15 g。15 剂，每日 1 剂，水煎服。

四诊 半个月后，皮疹及下肢水肿消除，病情好转，仔细询问，患者仍性欲冷淡，同房痿软，且纳谷不佳，行走乏力。因路途较远，看诊不便，属原方去白鲜皮、牛蒡子、车前子，加海龙、海马、锁阳、枸杞子等，在当地药店做成蜜丸服用 1 年余。次年来院看诊时，告知爱人已生小孩，并拿出女儿百日照片，喜不自禁。继续原方加减巩固疗效。

按语 本案为青年男性患者，以四肢乏力伴皮疹为主症，明确诊断为皮肌炎（肌痹）。首诊时目下仍感肩部、腰部及双下肢疼痛，四肢无力，行走乏力，经常双膝软跪，纳少，寐安，二便尚调。舌苔白，脉沉细，温阳散寒，活血祛风之法，自拟皮肌炎方加减治疗肌痹。皮肌炎专方（黄芪、甘草、白术、当归、白芍、桂枝、防风、生地黄、川芎、鸡血藤、威灵仙、忍冬藤、土鳖虫、海风藤、萆薢、全蝎）由四物汤合玉屏风散加减而来。旷教授经过多年临床经验总结：肌痹应以扶正为主，温补气血，养血活血是治痹的基本原则，益气健脾法贯穿始终。以"补"治"痹"，寓通于补"补"指"补血养血""补益脏腑"。补血养血，若素体气血虚弱，或肺脾肾等脏腑受损，气血生化乏源，肢体肌肉失于濡养，则见肩部、腰部及双下肢疼痛，四肢无力，行走乏力，经常双膝软跪，纳少。方中旷教授以四物汤补血养血，生地黄滋阴养血，当归养血和血，芍药和营理血，川芎行气活血，从药物配伍关系来说，地、芍是血中之血药；芎、归是血中之气药，两相配伍，可使补而不滞，营血调和。古人曰："四物地芍与归芎，血家百病此方宗。"更得益于"血虚生风"理论的指导，加桂枝、海风藤、鸡血藤、忍冬藤、萆薢、威灵仙等温经除湿、通络止痛、利关节之药，以及全蝎之属，既能疏外风，亦能祛内风，同时又有通经络之功效，土鳖虫破血逐瘀，全蝎、土鳖虫相配，白花蛇舌草清热解毒消肿，牛蒡子疏散风热、宣肺透疹、消肿解毒，西洋参补气养阴、清热生津，寓通于补，补而不滞，肌肤乃荣。《类证治裁·

痹症论治》曰："治法总以补助真元，宣通脉络，使气血流畅，则痹自已。"方中黄芪甘温，内补脾肺之气；白术健脾益气，温分肉，助黄芪以加强益气固表之功；佐以防风走表而散风邪，合黄芪、白术以益气祛邪。且黄芪得防风，固表而不致留邪；防风得黄芪，祛邪而不伤正，有补中寓疏，散中寓补之意。二诊仍行走乏力，双膝冷痛，性欲冷淡，同房痿软，纳少。久病阴阳气血失调，脏气受损，出现肝肾亏虚等证，当补益肝肾，加淫羊藿、仙茅、骨碎补、牛膝、杜仲、海龙、海马等补益肝肾、强筋壮骨之品。三诊恢复期多虚，注意顾护脾肾，不可攻伐太过，加益智温脾暖肾，白鲜皮清热燥湿、祛风止痒；车前子清热渗湿、利尿。全方以补血养血、益气健脾为主，辅以祛风除湿、通络止痛之品。四诊在二诊基础上，更加重补益肝肾，填精壮阳之品，故喜得女儿。

《素问·痹论》曰："以至阴遇此者为肌痹。""肌痹不已，复感于邪，内舍于脾……所谓痹者，各以其时重感于风寒湿之气也。"《诸病源候论·卷一·风湿痹身体手足不随候》曰："人腠理虚者，则由风湿气伤之。搏于血气，血气不行，则不宣，真邪相击，在于肌肉之间，故其肌肤尽痛。然诸阳之经，宣行阳气，通于身体，风温之气，客在肌肤，初始为痹。若伤诸阳之经，阳气行则迟缓，而机关弛纵，筋脉不收摄，故风湿痹而复身体手足不随也。"《风湿痹候》曰："由血气虚，则受风湿，而成此病。"

旷教授临证提出，肌痹的病因病机为人体腠理虚弱则易被邪气所伤，或情志内伤，复感风寒湿邪，邪气与血气相搏于肌肉之间，蕴结肌肤，痹阻经脉，气血痹阻而至肌肉疼痛；邪内传于脾，脾气受损则四肢肌肉无力；或因风湿毒邪侵袭，蕴阻肌肤，内传营血，热毒炽盛，气血两燔而引起急性发作；久病阴阳气血失调，脏气受损，出现心脾两虚或气血亏虚、阳虚寒凝证、血虚寒凝等证。其病位初在肌肉皮肤，与心、脾、胃、肝、肺、肾密切相关。

20

清热利湿、祛风止痒法治疗半年皮肌炎患者

彭某，女，21岁。2019年10月13日就诊。四肢乏力伴皮疹半年。患者自诉2019年4月因上高三，课业繁重，劳累患重感冒后开始出现四肢乏力，双上肢抬举受限，遇冷加重。颈前、胸腹部散在点状红疹，双手近端指间关节处皮肤色红，遇冷后颜色加深，双下肢轻微胀痛、屈曲受限，上下楼梯自觉大腿部肌肉紧不适，至当地社区医院行针灸、理疗等处理（具体不详），症状未见明显好转，于4月12日就诊于我院风湿免疫科。红细胞沉降率22 mm/h。肝功能：谷丙转氨酶134.10 IU/L，谷草转氨酶211.20 IU/L。心肌酶：肌酸激酶3809 IU/L，肌酸激酶同工酶284 IU/L，乳酸脱氢酶1132 IU/L，肌红蛋白1035 μg/L。抗环瓜氨酸肽抗体、抗核抗体、风湿全套、自身免疫全套正常。特发性炎性肌病谱：抗PL7抗体抗苏氨酰tRNA合成酶抗体（＋）。肌电图：①双正中神经感觉受损；②针极肌电检查提示上下肢肌源性损害可能。在风湿免疫科住院治疗后病情有所好转，刻下见：颈前、胸腹、双上肢散在点状红疹，伴瘙痒，脱屑，色素沉着，阳光照射后皮肤发红，燥热，怕冷，四肢冷，冬天有雷诺现象，夜间痒甚，寐欠安，余可。舌淡紫苔薄白，脉弦数。

西医诊断　皮肌炎。

中医诊断　肌痹（湿热内蕴兼风湿表证）。

治法　清热利湿，祛风止痒，散结止痛。

方药　当归拈痛汤加减：羌活、茵陈、苍术各15 g，防风、当归、知母、猪苓、泽泻、升麻、黄芩、白芷、僵蚕、白附子、蛇床子、白鲜皮各10 g，葛根、白术各20 g，甘草、苦参各5 g。7剂，每日1剂，水煎服。外洗剂：苦参、蛇床子、地肤子、苍耳子、路路通、千里光、百部各20 g。5剂，每日1剂，水煎外洗。甲泼尼龙片6 mg，每日1次。使用上述药物后，症状好转，身体红疹略减少，无再发新疹。

二诊　瘙痒减轻，皮肤发红发热，头皮痒，自觉全身皮肤干燥，纳可寐

欠佳，入睡难，二便调，月经量少，经前皮疹多，且烦躁，舌淡紫苔少，脉弦数。治以养血清热驱风法。处方：胶艾四物汤加减：阿胶6g，当归20g，艾叶、蒲黄、黄芩、川芎、白芍、牡丹皮、栀子、桃仁、红花、白鲜皮、蛇床子、僵蚕、首乌藤、大黄各10g，生地黄、白术、甘草各15g，黄连3g。7剂，每日1剂，水煎服。继续上方外洗方剂，5剂，每日1剂，水煎外洗。

三诊 内服外洗后，皮疹颜色变淡，烦躁等症好转，眠稍安，仍全身皮肤红疹发热，瘙痒，头皮痒甚，夜间瘙痒，服上方后大便稀，纳欠佳。舌淡紫苔薄白，脉细弦数。处方：上方去首乌藤，加乌梢蛇、白芷各10g。7剂，每日1剂，水煎服。继续上方外洗方剂，5剂，每日1剂，水煎外洗。半个月后随访，病症基本消除。

按语 本案为青年女患者，以四肢乏力伴皮疹为主症，明确诊断为皮肌炎（肌痹）。旷教授治疗此病时遵循"急则治其标，缓则治其本"的原则，在急性期以祛邪为主，兼以固护中焦及肾精，常用清热利湿、凉血活血的当归拈痛汤加减。肌痹发病的根本因素在于先天禀赋不足，正气亏虚，复因湿热毒邪侵袭而致病，总属虚实夹杂证。脾喜燥恶湿，湿热之邪最易伤脾碍运，使精微输布失常，不能濡养四肢肌肉，又湿性黏滞，痹阻筋脉，而致四肢无力及疼痛，疾病缠绵难愈，病久可累及肝肾。

方中羌活苦辛，透关利节而胜湿；防风甘辛，温散经络中留湿。水性润下，升麻、葛根苦辛平，味之薄者，阳中之阳，引而上行，以苦发之。白术苦甘温，和中除湿；苍术体轻浮，气力雄壮，能去皮肤腠理之湿。血壅而不流则痛，当归身辛温以散之，使气血各有所归。甘草甘温，补脾养正气，使苦药不能伤胃。仲景云：湿热相合，肢节烦痛，苦参、黄芩、知母、茵陈者，乃苦以泄之也。凡酒制药，以为因用。治湿不利小便，非其治也，猪苓甘温平，泽泻咸平，淡以渗之，又能导其留饮，甘草调合诸药。气味相合，上下分消，其湿气得以宣通矣。皮肤散在点状红疹，伴瘙痒，脱屑，色素沉着，阳光照射后皮肤发红加白鲜皮、蛇床子、白芷、僵蚕、白附子、白花蛇舌草以清热燥湿、祛风止痒、解毒；白花蛇舌草以清热解毒、活血止痛；白鲜皮清热燥湿、祛风止痒、解毒；蛇床子燥湿祛风，杀虫止痒；白芷祛风，燥湿，消肿，止痛；僵蚕息风止痉、祛风止痛、化痰散结；白附子祛风痰、解毒散结、止痛。并配外洗方，苦参清热燥湿、杀虫；蛇床子燥湿祛风、杀虫止痒；地肤子清热利湿、祛风止痒；苍耳子发散风寒、祛风湿、止痛；路路通祛风活络、利水、通经；千里光清热解毒、杀虫止痒；百部外用于杀虫、止痒。内服外调，共奏清热利湿，祛风止痒，散结止痛之效。二诊见皮肤发红发热，头皮痒，自觉全身皮肤干燥，纳可寐欠佳，入睡难，二便调，月经量少，经前皮疹多，且烦躁，舌淡紫苔少，脉弦数。治以养血清热祛风法。处方：方以胶艾四物汤加减。外邪入里化热，热毒蕴结，故见皮肤发红发热，头皮痒；风寒湿热蕴结肌肤之络，进而损伤肝、脾、肾，致脏腑经络阻滞，气血失和，脾主肌肉四肢，湿热蕴结中焦，脾为湿困，气血生化乏源，血虚生风，则肢体肌肉失于濡养，则见全身皮肤干燥、月经量少、舌淡紫苔少；热扰心神，心失所养，故见烦躁、寐欠佳，入睡难。方用四物汤补血养血，阿胶养血止血，艾叶调经止血，蒲黄止血活血，黄连、黄芩、栀子清热燥湿；"治风先治血，血行风自灭"，生地黄清热凉血，牡丹皮清热凉血，活血化瘀，地榆凉血止血；桃仁、红花活血化瘀；白术、甘草益气健脾而摄血；首乌藤养心安神、祛风、通络；生大黄清湿热、泻火、凉血、祛瘀、解毒；白鲜皮清热燥湿、祛风止痒、解毒；蛇床子燥湿祛风，杀虫止痒；僵蚕祛风止痛、化痰散结。三诊时全身皮肤红疹发热，瘙痒，头皮痒甚，夜间瘙痒。加乌梢蛇、白芷，乌梢蛇祛风湿、通经络、止痉；白芷散风除湿，此时疾病尚在表，加乌梢蛇、白芷，增强祛除在表之风湿，以达止痒之效。

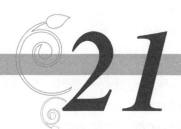

21 益气养血、温阳散寒法治疗4年未分化结缔组织病患者

付某，女，39岁。因"双手指关节疼痛、双肩疼痛反复发作4年"于2020年9月2日就诊。患者右手第一、第二近端指间关节，左手第二指关节疼痛甚，红肿，屈伸不利，天冷时明显，心悸，偶有头晕，舌苔白，脉细涩。于某医院确诊为"未分化关节炎"。实验室检查：抗环瓜氨酸肽抗体15.9 Ru/mL；余抗体阴性；ESR 65 mm/h；肝肾功能、血脂正常。

西医诊断　未分化结缔组织病，湿疹。

中医诊断 痹证（气血亏虚、寒湿痹阻证）。

治法 益气养血，温阳散寒，疏风通络。

方药 养血通痹汤加减：黄芪、白芍 15 g，当归、川芎、独活、桑寄生、牛膝、杜仲、秦艽、鳖甲、知母、姜黄、桑枝、安痛藤各 10 g，桂枝、甘草各 5 g，酸枣仁 30 g，14 剂，每日 1 剂，水煎服。用药后关节疼痛缓解，口舌生疮已愈。

二诊 服药 14 剂后关节疼痛减轻。现双手指关节及双肩关节仍稍有疼痛，遇寒冷痛明显，口舌易生疮，易饥饿，双足湿疹，舌苔白，脉细数。处方：养血通痹汤加土茯苓、山药、丹参各 15 g，茯苓、姜黄、桑枝、牛膝、杜仲、安痛藤各 10 g。14 剂，每日 1 剂，水煎服。

按语 本案为青年女患者，以全身多关节疼痛为主症，明确诊断为未分化关节炎（痹证）。旷教授临证提出，本类证候多由阳气不足，阴血亦虚，外寒入侵，凝滞经脉，以致血脉不利而成。经脉中流动之物不外乎血与气，而气可以推动血行，血可运载阳气，以温运营养四肢。今营血亏虚，四末不得濡养，如寒邪乘虚入脉，血脉流行不利，则关节疼痛、屈伸不利，天冷时明显，脉细；寒凝经脉，不通则痛，故见关节疼痛疼痛；其心悸，偶有头晕，舌苔白，为营血亏虚而有寒之象。阴血亏虚，肝肾之阴不足，筋骨失养，阴虚内热，故见关节红肿，屈伸不利。养血通痹汤乃旷教授多年临床经验方，由当归四逆汤加黄芪、威灵仙、川芎、熟地黄而成。当归四逆汤方出《伤寒论》第 351 条："手足厥寒，脉细欲绝者，当归四逆汤主之。"由当归、白芍、通草、桂枝、细辛、大枣、甘草 7 味药组成。当归四逆汤之功效，清·周扬俊曰："全以养血通脉起见。"成无己曰："此汤复阳生阴。"《医宗金鉴》曰："此方取桂枝汤君以当归者，厥阴主肝为血室也；佐细辛味极辛能达三阴，外温经而内温脏；通草其性极通，善开关节，内通窍外通营；倍加大枣，即建中加饴用甘之法。"本方养血通脉，温阳散寒之力著，更加川芎、熟地黄，有四物补血之意；加黄芪，有黄芪桂枝五物汤益气温阳、通脉行痹之力；加威灵仙善通周身之关节经络。姜黄、桑枝通络止痛，以及杜仲、酸枣仁之属，寓通于补，补而不滞，肌肤乃荣。患者伴虚热之象，鳖甲滋阴潜阳、软坚散结；知母清热泻火、滋阴润燥；牛膝逐瘀通经、补肝肾、强筋骨、引血下行；杜仲补益肝肾、强筋壮骨；酸枣仁宁心安神、养心补肝；安痛藤祛风止痛、舒筋活络。一方寓三方之效用，熔益气养血、温阳散寒、疏风通络于一炉，攻补兼施，邪正兼顾，再根据不同疼痛部位而加入相应的引经药，使药力直达病所，以取捷效。二诊时口舌易生疮，易饥饿，双足湿疹，舌苔白，脉细数。加土茯苓解毒、除湿、通利关节；茯苓利水渗湿、健脾；山药补脾养胃、生津益肺、清热解毒；丹参活血祛瘀、通经止痛、清心除烦、凉血消痈。

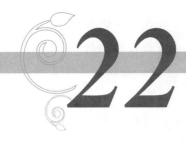

22 温阳散寒法治疗 1 年阳虚寒凝系统性硬化病患者

聂某，女，23 岁。2018 年 12 月 4 日就诊。四肢、颜面皮肤肿胀、发硬 1 年余。

患者诉夏日喜饮冷饮，吹冷空调，去年冬天发现双手皮肤变白、变紫、肿胀、发硬，症状逐渐加重，在某医院诊断为系统性硬化病。刻诊：四肢、颜面皮肤紧绷、肿胀、发硬，双手手指屈伸不利，四肢末端发凉，双手手指形如腊肠，畏寒。舌苔白，脉细涩。

西医诊断　系统性硬化病。

中医辨证　皮痹（阳虚寒凝证）。

治法　温阳散寒法。

方药　皮痹 1 号方加减：黄芪 30 g，附片、麻黄、桂枝、王不留行、白芍、白芥子、皂角刺、刺猬皮各 10 g，穿山甲、甘草、通草、吴茱萸、雪莲花各 5 g，细辛 3 g。10 剂，每日 1 剂，水煎服。

二诊　2018 年 12 月 21 日，患者诉服药后周身汗出，自觉一身轻松。双手较前红润，症状明显缓解，但四肢、颜面皮肤仍肿胀、僵硬，畏寒。舌苔白，脉细弦紧。上方加仙茅、淫羊藿各 10 g。14 剂，每日 1 剂，水煎服。

三诊　2019 年 1 月 8 日，服药后皮肤肿胀、僵硬感明显缓解，双手手指屈伸活动较前灵活，活动度增大。但自觉双手示指尖端疼痛，按之痛甚，畏风寒，自汗出。舌苔白，脉细弦紧。上方加白芷、白术、防风各 10 g。14 剂，每日 1 剂，水煎服。

四诊 2019年1月20日，服药后症状继续缓解，但晨起感觉四肢末梢肿胀明显，触其手指皮肤较前明显柔软，手心汗出，自诉体重增加，面色较前润泽。舌苔白，齿痕，脉细弦。皮痹1号方加浮小麦30 g，苍术10 g。14剂，每日1剂，水煎服。1个月后随访，病症明显缓解。

按语 本案为青年女性患者，首诊时四肢、颜面皮肤紧绷、肿胀、发硬，手指屈伸不利，四肢末端发凉，双手手指形如腊肠，舌苔白，脉细涩，是为阳虚寒凝之征，旷教授以温阳散寒为治法，拟皮痹1号方加减，该方由麻黄附子细辛汤合黄芪桂枝五物汤加王不留行、穿山甲、白芥子、皂角刺、刺猬皮而成，全方温阳、益气、活血、祛痰兼顾。二诊，患者周身汗出，自觉一身轻松，但仍觉畏寒。效不更方，继续温阳散寒为法，更在前方的基础上加仙茅、淫羊藿温肾助阳。三诊时皮肤肿胀、僵硬感明显缓解，双手手指屈伸活动较前灵活，活动度增大。但畏风寒，自汗出，双手示指尖端疼痛，旷教授考虑此为里阳已温，表阳未固，加白术、防风，合原方中黄芪益气固表。四诊时患者触其手指皮肤较前明显柔软，面色较前润泽，自汗止，但手心汗出，晨起感觉四肢末梢肿胀明显，以皮痹1号方加苍术燥湿以消肿，加浮小麦以敛阴止汗。且四肢、颜面皮肤柔软，活动灵活，月经已至，疾病向愈，继续巩固治疗。嘱其切勿贪凉饮冷，注意防寒保暖。皮痹患者，追问其病史，多有喜贪凉饮冷、吹冷空调等生活习惯，故临床以寒湿多见，其病情顽固，病程长，多夹瘀血、痰浊为患，旷教授临证之时注意兼顾，多有效验。

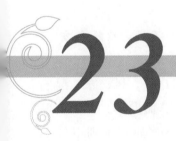

23 温经通络法治疗1年寒湿凝滞系统性硬化病患者

宋某，女，45岁。2018年7月25日首诊。全身皮肤变硬2年余，咳嗽10余日。

患者2016年7月开始无明显诱因出现全身皮肤肿胀、变硬，反复咳嗽、咳痰，咳白色黏痰，难咳出，于我院风湿免疫科就诊，完善相关检查，考虑

"系统性硬化病，支气管扩张并感染"，在风湿免疫科住院治疗后病情好转出院。定期门诊复诊。刻下见：双上肢已有痛感，皮肤紧绷好转，咳嗽，咳白色黏痰，偶有头晕，汗出，纳食欠佳，睡眠欠佳，难入睡，二便可，口干，舌苔白腻，脉细弦。实验室检查：血常规（－）；红细胞沉降率 16 mm/h；CRP、免疫全套（－）；补体 C3 82.4 ng/dL；尿常规示隐血试验（＋）；肝肾功能（－）；尿素（－）；乳酸脱氢酶 251.6 IU/L。

西医诊断 系统性硬化病。

中医辨证 皮痹（寒湿凝滞证）。

治法 温经通络，散寒祛湿。

方药 皮痹1号方（黄芪30 g，附片、麻黄、桂枝、王不留行、白芍、白芥子、皂角刺、刺猬皮各10 g，穿山甲、甘草各5 g，细辛3 g）加姜黄、桑枝、僵蚕、当归各10 g，白芷20 g。14剂，每日1剂，水煎服。

二诊 2020年8月12日，患者诉服药后自觉颈项部皮肤紧绷较前明显减轻，双手、左胸前皮肤偶有发麻，颈部、头面部闷胀不适，偶头晕，咽部不适，咳嗽，咳白痰，寐欠安，纳食可，二便调。舌苔白稍腻，脉细弦。上方去白芷，加杏仁、地龙各10 g，川贝母6 g。18剂，每日1剂，水煎服。

三诊 2020年8月31日，患者皮肤弹性已增强，觉咽喉梗阻，咽干欲饮，气促，易上火，咳嗽，咳白黏痰，纳少，大便少。舌苔黄腻，脉细数。处方：沙参麦冬汤（北沙参、冬桑叶各10 g，玉竹、麦冬、白扁豆、天花粉各10 g，生甘草5 g），加甘草3 g，杏仁、栀子、射干、桔梗、白芥子、地龙各10 g，川贝母、麻黄各6 g。16剂，每日1剂，水煎服。

四诊 患者诉全身皮肤紧绷感明显减轻，关节疼痛不显，续服上方10剂巩固疗效，随访半年，病情平稳。

按语 本案患者为农村中年女性，常年耕作于田间户外，风、寒、湿三气侵袭，阻遏脉络，气血凝滞，痹阻不通，肌肤失于温养而发病。首诊表现为全身皮肤肿胀、变硬，双上肢有痛感，皮肤紧绷，本病属正虚则卫气不固，腠理不密，又外受风寒湿邪，正邪相争，搏结于经络，致经络不通，气血凝涩，则发为皮痹。《素问·痹论》指出"风寒湿三气"是痹证发生的主要病因，故旷教授提出扶正祛邪是系统性硬化症的基本治疗原则，本病治以祛风除湿，通络止痛，处方予以皮痹1号方温经散寒，加姜黄、桑枝通络止痛，以及僵蚕、地龙之属，寓通于补，补而不滞，肌肤乃荣。寒为阴邪，其性凝滞、收引，风为阳邪，易袭阳位，故起病于人体上部手指和面部，逐渐累及上肢、胸腹部，部分可在数月内累及全身皮肤，而二诊时患者颈项部皮肤紧绷较前明显减轻，双手、左胸前皮肤偶有发麻，故去白芷祛风散寒、燥湿止痛，咳嗽，咳白痰明显，加用杏仁、川贝母止咳化痰，地龙止喘止咳、通络止痛。三诊时患者皮肤表现明显改善，当下咽干欲饮，易上火等一派阴虚之象，旷教授提出注重分期论治，处以沙参麦冬汤达清养肺胃、生津润燥之效。可见诸药合用，阴阳气血通调，皮肤紧绷缓解，临床取得较好的疗效。

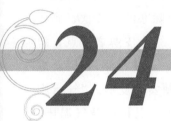

温运气血法治疗 5 年血瘀痰阻系统性硬化病患者

朱某，女，64 岁。2019 年 7 月 25 日首诊。全身皮肤发硬，色晦暗，瘙痒反复发作半年余。

患者自诉全身皮肤发硬，紧绷，色晦暗，伴皮肤瘙痒，脱皮，伴四肢稍肿，无汗出，纳食欠佳，睡眠欠佳，难入睡，小便黄，大便可，伴口苦。舌苔白腻，脉涩。专科检查：面具脸，腊肠指，关节挛缩。腹、背皮肤成片白斑点。检查结果：抗核抗体 1：160（颗粒型）（＋）；抗 Scl-70 抗体（＋）；尿常规（－）；肺 CT 示肺间质病变。

西医诊断　系统性硬化病。

中医诊断　皮痹（寒湿凝滞，血瘀痰阻证）。

治法　温运气血，和血通痹。

方药　皮痹 1 号方加减：附片、麻黄、白芍、皂角刺各 10 g，穿山甲、甘草各 5 g，细辛 3 g，黄芪 45 g，桂枝、刺猬皮、王不留行、白芥子各 10 g。7 剂，每日 1 剂，水煎服。

二诊　2019 年 8 月 3 日，服药后症状较前好转，仍全身皮肤变硬，色暗，伴瘙痒，四肢远端肌肤稍有浮肿，纳寐可，二便调。舌苔白，脉细涩。处方：上方加白鲜皮、僵蚕各 10 g。14 剂，每日 1 剂，水煎服。

三诊 2019 年 8 月 19 日服方后病情稍好转，现仍全身皮肤紧绷，变硬，瘙痒，全身皮肤色暗，四肢末端发凉，浮肿，屈伸行走不便，口苦不干，纳可，夜寐欠安，二便调，恶心。舌苔白，脉细促。处方：上方加苍术、藿香各 10 g。14 剂，每日 1 剂，水煎服。服药后恶心缓解，四肢发凉浮肿好转。

按语 本案患者青年女性患者，感受风湿日久，寒湿凝滞，以全身皮肤僵硬发紧，色晦暗、瘙痒为主症，明确诊断为系统性硬化病（皮痹）。首诊时全身皮肤发硬，紧绷，色晦暗，伴皮肤瘙痒，脱皮，伴四肢末端发凉，双手手指形如腊肠，面具脸，舌苔白腻，脉涩，是为血瘀痰阻之征，旷教授认为该患者痹病持久不愈，显然是凝寒客居于经络脉道之中，气血不得流通，经脉络道通畅，治疗以温运气血为基本法则，推动或化除寒湿、痰饮、瘀血等阻滞，恢复经脉气血的通畅，故拟皮痹 1 号方加减。结合皮痹之特点，痹"在于皮则寒""血凝于肤为痹""遍身黑色，肌体如木，皮肤粗涩"，因血虚感寒、寒凝血瘀，终致脉道不通，肌肤失养而干枯变硬发为皮痹。"气行则血行，气寒则血凝"，故旷教授善重用黄芪，有黄芪桂枝五物汤益气温阳，通脉行痹之力。寒性凝滞，常兼瘀血为患，加王不留行祛瘀而不伤正；疾病日久则考虑痰浊瘀结之证，加白芥子除"皮里膜外"之顽痰。二诊时全身皮肤变硬较前好转，色暗，继续予以上方，即麻黄附子细辛汤温补阳气、解表散寒，合黄芪桂枝五物汤益气温经，和血通痹。两方相合，调和营卫，邪正兼顾。此外，旷教授运用"取类比象"的中医传统思想"以皮治皮"李时珍在《本草纲目》中提到："治胃以胃，以心归心，以血当血，以骨入骨，以髓补髓，以皮治皮。"旷教授临床善用刺猬皮、蝉蜕、白鲜皮等皮类药物治疗皮痹。三诊时病情好转，但伴有恶心不适，旷教授临证提出，此因遇寒湿困遏脾胃，可酌情加苍术、藿香化湿和胃。本医案灵活运用"攻""补""通"三法，针对不同病因病机、病变发展时期，把握扶正与祛邪之法，故疗效甚佳。

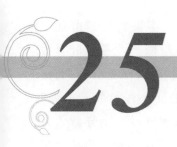

温补脾肾法治疗风湿病合并慢性肾病患者

案　一

何某某，女，54岁。2011年9月19日就诊。四肢关节疼痛伴肿胀间发6年余，加重伴疼痛1个月余。

患者6年前无明显诱因出现四肢疼痛，遇风寒尤甚，伴四肢间发凹陷性水肿，当时查肾功能，尿常规正常，红细胞沉降率增快，诊为"痹症"，予双氯芬酸钠缓释片口服后疼痛可缓解，但水肿反复发作，未系统诊治。1个月前雨淋后四肢水肿加重并出现四肢关节游走性疼痛，乏力，无晨僵，口稍干不苦，稍有腹胀，纳食一般，寐尚可，小便量少，大便可。舌淡红，苔白微腻，脉沉滑细。外院查血压130/90 mmHg。实验室检查：风湿全套（－）；肾功能示尿酸446 mol/L；红细胞沉降率76 mm/h；尿常规示尿蛋白（＋），镜检及细胞（－），双下肢按之凹陷。

中医诊断　痹证，水肿（寒湿水肿证）。

治法　温补脾肾，祛湿消肿。

方药　济肾利水汤加味：制附片（先煎久煎）、泽泻、苍术、陈皮、地龙各10 g，山茱萸、牛膝、车前子各15 g，山药、薏苡仁各30 g，牵牛子、全蝎各3 g，白术、忍冬藤各20 g，黄芪50 g，7剂，每日1剂水煎，分2次服。

二诊　药后患者四肢浮肿明显好转，疼痛减轻，小便较前增多，腰部酸痛，自觉身冷乏力较前有所改善，纳可，大便调。舌淡红，舌苔白腻，脉沉细。方用实脾饮加味：党参、木瓜、牛膝、车前子、杜仲各15 g，炒白术、草豆蔻、制附片（先煎久煎）、厚朴、草薢、地龙各10 g，干姜6 g，黄芪50 g，土茯苓30 g。14剂，每日1剂，水煎，分2次服。随访水肿未作，查尿常规蛋白（±），红细胞沉降率22 mm/h，肾功能示尿酸389 μmol/L。嘱服用正清风痛宁缓释片和肾炎康复片善后。

按语　风湿性疾病作为免疫机制紊乱所致疾病，不仅影响关节筋骨的功能，还可影响诸如心、肝、脾、肺、肾等多脏器功能。本案首发"痹症"，乃风寒湿杂致，关节筋骨发病，但损及脾肾，加之年龄因素，考虑肝肾亏虚，同时鉴于"肝主疏泄""肾主骨主水"的理论基础，故需注重肝肾调补。"脾主运化"，功能失调则可导致水湿内停，正如《素问·经脉别论》曰："饮入于胃，游溢精气，上输于脾，脾气散精……"故脾气亏虚则导致水谷精微运化失职，作为水谷精微一部分的"蛋白"就会从尿中漏出，形成"蛋白尿"。一诊患者四肢游走疼痛，乏力，舌苔白微腻，脉沉滑细，有较明显阳气不足，水湿内停表现，故以经验方"济肾利水方"温补肝脾肾，祛湿消肿。二诊虽有改善，但腰酸痛，苔白微腻，脉沉细，表象减轻，本质暴露，及时采用燥湿运脾，温阳利水之法，而非专注通利，徒伤阳气，致病情反复，迁延不愈。同时，两诊均注意到对于"痹症"的治疗，贯穿了"通则不痛""荣则不痛"的理论基础，加入虫类药物和补益药达到了络通痛止的作用。

案　二

张某某，女，47 岁。于 2019 年 10 月 21 日就诊。右膝腕反复胀痛 3 个月，伴双下肢轻度浮肿 1 周。

患者 3 个月前无明显诱因感右膝腕胀痛，未予头重视，逐渐加重，烦躁，口干喜热饮，乏力，腰膝酸软，脱发，口腔溃疡，伴双下肢轻度浮肿，月经色暗红，量少，夹有血块，大便干，小便可。体格检查发现其右侧膝腕关节无红肿，但有压痛，双下肢轻度浮肿，舌暗红，苔少，脉弦细。血常规：白细胞 3.8×10^9/L，红细胞 3.26×10^{12}/L，血红蛋白 119 g/L，血小板计数 106×10^9/L。尿常规：尿蛋白（＋＋），隐血试验（＋＋）。尿隐血试验（＋＋），凝血常规正常。生化检查：球蛋白 34.2 g/L，清蛋白 31.6 g/L，肌酐 91 μmol/L，尿素氮 7.47 mmol/L。风湿全套：ESR 76 mm/h，RF 8 IU/mL，CRP 11 mg/dL。抗核抗体（＋），抗 dsDNA（＋），抗 Sm（＋），补体 C3 0.4 g/L。

西医诊断　狼疮性肾炎。

中医诊断　痹证，肾痨（肝肾不足，阴阳互损，经络痹阻证）。

治法　滋补肾阴，佐以温阳，通络止痛。

方药　独步汤加减：独活、熟地黄、泽泻、淫羊藿、丹参各 10 g，桑寄生、大枣、茯苓、骨碎补各 15 g，细辛、三七（冲兑）各 3 g，川芎、桂枝各 6 g，白芍 20 g，山药 30 g，黄芪 50 g。14 剂，每日 1 剂，分早晚 2 次温服。同时予醋酸泼尼松片 30 mg，每日 1 次。

二诊 2019 年 11 月 7 日，诉右膝胀痛明显减轻，稍口干，但口腔溃疡已消，双下肢已无明显浮肿，大便稍干，小便淡黄，舌暗，苔薄，脉细。中药原方去泽泻、细辛，加制何首乌 15 g，28 剂，每日 1 剂，分早晚 2 次温服。西药维持原方案。

三诊 2019 年 12 月 7 日，患者诸症悉除，复查化验回报，24 小时尿蛋白定量 0.21 g。ESR 20 mm/h，抗 dsDNA（－），补体 C3、C4（－）。中药予以黄芪、金樱子、制何首乌、山药各 20 g，熟地黄、山茱萸各 15 g，枸杞子、菟丝子、茯苓、淫羊藿各 10 g，三七（冲兑）3 g，巴戟天 5 g。30 剂，每日 1 剂，分早晚 2 次温服。醋酸泼尼松片减至 20 mg，每日 1 次。

按语 本案患者较为典型，符合狼疮性肾炎诊断标准，中医诊断为痹证肾痨。其年近更年，肝肾亏虚，阴阳互损，经络痹阻，故见一系列肝肾亏虚症状，中药为天然药物，符合"天人合一"规律，对人体毒副作用较少。辨证组方施药能有效改善症状。本案患者一诊辨为肝肾亏虚，阴阳互损，经络痹阻，中药予以滋养肝肾，阴阳兼顾的独步汤为基础方，温养而不伤阴，通络而不泄阳；二诊患者肿胀减轻，尿蛋白减少，故原方去泽泻、细辛，但加首乌滋养先天之本；三诊则各项指标基本正常，症状消除，中药以培本为主。整个治疗过程充分体现了病证结合，整体辨证，分期组方，使机体达到"阴平阳秘"，气血阴阳得以平衡。

案　　三

刘某某，男，56 岁。2020 年 6 月 9 日就诊。反复皮肤紫癜，伴肘膝疼痛，小便泡沫多 3 年。

患者自 2017 年 4 月起无明显诱因四肢出现大小不等紫癜，大如铜钱，小如针尖，此起彼伏，稍受凉即发，紫癜色暗，伴肘膝间疼痛，腰部酸软乏力，时觉胀痛，小便颜色较深，伴大量泡沫，小便量可，畏寒喜暖，着衣多于常人，头晕，口淡，食纳不佳，饮水较多，大便先干后稀。于外院以泼尼松口服 60 mg，每日 1 次，8 周后渐减，现以 5 mg，每日 1 次维持。体格检查：血压 160/100 mmHg，腹部移动性浊音（－），双下肢轻度凹陷性水肿。

舌淡白，边有齿痕，苔白，脉细涩。血常规示血红蛋白 9 g/L。尿常规：隐血试验（＋＋），镜检红细胞（＋）/HP，尿蛋白（＋＋＋），24 小时尿蛋白总量 4.0 g。肾功能：肌酐 170 μmol/L，尿素氮 11 mmol/L。

西医诊断　慢性肾功能不全。

中医诊断　血证（肌衄、尿血）、水肿（阴水）（外邪入里，痰瘀阻络，脾肾亏虚证）。

治法　温阳益肾，活血化瘀，兼清湿热，祛风邪。

方药　消风散合参芪地黄汤加减。处方：荆芥、防风、蝉蜕、川芎、苦参、山茱萸、牡丹皮、泽兰各 10 g，当归、党参、熟地黄、茯苓、泽泻各 15 g，山药 20 g，黄芪、薏苡仁各 30 g，制附片 6 g。上方服 7 剂，每日 1 剂，分早晚 2 次温服。

二诊　患者服药后水肿明显减轻，尿中泡沫减少，四肢紫癜无新发，但仍感畏寒，舌淡，边有齿痕，苔薄白，脉细涩。嘱原方去荆芥、防风、苦参，再服 14 剂，每日 1 剂，分早晚 2 次温服。

三诊　患者水肿消退，尿中泡沫不明显，四肢紫癜尽消，已无畏寒，但感乏力，舌淡，苔薄白，脉细。小便化验正常，血肌酐 101 μmol/L，嘱前方去泽泻、薏苡仁、附片，14 剂，每日 1 剂，分早晚 2 次温服，并口服金匮肾气丸、补中益气丸各半 9 g，每日 3 次，长期口服。随访 2 年，未见复发，多次复查尿常规，肾功能均无异常。

按语　旷教授在临床中观察，本病初则感受风湿热之邪，正邪相搏，毒热伤络，迫血妄行，血溢于脉外，渗于肌肤发为紫斑，循经下侵于膀胱，损伤脉络，则为尿血，血热搏结，灼伤阴血，离经之血化为瘀血，滞于脉中之血者亦化为瘀血，日久不愈，又耗伤气血，损及脾肾，而热邪未去，正气已伤之虚实夹杂证，故初起病为风湿热袭表灼血，中期为血分湿热灼伤津血化为瘀血，后期为气阴两虚，脾肾不足，湿热之邪蕴结。纵观全程，外邪、风湿夹热是重要的致病因素。瘀血为气阴亏虚，脾肾不足而使外邪侵袭所致之病理产物。故初期祛风清热利湿，祛邪以扶正；中期疏风利湿，凉血化斑，兼疏风利湿。因消风散可祛风清热，将原方化加减，初期重用祛邪药，中期祛邪扶正并用，后期重以扶正，兼以驱邪，故疗效显著。方中防风、荆芥、蝉蜕、祛风清热，荆芥更可止血。紫癜斑疹鲜红，突发或时隐时现，类似于中医之"风"，这种表现往往贯穿患病全程，故以防风、荆芥、蝉蜕一类祛风药以祛风邪。苦参一药，清热燥湿，李时珍曰："热生风，湿生虫，故能治风杀虫。"当归可补血，活血，用于各种血虚血滞。《景岳全书·本草正》曰："当归，其味甘而重，故专能补血，其气轻而辛，故又能行血，补中有动，行中有补，诚血中气药，亦血中之圣药也。"川芎活血行气，祛风止痛，《本草汇言》曰："芎穷，上行头目，下调经水，中开郁结，血中气经，尝为当归所使，非第治血有功，而治气亦神验也，味辛性阳，气善走窜而无阴凝粘滞之态，虽入血分，又能去一切风，调一切气。"以上 6 味药为基本方共奏养血活血、祛风解表、清热利湿，祛邪而不伤正，扶正而不留邪之功；合用参芪地黄汤侧重健脾益肾而不忘活血祛风，清热燥湿。

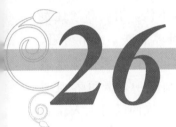

养血通络汤治愈糖尿病周围神经病变迁延 8 年患者

吴某某，女，40 岁。因"手足麻木刺痛反复 8 年，腹泻 10 余日"于 2018 年 6 月 22 日就诊。

患者 8 年前始发手足麻木刺痛，当时诊为"糖尿病周围神经病变"，曾服用甲钴胺、维生素 B_1 片，疗效不佳，一直间断发作。10 余日前因进食瓜果出现腹泻，水泄为主，每日 4～5 次。腹部偶感疼痛，喜温喜按，乏力倦怠，伴双脚疱疹溃烂，双手起小水疱，全身红疹反复发作，抚之碍手，睡眠欠佳，纳欠佳，小便清，舌淡胖，苔薄白，脉细涩。

西医诊断 糖尿病周围神经病变。

中医诊断 消渴痹病，泄泻（脾胃虚寒，血虚痹阻证）。

治法 健脾祛湿，养血通痹。

方药 养血通络汤加减：当归、赤芍、红花、白芥子、藿香、厚朴、徐长卿、白鲜皮各 10 g，山药、黄芪各 30 g，茯苓、牛膝、杜仲各 15 g，川芎、姜黄、桑枝各 6 g，苍术 12 g。14 剂，每日 1 剂，水煎，分 2 次服。同时服用甲钴胺片，每次 0.5 g，每日 3 次；硫辛酸胶囊，每次 0.6 g，每日 1 次。

二诊 自行在服上方 3 周后，停药 3 周。自诉服上方，手足麻木刺痛感有所缓解，但仍间断腹泻，偶腹部胀痛，畏冷，双脚疱疹溃烂好转，双手仍易起水疱。纳寐可。舌淡胖，苔白腻，脉细涩。肠镜示肠黏膜炎症性改变。大便常规（一）：黄稀便。方选养血通络汤合附子理中汤加减：当归、赤芍、红花、白芥子、白参、炙甘草各 10 g，山药、黄芪、土茯苓各 30 g，茯苓、牛膝、白术、败酱草各 15 g，川芎、姜黄、桑枝各 6 g，制附片（先煎久煎）9 g，黄连 5 g。14 剂，每日 1 剂，水煎，分 2 次服。西药维持。随访患者未再腹泻，手足创面复原，麻木刺痛感明显减轻。

按语 本案重点在于糖尿患者周围神经病变伴腹泻的治疗。糖尿病周围神经病变是糖尿病常见并发症之一，也是困扰患者的严重症状之一，临床疗效不佳。而肠炎也是糖尿病并发症之一，血糖长期控制不佳，引起高渗性腹泻，并发肠炎。从中医角度来看，本案属于长期血虚补养肌肤，血络痹阻，致使手足麻木刺痛，同时也不是典型的阴虚内热之消渴，反而一派阳虚水盛的表现。水湿盛首诊用养血通络加减汤健脾祛湿，养血通痹，既可养血通络，缓解肌肤麻木刺痛，又可健脾祛湿而止泻；加厚朴行气的同时加入藿香芳香宣化，提壶揭盖利于止泻。再加西药营养神经，有助于其周围神经损伤的恢复。《伤寒论》："病痰饮者，当以温药和之。"既然健脾祛湿疗效欠效，当从温化水湿入手，故二诊合用附子理中汤温化水湿。仍沿用西药营养神经，故随访手足麻木刺痛感缓解，腹泻未作。

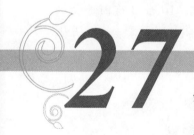

27

清热利湿法治疗 3 年结缔组织病患者

文某，男，28 岁。因"全身关节游走性疼痛 3 年余"于 2019 年 10 月 27 日就诊。患者自诉 3 年前患者因感冒后，逐渐出现双腕、双膝、双踝关节游走性疼痛，红肿伴皮温升高。纳寐可，小便调，大便时溏。口干，时有心慌。口舌生疮，颜面痤疮。舌红苔黄，脉细数。外院检查：肝肾功能（一），RF（一），CRP（一）ASO（＋），ESR 25 mm/h；心脏彩超示二、三尖瓣轻度反流。

西医诊断 结缔组织病；口疮；痤疮。

中医诊断 痹证（风湿热痹证）。

治法 清热利湿，疏风止痛，益气和血。

方药 当归拈痛汤加减：羌活、茵陈、白术、土茯苓、草薢各15 g，防风、苍术、当归、知母、猪苓、泽泻、升麻、黄芩、乳香、没药、忍冬藤各10 g，葛根20 g，苦参、甘草各5 g。10剂，每日1剂，水煎服。

二诊 服药10剂后，关节疼痛减轻，口疮已消。目下仍双腕、双膝关节稍疼痛，屈伸不利。纳可，口苦，小便黄，大便溏，双目迎风流泪。舌苔白，脉细涩。在上方基础上去乳香、没药，加白花蛇舌草15 g，白僵蚕10 g。14剂，每日1剂，水煎服。加湿热痹片4片，每日3次。

三诊 服药后，上症稍微减轻。目下双膝关节仍疼痛，上下蹲时明显，关节仍屈伸不利。纳可，口和，双目仍迎风流泪。右腕关节微红而灼热。舌红苔白，脉细弦。处方：当归拈痛汤加姜黄、桑枝、蒺藜各10 g。14剂，每日1剂，水煎服。

四诊 服药14剂后，目下右肩、双腕关节仍疼痛，关节作响。身畏寒。纳可，颜面仍有红疹。舌苔白，脉细弦。处方：羌活胜湿汤（羌活、蔓荆子、川芎、藁本、防风各10 g，独活15 g，甘草5 g）加姜黄、桑枝、白鲜皮、白僵蚕、白芷、威灵仙、骨碎补各10 g，土茯苓15 g。7剂，每日1剂，水煎服。

按语 本案为青年男患者，以全身多关节疼痛为主症，明确诊断为结缔组织病（痹证）。旷教授治疗此病时遵循"标本同治"的原则。患者3年前患者因感冒后发病，素体亏虚，湿热相搏，复外感风邪；或由于素体亏虚，脾虚失运，湿蕴日久化热所致。湿热相搏，外感风邪，风邪是"六淫"之首，《黄帝内经》就记载有"风为百病之长"，风性善行数变，有升发向上、向外促使腠理（肌肤）疏泄张开、易袭阳位等特性，湿热流注关节，故见双腕、双膝、双踝关节游走性疼痛；风湿阻滞经络，影响经气运行，郁积化热，留滞肌肉、筋脉、关节，从而使关节局部产生红肿伴皮温升高、舌红苔黄、脉细数等；湿热蕴结于中焦脾胃，运化功能失调，毒邪不得外泄，故湿热蕴郁于上，导致血肉腐败，口舌生疮，颜面痤疮，口干；患者中气亏虚，湿困与脾，湿热相蒸，热扰心神，则见时有心慌；湿热壅滞大肠，传导失职，则见大便时溏。该方以苦辛温之羌活与苦微寒之茵陈用量较重，共为君药，羌活祛风燥湿，善疗关节疼痛而走上走表；茵陈清利湿热，而走下走里，两药配伍，寒热并用，表里同治，上下共疗，可谓宗"湿淫于内，治以苦热"之旨而用药者也。经曰："治湿不利小便，非其治也。"故用猪苓、泽泻淡渗利湿，导湿下行；并用黄芩、苦参、知母清热燥湿，配合淡渗利湿之猪苓、泽泻使湿去热孤，热清湿解，而解除湿热胶结之势；防风、升麻、葛根既能散风解表，取"风可胜湿"之意，又可引脾胃清阳之气上升，又有"升清除湿"之旨，并助羌活发散肌表之风湿，以上诸药相合共为臣药，可谓方中祛邪之中坚力量。苍术、白术健脾燥湿，使湿邪得以芳化，并防寒凉害胃；当归益气养血、扶正祛邪，以防燥湿、利湿诸品伤及气血，使以甘草调和诸药，并配合苓、术等药以益气健脾。加乳香、没药消肿止痛；土茯苓解毒、除湿、通利关节；萆薢祛风，利湿；忍冬藤清热解毒，疏风通络。此方合风药胜湿，健脾燥湿，升阳化湿，淡渗利湿，清热燥湿诸法于一贯，融上中下分消湿热法，表里分消湿热法为一体，诸法合用，以期除湿之力合而为功，诸法之中，尤以利湿清热法为主，以期湿去热孤，热清湿解，该方苦辛并用，升降同调，攻补兼施，分消湿热，共奏利湿清热，疏风散邪之功。由此可见当归拈痛汤配伍甚是精妙，既使湿热之邪无藏身之所，无滋生之地；又使正气固护，经脉和畅，如是立法，可使邪去而正安。综观全方，虽无行气止痛之品，其止痛效果正如其方名使疼痛拈而去之，究其因有三：一是该方使湿热从上下内外分消，而除致痛之因；二是可能方中用羌活、防风祛风胜湿与当归活血通滞配伍增强了止痛之力；三是当归拈痛汤既针对局部病变用药，又兼顾体内气血阴阳。如是标本同治，效果甚佳，清·张石顽盛赞此方为"湿热疼痛之圣方"。二诊时仍双腕、双膝关节部位稍疼痛，屈伸不利，口苦，小便黄，大便溏，双目迎风流泪。舌苔白，脉细涩。上方去乳香、没药，加白花蛇舌草清热、利湿、解毒；白僵蚕，祛风化痰散结。三诊目下双膝关节仍疼痛，上下蹲时明显，关节仍屈伸不利。双目仍迎风流泪。右腕关节微红而灼热。舌红苔白，脉细弦。腰部、颜面痤疮瘙痒。当归拈痛汤加姜黄、桑枝通络止痛；蒺藜平肝潜阳、祛风止痒、散结祛瘀。四诊颜面、腰部痒疹减少。右肩、双腕关节仍疼痛，关节作响。身畏寒。纳可，颜面仍有红疹。舌苔白，脉细弦。羌活胜湿汤主治风湿在表之痹证。其证多由汗出当风，或久居湿地，风湿之邪侵袭肌表所致。风湿之邪客于太阳经脉，经气不畅，致头痛身重或腰脊疼痛、难以转侧。风湿在表，宜从汗解，故以祛风胜湿为法。方中羌活、独活共为君药，二者皆为辛苦温燥之品，其辛散祛风，味苦燥湿，性温散寒，故皆可祛风除湿、通利关节。其中羌活善祛上部风湿，独活善祛下部风湿，威灵仙善通周身之关节经络；三药相合，能散一身上下之风湿，通利关节而止痹痛。臣以姜黄、桑枝通络止痛；土茯苓解毒、除湿、通利关节；防风、藁本、白芷，入太阳经，祛风胜湿，且善止头痛。佐以川芎活血行气，祛风止痛；蔓荆子祛风止痛；白鲜皮清热燥湿、祛风止痒、解毒；白僵蚕祛风化痰散结；骨碎补补肾强骨、续伤止痛；使以甘草调和诸药。综合全方，以辛苦温散之品为主组方，共奏祛风胜湿之效，使客于肌表之风湿随汗而解。

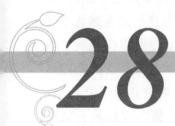

28

清肝滋阴汤治疗 2 年干燥综合征患者

张某某，女，50 岁，2019 年 2 月 20 日初诊。反复口干眼干、口舌生疮 2 年余。

患者 2 年多前开始出现口干眼干、口舌生疮，反复发作并加重，曾于 2018 年在某医院先后 2 次住院治疗，诊断为干燥综合征、继发肺间质性病变。先后给予沙利度胺、羟氯喹、环磷酰胺、白芍总苷胶囊、乙酰半胱氨酸泡腾片等治疗，坚持服药，患者症状无明显缓解。为求中医治疗就诊于旷教授门诊时有口干、眼干、口舌生疮，烤火、食辛辣之品后口舌生疮加重，吞咽困难，需进软食或饮水帮助吞咽食物，口干口苦，口臭，双目干涩而痒，全身皮肤瘙痒，大便时干时稀，舌红少苔，脉弦数。抗 ENA：RNP（＋＋＋），SSA（＋＋＋），RO-52（＋＋＋），ANA 1：320；ESR 65 mm/h，CRP 1.28 mg/L；抗 CCP 正常；免疫球蛋白：IgG 36.8 g/L，IgA 4.53 g/L，IgM 2.09 g/L，IgE 139.5 g/L。肺部 CT：①双肺弥漫性间质病变；考虑结缔组织疾病可能性大；②纵隔淋巴结肿大；③甲状腺弥漫性增大并钙化。

西医诊断 干燥综合征、继发肺间质性病变。

中医诊断 燥痹（肝胆湿热，热盛津伤证）。

治法 清热利湿，润燥生津。

方药 清肝滋阴汤：龙胆、栀子、黄芩、柴胡、生地黄、木通、当归、泽泻、白鲜皮、青黛、青蒿、藿香各10 g，车前草、蛇床子、土茯苓各15 g，甘草5 g。14剂，每日1剂，水煎，分2次服。服药14剂后，

二诊 双目干涩、干痒，皮肤瘙痒减轻。仍有口干、口臭、口舌生疮，吃辛辣食物后口疮加重，纳少，二便调，舌红，舌苔黄，脉弦数。前方去蛇床子，加黄连5 g，板蓝根15 g。14剂，复诊口臭口干减轻。

按语 旷教授认为气血阴津亏虚是本病的主要病机，燥热为本病之标，本案患者素体肝肾阴精亏虚，感受燥邪，积热酿毒，灼伤津液，化燥而成。故用清肝滋阴汤加减，方中龙胆善泻肝胆之实火，并能清下焦之湿热为君，黄芩、栀子、柴胡苦寒泻火，车前草、木通、泽泻清利湿热，使湿热从小便而解，均为臣药；肝为藏血之脏，肝经有热则易伤阴血，故佐以生地黄、当归养血益阴；甘草调和诸药为使。配合成方，共奏泻肝胆实火，清肝经湿热之功。白鲜皮、青黛、青蒿、蛇床子、土茯苓、藿香共取清热燥湿之功效。标本兼治，治以清热利湿，润燥生津。二诊干涩好转，瘙痒减轻故去蛇床子，口干、口臭、口疮为心火旺盛，加黄连清心火，板蓝根清热凉血。方药切证，疗效显著。

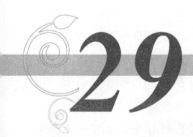

29 滋阴疏肝法治疗10年干燥综合征患者

李某某，女，35岁。2018年3月28日初诊。确诊干燥综合征10年余，发现肾功能不全1年余。患者10余年前因眼干、口干于某医院就诊，确诊干燥综合征，长期口服"甲泼尼龙、来氟米特、硫酸羟氯喹片、骨化三醇、百令胶囊"，病情控制一般。仍有口干眼干，双下肢浮肿，求治于旷教授门诊。症见：口干、眼干，久坐后双下肢浮肿，神疲乏力，偶有头晕，纳寐一般，小便次数多，大便调，月经量少。舌尖红，苔白，脉细数。实验室检

查：抗 SSA、SSB 抗体（＋）；类风湿因子 41.9 IU/mL；红细胞沉降率 27 mm/h；肌酐 132 μmol/L。

西医诊断 干燥综合征；肾功能不全。

中医诊断 燥痹（肝肾阴虚证）。

治法 滋阴疏肝。

方药 滋阴疏肝汤：北沙参、麦冬、当归、生地黄、川楝子、玉竹、天花粉、石斛、菊花、西洋参、牛膝、车前子、大腹皮各 10 g，枸杞子 15 g。14 剂，每日 1 剂，水煎服，分 2 次温服。配合予养阴膏滋阴而效。患者服用后神疲乏力减轻，月经量增多。

按语 燥痹以肝肾阴虚证最为常见，肝肾阴精亏虚，精血不足，不能濡养脏腑、四肢，日久阴虚热盛，煎灼阴津，清窍失养，灼伤皮肤黏膜，故见口干、眼干，肢体浮肿。本案方用一贯煎，方中生地黄滋阴养血以补肝肾为君；沙参、麦冬、当归、枸杞子配合君药滋阴养血生津以柔肝为臣；更用少量川楝子疏泄肝气为佐使；玉竹、天花粉、石斛、西洋参养阴生津，菊花清热平肝，牛膝补肝肾，车前子、大腹皮清热利尿渗湿。共奏滋阴疏肝之功。

30

滋阴疏肝汤到滋肾清热汤治疗 8 年干燥综合征患者

陈某，女，39 岁。2019 年 11 月 9 日初诊。反复口眼鼻干 8 年。患者 8 年前开始双目干涩，当地医院诊断"干眼症"，服用中药治疗，近 3 年余来出现口干、多饮，鼻干，阴道干涩，肌肉及关节疼痛（双膝、腕关节为主），颈部、腰部疼痛，伴头昏、乏力、身疲、心慌、心悸、纳少、口臭，二便尚调，月经先期 1 周以上，量少，偶腹痛，经期易疲劳。多个龋齿。舌苔黄，脉细数。实验室检查：抗 SSA/60 kd 抗体（＋），抗 SSA/52 kd 抗体（＋）。

西医诊断 干燥综合征。

中医诊断 燥痹（肝肾阴虚证）。

治法 滋阴疏肝。

方药 滋阴疏肝汤加减：北沙参、麦冬、当归、生地黄、川楝子、葛根、牛膝、杜仲、延胡索、玉竹、花粉、威灵仙各 10 g，枸杞子、白芍各 15 g，酸枣仁 30 g。服药 15 剂，期间一次月经周期。

二诊 月经周期较长，量少改善，仍有口干，鼻干夜甚，牙痛，咽中梗阻，胸闷，心慌，心悸，颈部双侧可扪及肿物，纳少，二便调。舌苔白，脉细涩。B超检查：淋巴结增大（反复性增生）。诊断：干燥综合征，淋巴结肿大。予以滋肾清热汤加减：生地黄、枸杞子、夏枯草、板蓝根、丹参、墨旱莲各 15 g，山茱萸、山药、牡丹皮、茯苓、泽泻、知母、黄柏、栀子、牛膝、连翘、云芝、女贞子各 10 g。30 剂，服用后肿物减小，口干、牙肿痛缓解。

按语 本案患者初诊以肝肾阴虚，肝气不舒，兼有热象为主，处方一贯煎清热疏肝，滋补肝肾。后期患者阴虚伤阴化热之势日盛，故予以滋肾清热汤，本方为旷教授经验方，以六味地黄汤熟地黄改为生地黄，取其甘寒质润养阴力强，三补三泻，枸杞子滋补肝肾之阴，平补肾精肝血，栀子清热除烦，对症加用牛膝、云芝、丹参补益之品，配以连翘、夏枯草、板蓝根清热解毒之品。全方共奏补益肝肾，滋阴清热之效。

31

健脾祛湿法治疗2年痛风患者

谭某某，男，34 岁。因"双下肢多关节肿痛反复发作 2 年余"于 2018 年 09 月 29 日前来就诊，患者诉 2 年前突发左踝关节红肿热痛，于当地医院就诊。查尿酸 520 μmol/L。诊断考虑"痛风"，予以秋水仙碱及止痛等对症处理后症状缓解。近 2 年来上述症状反复发作约 3 次，最近一次复发于 2018 年 09 月 05 日，患者出现左膝红肿热痛，于外院查尿酸 474 μmol/L。目前患者症状缓解，仍稍有左膝关节疼痛，无红肿，无发热，无口干口苦，纳寐可，二便调。舌苔白，脉弦数。既往有"高脂血症、脂肪肝"病史。

西医诊断 痛风；高脂血症；脂肪肝。

中医诊断 痛风（湿浊内阻证）。

治法 健脾祛湿，泄浊解毒。

方药 泄浊解毒汤加味：土茯苓 15 g，萆薢、薏苡仁、泽兰、泽泻、秦艽、赤芍、土鳖虫、牛膝、地龙、决明子各 10 g，威灵仙、甘草各 5 g，加黄芪 30 g，车前子 15 g，全蝎 6 g。14 剂，每日 1 剂，水煎服，分 2 次服。

二诊 患者诉左膝关节已无疼痛，上下楼梯时稍有不适感，左膝关节活动稍有不利，无红肿发热等不适，无口干口苦，纳寐可，二便正常。舌苔白，脉细弦。外院查肝功能：ALT 60 U/L；肾功能示尿酸 472 μmol/L；血脂：CHOL 6.16 mmol/L，LDL-C 4.0 mmol/L。在上方基础上调整用药：加骨碎补、云芝、虎杖各 10 g，继服 14 剂。

三诊 近期患者痛风无发作，无关节红肿热痛，上下楼梯时膝关节稍有不适感，无屈伸不利，纳寐可，二便调。舌苔白，脉细涩。调整处方为旷教授经验方滋肾清热汤加味：生地黄、墨旱莲、女贞子各 20 g，枸杞子、山茱萸、茯苓各 15 g，山药 30 g，牡丹皮、泽泻、知母、黄柏、连翘各 10 g，加土茯苓、萆薢、车前子各 15 g，牛膝、云芝、决明子，骨碎补、百合各 10 g，黄芪 30 g。服药 14 剂后，诸症悉平，随访 4 个月未见复发，以上方稍做调整，继服 30 剂善后。

按语 痛风以反复发作的急性关节炎为主要临床表现，多见于形体丰腴之人，并有嗜酒、喜食肥甘厚腻之好，如此易损伤脏腑功能，尤其是脾脏升清降浊的功能。患者脾虚不能健运，升清降浊无权，痰湿阻滞于血脉之中，难以泄化，与血相结为浊瘀，留滞于经脉而发病，基于此笔者认为"浊毒流注、痰瘀阻络"是本病发生的关键，并创立以健脾祛湿，泄浊解毒立法的泄浊解毒汤。此方以国医大师朱良春的经验方痛风方为基础进行加减，方中以土茯苓、萆薢为君药，土茯苓味甘淡，性平和，泄浊解毒、健脾除湿、通利关节，《本草再新》曰其能"祛湿热，利筋骨"。萆薢祛风利湿，《药品化义》曰其性味淡薄，长于渗湿，两药合用清泄浊毒、通利关节。泽兰、泽泻、薏苡仁、车前子具有利尿之功效，使浊毒从小便出，方中赤芍清热凉血，散瘀止痛，使瘀热得消，秦艽、威灵仙合用清热祛湿、通络止痛，另疾病日久，痰瘀胶固，非草木之品所能宣散，必借虫类搜剔窜透，方能使痰消瘀散，经行络通，故配伍土鳖虫、地龙、全蝎等通经活络，破血逐瘀。本案患者形体丰腴，病程日久，现处于间歇期，治疗应标本兼顾预防复发，故选用泄浊解毒汤为主方，二诊后患者症状明显好转，但遗留有关节的不适感，考虑久病及肾，肝肾亏虚，痰瘀阻络所致，改从补益肝肾论治，临床收效良好。

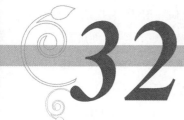

32 清利湿热法治愈急性痛风病患者

　　李某，男，43岁。因"反复发作关节肿痛2年余，再发2日"于2018年7月25日前来就诊。外院曾诊断为"痛风"，未规律用药治疗。2日前左足第一跖趾关节再发红肿热痛，自服药物（具体不详）后未见明显好转，现左足第一跖趾关节红肿热痛，痛处麻木，行走时疼痛加剧，纳可，夜寐差，二便调。舌红，苔有裂纹，脉弦数。既往有甲状腺功能亢进症病史，行^{131}I治疗。肝功能：ALT 154 U/L，AST 97.0 U/L，TBA 76.9 μmol/L；肾功能：尿酸458 μmol/L；风湿全套：CRP 11.6 mg/L。

　　西医诊断　痛风。

　　中医诊断　痛风（湿热蕴结证）。

　　治法　清热利湿，通络止痛。

　　方药　四妙痛风汤加味：黄柏、草薢、苍术、牛膝、当归、威灵仙各10 g，玄参、土茯苓、忍冬藤、薏苡仁各15 g，甘草5 g，车前子、地龙、虎杖、云芝、桃仁、红花、土鳖虫各10 g，全蝎6 g。7剂，每日1剂，水煎服，分2次服。

　　二诊　服药7剂后，疼痛减轻，现左足第一跖趾关节稍有胀痛、痒，无灼热感，微红稍肿，后颈部胀痛，活动时明显，纳寐可，二便调。舌苔白，脉细弦。上方加王不留行10 g，继服7剂。

　　三诊　服药7剂后复诊诉：左足第一跖趾关节无明显肿痛，剧烈活动后稍痛，纳寐可，二便调。舌苔白，脉细弦。再予上方加络石藤10 g，继服7剂而愈。

　　按语　本案患者处于痛风急性期，《景岳全书》曰："今湿邪袭人皮肉筋脉，内由平素肥甘过度，湿壅下焦，寒与湿邪相结郁而化热，停留肌肤……病变部位红肿潮热，久则骨蚀。"本病急性期多为湿热内盛，瘀阻经络所致，治疗侧重祛除湿浊，使湿去热孤。四妙痛风汤乃旷教授经验方，该方以张秉成的《成方便读》中的四妙丸为基础，加当归、玄参、威灵仙、土茯苓、萆薢、忍冬藤、甘草而成。方中黄柏本为君，取其苦以燥湿，寒以清热之性，有清热燥湿、泻火解毒之功，《本草正》曰："黄檗，性寒润降，去火最速。"长于入下焦祛湿热，苍术为臣，长于燥湿健脾。张秉成曰："以邪之所凑，其气必虚，若肝肾不虚湿热绝不流入筋骨，牛膝补肝肾强筋骨，领苍术黄柏，入下焦而祛湿热也。""阳明者，主润宗筋，宗筋主束筋骨，而利关节。苡仁独入阳明，祛湿热而利筋络。"四药合用，有清热利湿之效。在此基础上加当归、玄参、忍冬藤、甘草有四妙勇安汤清热解毒、活血止痛之意。另国医大师朱良春认为"痛风日久，绝非一般祛风除湿、散寒通络等草木之品所能奏效，必须借助血肉有情之虫类药，取其搜剔钻透，通闭解结之力"，因此在方中配伍地龙、土鳖虫、全蝎等促湿浊泻化，瘀血消散，全方共奏清热利湿，通络止痛之效。二诊、三诊患者稍有疼痛，故加王不留行、络石藤之类活血通经止痛，《神农本草经》曰王不留行能"逐痛出刺"。《要药分剂》曰："络石之功，专于舒筋活络。凡患者筋脉拘挛，不易伸屈者，服之无不获效，不可忽之也。"

33

滋阴清热法治疗 13 年系统性红斑狼疮患者

冯某，女，27 岁。因系统性红斑狼疮病史 13 年于 2019 年 5 月 29 日就诊。现偶有双手小关节、腕关节、双膝关节疼痛，膝关节疼痛时稍有肿胀、发热，双手小关节疼痛时活动受限，有僵硬感，晨起时稍口苦，月经量较前较患病前减少，色质尚可，行经 3～5 日，纳可，寐欠佳，大小便正常。颜面、颈部皮疹。舌红，苔白，脉细数。外院查 24 小时尿蛋白定量 0.52；红细胞沉降率 49 mm/h；血常规（－）；尿常规：隐血试验（＋），白细胞（＋），镜检白细胞（＋＋）；肝肾功能（－）；补体 C4 84.4 mg/L，C3 641 mg/L。

西医诊断 系统性红斑狼疮；狼疮性肾炎。

中医诊断 蝶疮流注（阴虚内热）。

治法 滋阴清热，解毒化瘀。

方药 滋肾清热汤加味：生地黄 15 g，山茱萸、山药、牡丹皮、茯苓、泽泻、知母、黄柏、栀子各 10 g，枸杞子 15 g，黄芪 30 g，白术、防风、岗梅、白鲜皮、侧柏炭各 10 g。7 剂，每日 1 剂，水煎服。服药 7 剂。

二诊 睡眠改善，关节疼痛减轻，皮疹稍减。现症见：胃胀气，月经量少，色质正常，纳寐可，二便调，下身干涩。舌苔白，脉细涩。在上方基础上去侧柏炭，加女贞子、墨旱莲、灵芝各 10 g。7 剂，每日 1 剂，水煎服。

三诊 服药 14 剂后，服药后症状好转，现全身暂无明显不适，病情稳定，胃胀气消除，月经量仍较少，色质可，偏食咸，纳寐可，二便调，脱发，口干，舌苔白，脉细数。查 24 小时尿蛋白定量 0.53 g；红细胞沉降率 48 mm/h；尿常规、镜检白细胞（＋＋＋）；肝肾功能（－）；补体 C4 118 mg/L，免疫球蛋白 G 17.4 g/L。在上方基础上去灵芝，加牛膝 10 g，蝉蜕 15 g。7 剂，每日 1 剂，水煎服。患者告知，病情好转，已经稳定。

按语 此案患者系青年女性，狼疮病史 13 年。多属先天禀赋不足，阴阳失调，肾精亏虚，复受六淫外邪侵袭，或因劳累、情志所伤、阳光、生产等，以致真阴不足，邪郁化热，病情稳定或缓解只表现为阴虚火旺，肝肾亏虚的证候。患者外受六淫之邪气侵袭，四肢关节脉络痹阻，不通则痛，则多关节疼痛。阴虚内热而出现关节发热。肝肾阴虚，肾精亏虚，则月经量较前较患病前减少。旷教授认为在治疗上予以滋肾清热汤加味，本方由《医方考》中的知柏地黄丸加减化裁而来，知柏地黄丸是由补肾阴经典代表方剂六味地黄丸加知母、黄柏而成，其中，六味地黄丸出自《小儿药证直诀》，主治肾阴虚证，围绕肾虚精亏，虚火内扰这一基本病机，且以阴虚为本，火动为标，治宜滋补肾阴，正所谓"壮水之主，以制阳光"。再配以知母清上焦烦热、配以黄柏泻中下焦之火。加强了滋肾阴基础上清利三焦之火、泻湿热的作用，补益中兼具清利，临床常应用于阴虚火旺，潮热盗汗，口干咽痛，耳鸣遗精，小便短赤等症。滋肾清热汤是在该方的基础上，加栀子、枸杞子。栀子泻火除烦、清热利湿、凉血解毒，枸杞子补肝肾、益精血。全方共奏滋阴清热，解毒化瘀之功。方中熟地黄滋阴补肾，益精填髓，为君药。山茱萸滋补肝肾，秘涩精气。山药主入脾经，《景岳全书》曰："健脾补虚，涩精固肾。"补后天以滋养先天，且助熟地黄滋肾补阴；知母甘、寒，质润，清虚热、滋肾阴；黄柏苦、寒，泻虚火、坚真阴，配合熟地黄以滋阴降火，诸药合为臣药。肾虚每致水浊内停，故以泽泻利湿泻浊；牡丹皮清泄相火，并制山茱萸之温；茯苓淡渗脾湿，既助泽泻以泄肾浊，又助山药之健运以充养后天之本。加之栀子清热利湿、凉血解毒，枸杞子补肝肾、益精血。黄芪、白术、防风合为玉屏风散，治虚人腠理不固，易感风邪，方中黄芪甘温，内补脾肺之气，外可固表止汗；白术健脾益气，助黄芪以加强益气固表之功；防风走表而散风邪，合黄芪、白术以益气祛邪。且黄芪得防风，固表而不致留邪；防风得黄芪，祛邪而不伤正，有补中寓疏，散中寓补之意。岗梅清热解毒，生津，散瘀止痛；白鲜皮清热燥湿，祛风解毒；侧柏炭清血分之热，清热利湿。二诊时因月经量少，去侧柏炭；下身干涩，予以女贞子、墨旱莲、灵芝滋补肝肾。三诊时症状好转，伴有脱发、口干，去灵芝，加牛膝补肝肾，强筋骨，逐瘀通经，引血下行；蝉蜕散风热。

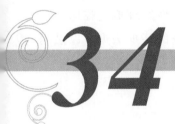

34 滋肾养阴法治疗 14 年系统性红斑狼疮患者

　　刘某，女，38 岁。因确诊系统性红斑狼疮 14 年于 2018 年 5 月 9 日就诊。14 年前患者因血常规异常于某医院就诊，行相关检查后诊断为"系统性红斑狼疮"，予以泼尼松、正清风痛宁缓释片等药物后症状好转。2018 年 2 月此病复发于该医院住院治疗，予以对症支持治疗后好转出院。现久坐后双下肢浮肿，反复出现单纯性疱疹，纳可，夜寐差，多梦易醒，醒后难以入睡，小便可，大便干结，3 日 1 次，月经量少。舌红，苔白，脉细数。血常规：白细胞 $6.8×10^9$/L；红细胞沉降率：30 mm/h；尿常规：隐血试验（＋＋），尿蛋白（＋）；肝肾功能：尿素氮 7.5 mmol/L，尿酸 505.3 μmol/L。肾穿刺活检：（系膜增生型）狼疮性肾炎。现泼尼松每日 6 粒。

　　西医诊断　系统性红斑狼疮；狼疮性肾炎。

　　中医诊断　水肿（肾阴亏虚，虚热内生）。

　　治法　滋肾养阴，清热利水。

　　方药　滋肾清热汤加味：生地黄、枸杞子、白花蛇舌草、土茯苓各

15 g，山茱萸、山药、牡丹皮、茯苓、泽泻、知母、黄柏、栀子、侧柏炭、灵芝、小蓟、岗梅各 10 g，酸枣仁、火麻仁、黄芪各 30 g。14 剂，每日 1 剂，水煎服，分 2 次服。半个月而效。

按语　此患者系中年女性，狼疮 14 年。既往使用过泼尼松治疗，此次以双下肢浮肿为主，主要由于肾阳不足，则膀胱气化不利，小便量少，水湿泛虚滥成水肿。阴虚内热，虚火上扰心神，则夜寐差，多梦易醒，醒后难以入睡；阴虚夹热，肠道内津液缺乏，则大便干结。旷教授认为在滋肾清热汤基础上加用枸杞子、侧柏炭、灵芝益肾，酸枣仁养心补肝，宁心安神，生津，常用于虚烦不眠，惊悸多梦；加火麻仁润肠通便；小蓟凉血止血，祛瘀消肿；岗梅有清热解毒，生津，散瘀止痛之功效；白花蛇舌草清热解毒；黄芪益气固表；土茯苓解毒、除湿、通利关节。旷教授几十年临床发现，本病辨证属阴虚内热证者多见，本证多见于系统性红斑狼疮的早期、慢性活动期或服用激素类药物后，而病情尚未控制的患者，是系统性红斑狼疮临床最多见的证型。滋阴清热，解毒化瘀乃治疗系统性红斑狼疮的基本法则，以滋阴清热汤为基本方，临证根据病情随症加减，其效良佳。

下篇 风湿病的辅助治疗方法

风湿病的常用药对

牛膝　杜仲

【伍用功能】补肝肾、治痿痹。

【主治】各种痹证及腰膝痿痹。

【常用量】牛膝 9～15 g，杜仲 9～12 g。

【经验】旷教授认为：气血不足则经脉不用，痹证日久易耗伤气血、损及肝肾而使腰膝酸软无力，发为痿证。对于痿痹并见的治疗，既要疏通经脉以除痹，又要补益气血以治痿。取主下部血分之牛膝与主下部气分之杜仲配伍，二药相合既补益肝肾，又通益气血，共奏补肝肾、强筋骨、活血止痛之效，对久痹致痿，痿痹同见者疗效甚佳。

杜仲　续断

【伍用功能】补肝肾、壮筋骨、通血脉、调冲任、止崩漏。

【主治】①肝肾不足，腰酸、腰痛，下肢软弱无力等症。②久病肝肾不足的风湿痹痛，关节痛等。③妇女冲任不固，崩漏下血，胎动不安，腰痛欲堕等症。

【常用量】杜仲 10～12 g，续断 10～15 g。同炒。

【经验】杜仲、续断伍用，名曰杜仲丸。出自《赤水玄珠》。用于治疗妊娠腰背痛。《本草纲目》曰："治妊娠胎动，两三月堕。杜仲、续断各等份，又名'千金保孕丸'。治妊娠腰背痛，习惯性小产，服此药可免堕胎之患。"

续断　黄精

【伍用功能】补肝肾、强筋骨、益气血、疗虚损、止腰痛。

【主治】肝肾不足，精血亏损，以致食欲不振，疲乏无力，腰酸腰痛等症。

【常用量】续断 10～12 g，黄精 10～15 g，鲜品 30～60 g。

【经验】《本草汇言》曰："续断，补续血脉之药也。大抵所断之血脉非此不续，所伤之筋骨非此不养，所滞之关节非此不利，所损之胎孕非此不安，久服常服，能益气力，有补伤生血之效，补而不滞，行而不泄，故女科、外科取用恒多也。"《本经逢原》曰："黄精，宽中益气，使五脏调和，肌肉充盛，骨髓强坚，皆是补阴之功。"旷教授认为二药伍用，补肝肾、壮筋骨、益精填髓，善治肝肾不足，虚劳诸症。

女贞子　白芍

【伍用功能】清虚火，补虚阴，荣关节，止痹痛。

【主治】痹证之久痹灼阴者。

【常用量】女贞子 15～30 g，白芍 15～30 g。

【经验】旷教授认为：类风湿关节炎病久，必然损及肝肾，灼阴伤血。此时取善入肝、肾经的女贞子与善于养血敛阴、柔肝止痛的白芍搭配使用，共奏柔肝益肾、通痹止痛之功。两药相合，表里同调，既疗虚损，又荣筋骨，疗效甚佳。

白芍　甘草

【伍用功能】敛阴养血，缓急止痛。

【主治】气血不和，筋脉失养，以致下肢无力、拘挛、疼痛，腹中疼痛诸症。

【常用量】白芍 10～60 g，甘草 6～10 g。

【经验】白芍、甘草伍用，名曰芍药甘草汤，出自《伤寒论》。治腿脚挛急，或腹中疼痛。清医家曹颖甫曰："一以达营分，一以和脾阳，使脾阳动而营阴通，则血能养筋而脚伸矣。"

附子　桂枝

【伍用功能】温经通脉，宣痹止痛。

【主治】痹证中寒邪为主的痛痹。

【常用量】附子 3～15 g，桂枝 3～10 g。

【经验】旷教授认为：附子辛热善通，桂枝辛散善行，二者相伍，相使为用，共奏温经通络、散寒止痛之功。善治风寒湿痹之痛痹。

川乌　草乌

【伍用功能】温经散寒，通痹止痛。

【主治】痹证之寒邪极重者。

【常用量】川乌3～15 g，草乌1～3 g（二药均须先煎）。

【经验】旷教授认为：中药进入人体中作用的发挥具有偏向性和选择性，一些药物虽然性烈，但只要辨证准确，运用得当，不仅不会伤人，反而会取得意想不到的疗效。川乌与草乌性大热、力峻猛，可通常药所不能通之积寒，可止常药所不能止之冷痛。但惧于二药之毒性、烈性，大多数医生不敢擅用。其实，只要辨证准确，用药时不忘先煎，并以小剂量起步，配合甘草同用，无不良反应，且疗效甚佳。

桑枝　桂枝

【伍用功能】温通经脉，缓急止痛。

【主治】寒湿痹偏于肩臂痛者。

【常用量】桑枝9～15 g，桂枝3～10 g。

【经验】旷教授受《本草撮要》"桑枝，得桂枝治肩臂痹痛"的启发，以桑枝与桂枝合用治疗寒湿痹偏于肩臂痛者，若病症表现为寒凝经脉较为明显者，桂枝用量宜大；病症表现为肿胀明显者，桑枝用量宜大。二药配伍，祛风湿，利关节，温通经脉，治疗肩臂痹痛疗效较佳。

川芎　细辛

【伍用功能】活血行气，温经通络。

【主治】风寒湿痹；金疮作痛。

【常用量】川芎3～9 g，细辛1～3 g。

【经验】旷教授认为：川芎为血中气药，入血分善活血行气止痛；细辛气味香窜，善温善通，通经活络，散寒止痛。两者合用，既祛痹阻筋脉之寒邪，又行痹阻血脉之坏血。

白芷　细辛

【伍用功能】温通经脉，散寒止痛。

【主治】风寒湿痹伴见头痛者。

【常用量】白芷 9～15 g，细辛 1～3 g。

【经验】旷教授认为：风寒湿痹中以风邪为主者常伴见头痛，盖风为阳邪，易上扰阳位。白芷与细辛既善通经脉，利关节，祛风通痹；又辛温善升，分别为治疗阳明头痛及少阴头痛的引经药。两药相合，常用于治疗风寒湿痹伴见头痛者。

徐长卿　姜黄

【伍用功能】温经通络，理气活血。

【主治】久痹之痛甚者。

【常用量】徐长卿 3～12 g，姜黄 3～10 g。

【经验】旷教授认为：久痹无善血，即痹证日久，必伤血分。瘀血内生，与风寒湿邪胶杂，痹阻经络血脉，疼痛难忍。故用于治疗痹证，善于在祛风散寒除痹等药中加入少许活血之品，使风寒湿邪与坏血并去。取徐长卿与姜黄相伍，徐长卿祛风通络止痛，姜黄破血行气止痛。两药相合，风寒去，气血通，治痛效佳。

海风藤　络石藤

【伍用功能】祛风湿、舒筋骨、通经络、止疼痛。

【主治】风湿痹痛；风湿化热，关节肿痛；筋肉挛急，屈伸不利。

【常用量】海风藤 10～15 g，络石藤 10～15 g。

【经验】海风藤、络石藤伍用，侧重于舒筋活络，故络脉不和，气血循行不畅，肢体麻木，疼痛，以及半身不遂诸症均宜使用。若伍以鸡血藤、钩藤、威灵仙，其效更著。《本草便读》曰："凡藤类之属，皆可通经入络。"盖藤性缠绕蔓延，犹如网络，纵横交错，无所不至，其形如络脉。旷教授根据取类比象的法则，于久病不愈，邪气入络，络脉瘀阻者均选用。

海桐皮　豨莶草

【伍用功能】祛风湿、通血脉、利关节、强筋骨。

【主治】风湿痹痛，筋骨不利，骨节疼痛，肢体软弱无力；小儿麻痹后遗症。

【常用量】海桐皮 6～10 g，豨莶草 6～10 g。

【经验】海桐皮、豨莶草伍用，除用于治疗风湿痹痛，中风半身不遂外，更多用于治疗小儿麻痹后遗症。旷教授将其与全鹿丸参合使用，其效更佳。

络石藤　鸡血藤

【伍用功能】平调寒热，搜风通络。

【主治】久痹顽痹。

【常用量】络石藤 10～15 g，鸡血藤 10～15 g。

【经验】《要药别剂》曰："络石之功，专于舒筋活络，凡患者筋脉拘挛，不易伸屈者，服之无不获效，不可忽之也。"《本草纲目拾遗》曰鸡血藤"壮筋骨，已酸痛……手足麻木瘫痪等证"。两藤合用，寒热同施，疏通经络之功大增。旷教授在临证运用此药对时，若遇久痹伤血者，则重用鸡血藤；若遇红肿热痛者，则重用络石藤。

地龙　全蝎

【伍用功能】搜风定痉，通络止痛。

【主治】久痹顽痹。

【常用量】地龙 5～15 g，全蝎 3～6 g。

【经验】旷教授认为：地龙与全蝎均为血肉有情之品，又走串善行，用于治疗顽痹不愈者常有良效。《麝香园》中有载地龙、全蝎配伍治疗诸风疼痛，有显著除痹止痛之功。

白僵蚕　乌梢蛇

【伍用功能】化痰逐瘀，通络止痛。

【主治】久痹关节变形者。

【常用量】白僵蚕 5～10 g，乌梢蛇 9～12 g。

【经验】旷教授认为：白僵蚕可疏风散热，化痰散结；乌梢蛇可祛风通络，乃截风之要药。二者配伍，可祛风通络，化痰逐瘀，对于风寒湿痹日久而致痰瘀附骨，症见关节变形者，疗效甚佳。

秦艽　葛根

【伍用功能】祛风通络，解肌止痛。

【主治】痹证之骨痹，痛在关节者。

【常用量】秦艽 5～10 g，葛根 9～15 g。

【经验】旷教授认为：所谓骨痹者，痹在经络血脉，痛在肌肉关节。秦艽与葛根相配，既通关节，又宽肌肉，可用于治疗骨痹之痛于关节者。此外，葛根生津可防秦艽祛湿太过而伤津，秦艽祛湿可防葛根生津太过而助湿，两药相合，相得益彰，骨肉同治。

羌活　秦艽

【伍用功能】祛风通络，胜湿退热。

【主治】风湿痹证而兼有虚热且偏于上半身者。

【常用量】羌活 3～6 g，秦艽 5～10 g。

【经验】旷教授认为：羌活辛温升散，胜湿止痛，可"去诸骨节疼痛"。秦艽乃"风中之润剂"，偏于走上，为"三痹必备之品"。两药伍用，并走上焦，寒温配伍，相辅相成，共奏祛风湿、止痹痛、清虚热之功。临床上常用于治疗风湿痹证而兼有虚热且偏于上半身者。

羌活　独活

【伍用功能】疏风散寒、除湿通痹、活络止痛。

【主治】风痹为患，周身窜痛，项背挛急、疼痛等症。

【常用量】羌活 3～6 g，独活 6～10 g。

【经验】羌活、独活伍用，出自《外台秘要》。唐·王焘以独活、羌活、松节各等份，用酒煮过，每日空腹饮一杯，治历节风痛。金元著名医家李东垣曰："羌独活治风寒湿痹，酸痛不仁，诸风掉眩，颈项难伸。"《本草求真》曰："羌之气清，行气而发散营卫之邪。独之气浊，行血而温养营卫之气。羌有发表之功（表之表）。独有助表之力（表之里）。羌行上焦而上理（上属气，故云羌活入气）。则游风头痛风湿骨节疼痛可治。独行下焦而下理（下属血，故云独活入血），则伏风头痛两足湿痹可治。"旷教授认为两药参合，直通督脉，调太阳之经气，故用于治疗各种原因引起的项背拘急、疼痛等症，均有良效。

葛根　防风

【伍用功能】沟通引导，升散清阳，祛风除湿。

【主治】项脊背僵硬疼痛，屈伸不利。

【常用量】葛根 9～15 g，防风 5～10 g。

【经验】葛根，阳明经药，兼入脾经，发汗解肌而主诸痹，《本草经疏》曰："葛根……发散而升，风药之性也，故主诸痹。"防风，膀胱肝脾经药，然随诸经之药，各经皆至，治风通用，升发而能散，故主大风头眩痛，恶风，周身骨节疼痛。《本草汇言》曰："防风，散风寒湿之药也，故主诸风周身不遂，骨节酸痛，四肢挛急，痿痹痫痉等证。"《景岳全书》曰"此风药之润剂"。

旷教授认为两药合用，凉温相配，虽为风药之对，却无伤阴之弊，是祛邪外出的佳药。若加用片姜黄活血化瘀可增强疗效，对病位在颈、肩、脊背者更适宜。

桑枝　木瓜

【伍用功能】舒筋活络，解肌止痉。

【主治】痹证偏于拘急痉痛者。

【常用量】桑枝 9～15 g，木瓜 10～15 g。

【经验】旷教授认为风寒湿邪痹阻经脉，气血不畅，筋骨肌肉失养，易使筋骨拘急，肌肉痉痛。当取桑枝、木瓜两药合用，祛风除湿而使气血通畅，舒筋活络而使肌肉舒养。

防风　防己

【伍用功能】祛风湿、止痹痛。

【主治】风寒湿痹痛于肌表者。

【常用量】防风 5～10 g，防己 5～10 g。

【经验】旷教授认为：防风走上肢，防己走下肢，两药合用，遍行一身之肌表，共奏祛风散寒除湿、通络止痛之功效。临床常用于治疗风寒湿痹痛于肌表，见肌肉筋骨疼痛或伴麻木者。

穿山甲　鬼箭羽

【伍用功能】活血通经，逐瘀止痛。

【主治】久痹瘀血内阻者。

【常用量】穿山甲 5～9 g，鬼箭羽 6～10 g。

【经验】旷教授认为：痹证日久必伤血留瘀，邪瘀胶结，疼痛难忍，顽固难祛。取穿山甲与鬼箭羽两味合用，行血通脉，直达病所，化瘀生新，活血止痛，适用于久痹瘀血内阻，症见关节刺痛，口唇青紫，脉象细涩者。

苍术　黄柏

【伍用功能】清热燥湿、消肿止痛、除湿止带。

【主治】湿热下注，腰膝筋骨疼痛痿软等症；下肢关节红肿热痛等症。

【常用量】苍术 6～10 g，黄柏 6～10 g。

【经验】苍术、黄柏伍用，名曰二妙散，出自《丹溪心法》。治湿热下注而致的筋骨疼痛，或足膝红肿热痛，或下肢痿软无力，或湿热带下，下部湿疮等。苍术、黄柏伍用，《世医得效方》名曰苍术散，主治同上。《温热经纬》名曰二妙散，茅山苍术（生用）、川黄柏（炒黑）。王晋山曰：苍术生用，入阳明经，能发二阴之汗；黄柏炒黑，入太阳经，能除至阴之湿。一生一熟，相为表里。治阴分之湿热，有如桴鼓应之妙。旷教授常用于热痹。

枸杞子　菊花

【伍用功能】清肝明目。

【主治】肝肾不足，以致视物不明、头昏眼花、头胀头痛、腰膝酸痛等症。

【常用量】枸杞子 10～15 g，菊花 6～10 g。

【经验】枸杞子、菊花伍用，出自《医级宝鉴》杞菊地黄丸。旷教授常用治肝肾阴虚所致的头昏目眩、迎风流泪、久视昏暗、眼干涩痛等症。

桑枝　桑寄生

【伍用功能】补肝肾、壮筋骨、祛风湿、通络道、止疼痛。

【主治】痹证偏于下肢疼痛者。

【常用量】桑枝 15～30 g，桑寄生 15～30 g。

【经验】旷教授认为：桑枝搜风祛风，通经络，善达四肢关节。桑寄生补血通脉，强筋骨，善补益肝肾。两药参合，补通互用，内外兼治，尤善治疗痹证偏于下肢疼痛者。

吴茱萸　木瓜

【伍用功能】和胃化湿，舒筋活络、缓急止痛。

【主治】下肢挛急转筋、痿软无力等症。

【常用量】吴茱萸 3～6 g，木瓜 10～15 g。

【经验】吴茱萸、木瓜伍用，名曰茱萸汤，出自《千金方》。主治：脚气入腹、困闷欲死，腹胀。《直指方》名曰木瓜汤，主治霍乱转筋。旷教授常用于下肢转筋麻木等症。

桂枝　知母

【伍用功能】平调寒热。

【主治】寒热错杂、虚实夹杂之痹证。

【常用量】桂枝 3～10 g，知母 6～12 g。

【经验】旷教授认为：桂枝辛温，可温通经脉；知母苦寒，可泻火坚阴。两药相合，使桂枝得知母之寒润，利血通脉而不致伤津动血；知母得桂枝之辛温，养阴清热而不致碍脾生湿。两药一静一动，一寒一温，动静相宜，寒温相济，旷教授常用于治疗痹证日久，寒热错杂、虚实夹杂者等症。

黄芪　五加皮

【伍用功能】绝外邪，祛风湿，疗虚损。

【主治】痹证及心者。

【常用量】黄芪 9～30 g，五加皮 5～10 g。

【经验】旷教授认为：痹证日久伤血，血瘀脉中，可上扰于心。症见心慌气短，面皓无华，营卫不固，易于外感，关节疼痛，舌暗，脉细或结代。此时予黄芪和五加皮，益气消肿，固表除痹，标本兼顾，疗效甚佳。

黄芪　防己

【伍用功能】益气固表，利水消肿。

【主治】风寒湿痹之着痹。

【常用量】黄芪 9～30 g，防己 5～10 g。

【经验】旷教授认为：黄芪与防己的伍用，始见于《金匮要略·痉湿暍病脉证并治》："风湿，脉浮身重，汗出恶风者，防己黄芪汤主之。"其中，防己"功专行水决渎，以达于下"，黄芪"能直达人之肤表肌肉，固护卫阳，充实表里，是其专长，所以表虚诸病，最为神剂"。两药配伍，祛风除湿而不伤正，益气固表而不恋邪，尤其善于治疗风寒湿痹中湿邪为盛之着痹。

麻黄　桂枝

【伍用功能】发汗解表，温通经脉。

【主治】风寒湿痹之痛痹。

【常用量】麻黄 3～9 g，桂枝 3～10 g。

【经验】旷教授认为：麻黄与桂枝配伍，除了可以辛温散寒、发汗解表，治疗风寒表证之外；还可以辛温通脉、除痹止痛，治疗风寒湿痹之痛痹。《神农本草经疏》载麻黄"同桂可治风痹冷痛"，《本草撮要》亦载麻黄："功专散邪通阳……得桂心治风痹冷痛"。旷教授在临床实践中常以此药对通阳除痹，治疗外寒凝滞之痛痹，疗效甚佳。

麻黄　细辛

【伍用功能】辛温通阳，散寒除痹。

【主治】风寒湿痹之痛痹。

【常用量】麻黄 3～9 g，细辛 1～3 g。

【经验】旷教授喜用麻黄与细辛搭配使用，二者皆辛温善行，可通阳散寒除痹。其中麻黄可开鬼门，更偏散寒；细辛"芳香最烈，善开结气"，更偏通络。两药相合，内外兼治，散寒与通痹并行，治疗风寒湿痹之痛痹疗效较好，特别适合用于久痹又感外寒使痹痛更甚者。

姜黄　桑枝

【伍用功能】活血止痛，祛湿通痹。

【主治】风寒湿痹偏于上肢者。

【常用量】姜黄 9～15 g，桑枝 9～15 g。

【经验】旷教授认为：运用桑枝配姜黄治疗上肢风寒痹痛收效颇佳，是一对经验引经药。姜黄，性辛、苦，温，归脾、肝经，临床取其破血行气，通经止痛之功，多用于胸胁刺痛、闭经、癥瘕、风湿肩臂疼痛、跌扑肿痛。

桑枝，微苦，性平，临床取其祛风湿，利关节，行水气之功，多用于治风寒湿痹，四肢拘挛，脚气浮肿，肌体风痒。二者相配使祛风湿、通经络之效发挥更佳。

全蝎　土鳖虫

【伍用功能】活血散结，通络止痛。

【主治】顽痹。

【常用量】全蝎 3～6 g，土鳖虫 6～10 g。

【经验】旷教授认为：虫类药性善搜剔，可宣通气血，疏通经脉，故强调运用蛇与虫等药物治疗顽痹，其中全蝎和土鳖虫则为典型。全蝎与土鳖虫两药相合，活血散结，祛风通痹，用于难治久痹顽痹屡获良效，有效地减轻了患者关节疼痛等不适感。

麻黄　白术

【伍用功能】肺脾同调，行水消肿。

【主治】风寒湿痹之着痹；风湿蕴于肌表之水肿。

【常用量】麻黄 3～9 g，白术 10～15 g。

【经验】旷教授认为：麻黄辛温，既发汗解表，又宣肺利水。白术苦甘性缓，补脾益气，健运里湿而止汗，二药配伍，一外一内，一散一补，麻黄引白术走表行湿，取"湿亦非暴汗可散，使其微汗"之意，不致汗出寒去而湿滞不解；白术制麻黄发汗太峻，防大汗伤正之弊。二药肺脾同治，补散得宜，运化内外之湿，既可治风寒湿痹之着痹，又可消风湿蕴肤之水肿。

麻黄　白芥子

【伍用功能】利湿化痰，消肿散结。

【主治】痰湿流注。

【常用量】麻黄 3～9 g，白芥子 10～15 g。

【经验】麻黄性温味辛、苦。归肺、膀胱经。具有发汗散寒，通阳除痹之功。白芥子性温味辛，归肺、胃经。具有温肺化痰，利气，散结消肿之功效。《药品化义》言其"横行甚捷，通行甚锐，专开结痰，痰属热者能解，属寒者能散"。旷教授认为：两药相合，利湿化痰，消肿散结，故常用于治疗痰湿流注之关节肿胀、畸形及各种淋巴结肿大等症。

桃仁　红花

【伍用功能】活血化瘀，通痹止痛。

【主治】痹证伴见瘀血阻络者。

【常用量】桃仁 10～15 g，红花 6～10 g。

【经验】桃仁、红花药对源自《医宗金鉴》中的桃红四物汤，两药配伍，是活血化瘀经典而常用药对之一。桃仁性平，味苦甘而平，主归心、肝、大肠经。《用药心法》曰："桃仁，苦以泄滞血，甘以生新血，故活血须用。"红花味辛而温，归心、肝经。《本草汇言》称其为"破血、行血、和血、调血之药"。二者皆有活血化瘀之功效，相须配对后祛瘀能力增强，入心则可散血中之滞，入肝则可理血中之壅，有消肿止痛祛瘀生新之功，适用于全身各处瘀血。旷教授认为：痹证日久必伤血留瘀，于治疗痹的方中加入桃仁、红花，既可祛无形之风寒湿邪，又可去有形之坏血，从而使经脉通畅，痹痛消除。

泽兰　泽泻

【伍用功能】活血祛湿，行水消肿。

【主治】关节肿痛。

【常用量】泽兰 10～15 g，泽泻 10～15 g。

【经验】泽兰味苦、辛，性微温。归肝、脾经。具有活血祛瘀、行水消肿之功效。《本草纲目》言其"能治水肿，涂痈毒，酸瘀血，消癥瘕"。泽泻味甘性寒。归肾、膀胱经。具有利小便、清湿热之功，《本草衍义补遗》曰其"除湿行水之功尤捷"。两药相合，行水消肿之功更捷。旷教授常用其治疗关节肿痛，关节内积液、肾脏积水等病症收效颇佳。

乳香　没药

【伍用功能】活血止痛、消肿生肌。

【主治】心胃胁腹、肢体关节诸疼痛。

【常用量】乳香 3～15 g，没药 3～15 g。

【经验】《医学衷中参西录》曰："乳香，气香窜，味淡，故善透窍以理气。没药，气则淡薄，味则辛而微酸，故善化瘀以理血。其性皆微温，两药并用为宣通脏腑流通经络之要药，故凡心胃胁腹肢体关节诸疼痛皆能治之。"旷教授常用于各种关节、肌肉疼痛难忍之症。

天麻　三七

【伍用功能】祛风活血，强筋止痛。

【主治】风寒湿痹之行痹伴见血瘀者。

【常用量】天麻 10～15 g，三七 3～15 g。

【经验】天麻味甘性平，归肝经。《景岳全书》曰其可治"诸风湿痹，四肢拘挛，利腰膝，强筋骨，安神志，通血脉……然性懦力缓，用须加倍，或以别药相佐，然后见功"。三七，味甘、微苦，性温。归肝、胃经。可化瘀止血，活血定痛。旷教授常取此两药相合治疗风寒湿痹之行痹伴见血瘀者。天麻得三七相助，血行而风灭，息风之力更强；三七得天麻相助，活血而强筋，止痛之功更峻。二药配伍，活血祛风，强筋止痛，疗效颇佳。

秦艽　鳖甲

【伍用功能】祛风湿，退虚热，散阴结。

【主治】风寒湿痹症见自觉关节内灼热者。

【常用量】秦艽 9～15 g，鳖甲 10～30 g。

【经验】旷教授认为：痹证日久，耗气伤血，血不荣筋，常见骨蒸劳热。具体表现为患者自觉关节灼热但肤温不高。此时取秦艽与鳖甲合用，每有疗效。秦艽，味辛、苦，性平。归胃、肝、胆经。可祛风湿，通络止痛，退虚热，清湿热。鳖甲，味咸性寒。归肝经。具有滋阴潜阳、软坚散结的作用。《本草经疏》曰："劳瘦骨蒸，非此不除。"二药合用，鳖甲得秦艽而滋阴不留湿，秦艽得鳖甲而清退虚热力道更宏。

桂枝　白芍

【伍用功能】调和营卫，通络止痛。

【主治】营卫不和诸证。

【常用量】桂枝 3～15 g，白芍 6～20 g。

【经验】旷教授认为：营卫不和则腠理不固，风寒湿邪更易入里为痹。

取桂枝与白芍二药相合，桂枝辛温，善温通经脉；白芍酸凉，善收敛止痛。两药一散一收，一透卫表，一和营阴，共奏调和营卫、通络止痛之功。正如《本草述》"桂枝辛甘能解肌表寒风，又通血脉，故合于白芍，由卫之固以达营"之论。

全蝎　蜈蚣

【伍用功能】活血化瘀，搜风通络，消肿止痛。

【主治】顽痹、尪痹。

【常用量】全蝎 3～6 g，蜈蚣 3～6 g。

【经验】旷教授认为：尪痹是痹证日久，邪气稽留，深入经隧骨骱，气血凝滞不行，湿痰瘀浊胶固，经络闭塞不通。此等痹证非草木之品所能宣达，必借虫蚁之类搜剔窜透，方能浊去凝开，经行络畅，邪去正复。临床取同具有息风镇痉，通络止痛，攻毒散结功效之全蝎与蜈蚣为伍，相须为用，使药力更强，共奏活血化瘀，搜风通络，消肿止痛之功。此外，旷教授常以此药对与乌梢蛇同用为丸，名为三虎丸，其效力更强，临床疗效更佳。

2　风湿病常用药膳和常用药酒

饮食注意

（一）饮食全面，营养均衡，不可偏食

风湿病患者营养过剩或不足都会影响疾病的恢复。一般来说，风湿病患者宜饮食全面，营养均衡，不可偏食。如瓜果、蔬菜、鱼、猪肉、鱼油、维生素、蜂蜜均可食用，以利于全面吸收营养，主要宜选用高蛋白、高维生素、高纤维素及容易消化的食物，合理的营养搭配，满足患者机体营养及能量的需要，有利于疾病的康复。且风湿病是慢性疾病，患者处于长时间的慢性消耗中，要注意改善营养摄入，促进食欲。

（二）应遵循中医"辨证施食"的原则

根据病情采用"虚者补之，实者泻之"，"寒者热之，热者寒之，温者清之，凉者温之"之治疗方法。一般来说，行（风）痹患者宜用葱、姜等辛温发散之品；寒（痛）痹患者宜用胡椒、干姜等温热之品，忌食雪糕、冰棍等冰冻生冷的食物；湿（着）痹患者宜用茯苓、冬瓜、粳米等健脾祛湿之品；热痹患者宜用绿豆、冬瓜等。

（三）合理烹饪，保持营养

凡食疗物品，一般不采取炸、熬、爆等烹调方法，以免有效成分破坏，或使其性质发生改变而失去作用。应多采取蒸、炖、煮、煲汤等方法，风湿病的食物应多以"汤"为主，通过煎煮可以使药物、食物的有效成分溶于汤中，保持营养成分，发挥其应有的治疗功效。并注意少食多餐，注意保护脾胃功能。

（四）避免诱发加重病情的食物

对过去曾明显诱发和加重自己病情的食物应该避免食用。不要吃过多油腻食物、海产品及过酸、过咸的食物。如痛风患者，当尽可能避免进食高嘌呤类食物，如动物内脏、沙丁鱼、豆制品及发酵食物，严格禁酒，尤其是啤酒；急性期有关节肿胀的患者，食盐量应比正常人少，因为盐摄入过多会造成水钠潴留。并忌食生冷、辛辣等刺激强的食物，以免诱发加重病情。

（五）注意少食糖类、脂肪，多食含钙、锌类食物

关节炎日久不愈，常以湿热多见，糖会助湿生热加重病情，所以要忌糖果、巧克力、冰淇淋、甜饼等甜食。过食脂肪类食物容易损伤脾胃，使痰湿滋生，加重病情。

类风湿关节炎、骨性关节炎等患者，一旦开始发病，实际上就已出现了钙的透支，即已开始动用人体内最大的钙贮存器——骨骼，从而导致骨骼中钙的缺失，伴发骨质疏松症。最佳的食源性钙是奶制品。此外，日常饮食中钙含量较高的物品有排骨、虾米、鸡蛋等。锌的缺乏可致关节炎病情加重。应在医生指导下服用锌剂，多食含锌食物，可使炎症得到控制，减轻和改善症状。

常用药膳

（一）五加皮醪

［组成］五加皮 50 g，糯米 500 g。

［功能主治］通利除痹。主治风湿痹阻型，症见风痹身痛，骨节酸痛，筋骨不利等。

［食用方法］将五加皮洗净，加水适量泡透。煎煮30分钟，取药液300 ml，共取2次。再将煎液与糯米同烧煮做成糯米干饭待冷后加酒曲适量，拌匀，发酵成酒酿。每日适量佐餐食用。

［按语］五加皮为祛风除湿，通利关节之常用品。醪为酒之类，有通血脉、养脾气、祛寒除湿之效；以五加皮制醪，其通利除痹之功尤胜。

（二）虎杖艽独茶

［组成］虎杖20 g，独活10 g，秦艽9 g。

［功能主治］清热利湿，活血通经。主治风湿热痹引起的关节疼痛，痛处可有热感或轻度肿胀等。

［食用方法］按原方6倍剂量，研为粗末，每次用60 g，置于保温瓶中，用沸水适量冲泡，闷煮20分钟，代茶饮用。每日1剂，孕妇不宜服用。

［按语］虎杖不但能清热解毒，还可活血散瘀止痛，此为本方之用意。

（三）车前百合蜜

［组成］车前子30 g，百合20 g。

［功能主治］利水湿，补虚劳，治痛风。

［食用方法］加水煎成600 ml药液，再兑入80～100 ml蜂蜜，每日1剂，分2～3次饮服。持续服用3～5日。

［按语］《神农本草经》曰车前能利水通小便，除湿痹，使湿热从小便而出，而百合能"补虚劳，养阴"，故二者合用，攻补兼施，相得益彰。蜂蜜味甘和中，缓急止痛。

（四）防风薏苡仁煎

［组成］薏苡仁30 g，防风10 g。

［功能主治］祛风胜湿。治疗肩周炎属风湿痹阻者。

［食用方法］薏苡仁洗净，与防风共煎，煎取药液约200 ml，1次服，每日1剂，连用1周，停3日后可再服。

［按语］薏苡仁渗湿健脾，湿重者可重用至60 g。

（五）川乌粥

［组成］制川乌5 g，粳米30 g，姜汁10滴，蜂蜜适量。

［功能主治］祛风除湿，逐寒止痛。主治膝关节滑膜炎证属风湿寒痹者。

［食用方法］先把川乌捣碎，碾为极细粉末，生姜榨汁备用；再取淘洗干净之粳米，置沙锅内熬煮，待煮沸后加入川乌末，改为文火慢煮，待八九分熟后，加入生姜汁及蜂蜜，搅匀，再稍煮沸 1～2 分钟即可。随量食用。孕妇忌服；不可与半夏、瓜蒌、贝母、白及、白蔹等同时服用。

［按语］《长沙药解》曰："乌头，温燥下行，其性疏利迅速，开通关腠，驱逐寒湿之力甚捷，凡历节、脚气、寒疝、冷积、心腹疼痛之类并有良功。"脾主四肢，选用入脾之粳米，补益脾气以增强川乌的功能，取"疾在末，谷气引风湿之药，径入脾经，故四肢得安"之意。

（六）忍冬藤豨莶粥

［组成］忍冬藤、豨莶草各 15～30 g，大米 100 g，生姜 3 片，白糖适量。

［功能主治］祛风湿、利关节、解毒。主治风湿热痹引起的关节红肿热痛。

［食用方法］忍冬藤、豨莶草加水煎取药汁，去渣，再加大米煮粥，熟后再加适量白糖即可食用。

［按语］忍冬藤性微寒，味微苦，有清热解毒，通络止痛之功，长于治疗风湿热痹，豨莶草为性寒，味辛、苦之品，有祛风湿、利关节、解毒之功；加之生姜散寒，大米健脾养胃，故共奏清热利湿之功。

（七）赤豆薏苡仁粥

［组成］赤小豆、薏苡仁、山药各 30 g，大米 50 g，生姜 3 片。

［功能主治］健脾除湿、舒筋除痹。主治脾虚湿胜引起的关节活动不利、疼痛。

［食用方法］将赤小豆、薏苡仁、山药、大米洗净，加水共煎，以赤小豆煮熟为度。每日早晚服用。

［按语］赤小豆味甘、酸，性平，具有利水消肿，解毒排脓的作用；薏苡仁味甘淡，性微寒，具有利水消肿之功；山药味甘，性温、平，主以健脾利湿。三者性平，且合用共奏健脾利湿之功，从源头杜绝内湿之邪，故气血自生，经脉通利。本药膳可长期服用。

（八）木瓜薏苡仁粥

［组成］木瓜 10 g，薏苡仁 30 g，白糖适量。

［功能主治］祛风利湿、舒筋止痛。主治风湿痹证之水肿、关节屈伸不

利、疼痛。

[食用方法] 将木瓜、薏苡仁洗净后，倒入小锅内，加适量冷水，先浸泡片刻，再用小火慢炖至薏苡仁酥烂，加白糖一匙，稍炖即可。每日食用，不拘量。

[按语] 木瓜、薏苡仁均有祛风湿、通经络、舒筋骨、止痹痛之功，二者相伍，祛风利湿、舒筋止痛力强。对于关节疼痛重着者食之为益。

（九）参归海桐粥

[组成] 党参、黄芪各 15 g，当归 12 g，海桐皮 10 g，生姜 3 片，大枣 3枚，大米 100 g，白糖适量。

[功能主治] 补气养血通络。主治风湿病后期气血亏虚之关节隐痛，活动受限。

[食用方法] 将党参、黄芪、当归、海桐皮加水煎取药汁，去渣，再加大米、生姜、大枣煮粥，熟后加入适量白糖调匀服用。每日食用，不拘量。

[按语] 党参、黄芪、当归为补气养血之品，加之当归还可活血，防滋腻碍胃；海桐皮可祛风除湿、通络止痛；大米、生姜、大枣为健脾养胃之品，脾胃强则气血自生。

（十）防己桑枝粥

[组成] 防己 12 g，桑枝 30 g，薏苡仁 60 g，赤小豆 60 g。

[功能主治] 清热利湿，宣通经络。主治风湿关节炎、类风湿关节炎等属湿热痹阻者，症见关节肿痛灼热，起病急，小便短赤，舌红苔白滑，脉弦滑或滑数。

[食用方法] 全部用料洗净，放入瓦锅中加水适量，文火煮 2～3 小时，成粥即可，随量食用。

[按语] 风湿病属风寒湿痹阻、肝肾阴虚、筋骨失养者不宜食本品。

（十一）地黄马齿苋粥

[组成] 粳米 100 g，鲜地黄 30 g，马齿苋 30 g，白糖 15 g。

[功能主治] 清热养阴凉血。主治银屑病关节炎。

[食用方法] 粳米煮粥将要熟时用鲜地黄、马齿苋绞汁，淋入粥中，再加白糖搅匀。

[按语] 生地黄、马齿苋皆为清热凉血之品，可久服常服，但两者性寒而滞，脾虚湿滞腹满便溏者不宜食用。

（十二）薏苡仁粥

［组成］生薏苡仁 150 g，薄荷 15 g，荆芥 15 g，葱白 15 g，豆豉 50 g。

［功能主治］健脾利湿，祛风除痹。治疗风湿寒痹引起的关节疼痛，肿胀屈伸不利等症。

［食用方法］洗净，后 4 味先下锅，加水 1500 ml，沸后再以文火煮 10 分钟，去渣留汁，下薏苡仁煮至熟烂，加盐调味，空腹食。

［按语］本粥适用于各类痹证。

（十三）苍耳粥

［组成］苍耳子 15 g，粳米 100 g。

［功能主治］祛风散寒除湿。适用于风湿寒痹引起的关节冷痛诸症。

［食用方法］先煎苍耳子，去渣取汁，后入米煮熟，空腹食，每日 1 剂。

［按语］苍耳子有小毒，用不可过量。热痹者不宜此粥。

（十四）松叶粥

［组成］松叶 30 g，粳米 100 g。

［功能主治］祛风除湿，治疗风寒湿痹日久关节痛不愈者。

［食用方法］先煎松叶，去渣取汁，后入粳米煮粥，空腹食，每日 1 剂，分数次服。

［按语］本方适用于久痹关节疼痛者。加五加皮更良。

（十五）薏苡桃仁粥

［组成］牡丹皮、桃仁、冬瓜子各 15 g，薏苡仁 50 g，粳米 50～100 g。

［功能主治］清热解毒、活血祛瘀、除湿排脓。主治化脓性关节炎。

［食用方法］将牡丹皮、桃仁、冬瓜子煎水，去渣取汁，加薏苡仁，粳米共煮粥，粥熟调入白糖服食。

［按语］本方无论急性期还是慢性期均可应用。

（十六）蒲公英粥

［组成］鲜蒲公英 60～90 g（或干品 30～60 g），粳米 30～60 g。

［功能主治］清热解毒。主治化脓性关节炎。

［食用方法］先煎蒲公英，去渣取汁，入粳米煮粥，粥熟调冰糖适量服食。

［按语］应以急性期为佳，且不伤脾胃。

（十七）薏苡仁丝瓜粥

［组成］薏苡仁 150 g，薄荷 15 g，豆豉 50 g，丝瓜 100 g。

［功能主治］清热利湿、解表祛风。适用于湿热痹证兼有表证。

［食用方法］将丝瓜切段入锅中，煸好待用，薏苡仁洗净加水浸泡，薄荷、豆豉同煮，去渣取煎汁待用。先将泡好的薏苡仁煮至七成熟时，再加入煸好的丝瓜及薄荷、豆豉煎汁，再继续煮至薏苡仁烂熟，加盐调味，即可食用。

［按语］《本草纲目》强调丝瓜"入药用老者"，曰"丝瓜老者，筋络贯串，房隔联属，故能通入脉络脏腑。而祛风解表，消肿化瘀，祛痛杀虫"，配以薄荷、豆豉，又有轻微发表之功。

（十八）桃仁粥

［组成］桃仁 15 g，粳米 50～100 g。

［功能主治］祛瘀止痛。适用于骨坏死，疼痛为主症者。

［食用方法］先将桃仁洗净，捣烂如泥，在与粳米共煮为稀粥，随食服用，每日 1 次。

［按语］以虚证为主者不宜本方。

（十九）牛膝茎叶粥

［组成］牛膝茎叶干品 20 g，甘草 6 g，粳米 100 g。

［功能主治］通经活血，强筋壮骨。治疗大骨节病，症见腰膝酸软，关节隐痛诸症。

［食用方法］牛膝、甘草加水 200 ml，煎至 100 ml，去渣取汁，入粳米 100 g，在加水 500～700 ml，煮成稀粥，每日早晚分 2 次服用，10 日为 1 个疗程。

［按语］牛膝通行十二经，可补肝肾、强筋骨兼活血化瘀。

（二十）羊脊骨粥

［组成］羊脊骨（连尾）1 具，茯苓 20 g，补骨脂 12 g，粳米 60 g，葱、姜、食盐各适量。

［功能主治］补肾壮骨。主治代谢性骨关节病。

［食用方法］取羊脊骨碎块及粳米放入锅中，加水适量，煎到粥五成热，将补骨脂研粉加入搅匀，继续煎煮，至粥熟，加葱、姜加入搅匀即可。

［按语］骨弱最宜以骨补骨。

（二十一）蛇肉汤

［组成］大白花蛇 250 g，胡椒 30 g，生姜 5 g，黄酒、葱白、食盐各

适量。

[功能主治] 祛风除湿。主治风寒湿痹证所致关节屈伸不利，疼痛。

[食用方法] 将蛇肉切块，在油中略煸后放入沙锅，同时加入胡椒、生姜、黄酒、葱白等，再加清水，高出材料约 1.5 cm，先用武火，沸后改用文火，炖至蛇肉将熟时加盐适量，略煮即可。可常饮用。

[按语] 蛇肉性温，味甘，尤其白花蛇或乌梢蛇具有较好的祛风作用。是亦食亦药之品。胡椒性热，味辛，有温中下气、解毒功效，起辅助作用。

（二十二）灵仙蜇皮汤

[组成] 威灵仙 15 g，鸡血藤 30 g，白芥子 12 g，茯苓 25 g，海蜇皮 60 g，胡椒 6 g。

[功能主治] 祛风胜湿，消积化痰。治疗痛风。

[食用方法] 用石灰、明矾浸渍海蜇皮 2 小时，再用清水漂洗干净，白芥子、胡椒另用纱布包好，威灵仙、茯苓洗净，把全部用料一起放入瓦锅内，加清水适量，文火煮 2～3 小时，调味即可。随量食用。

[按语] 朱丹溪曰："威灵仙，痛风之要药也。"现代药理研究证实其能溶解尿酸。配合其他祛风胜湿药加强其祛风胜湿之功。

（二十三）雪凤鹿筋汤

[组成] 鹿筋 200 g，雪莲花 3 g，蘑菇片 50 g，鸡脚 200 g，火腿 25 g，味精 5 g，绍酒 10 g，生姜、葱白、精盐各适量。

[功能主治] 补益肝肾，强壮筋骨，祛逐寒湿。本方所治的风湿关节疼痛，腰膝酸软乏力均为肝肾不足，寒湿侵袭关节经络所致。

[食用方法] 洗净鹿筋，以开水浸泡，水冷则更换，反复多次，2 日左右，待鹿筋蒸鬐发胀后剔去筋膜，切成条块待用。蘑菇洗净切片。雪莲花淘净泥渣，用纱布袋松装。鸡脚用开水烫过，去黄衣，剁去爪尖，拆去大骨洗净待用。生姜切片，葱白切节。锅置火上，鹿筋条下入锅中，加入姜、葱、绍酒及适量清水，将鹿筋煨透，去姜、葱，鹿筋条放入瓷缸内，再放入鸡脚、雪莲花包，上面再放火腿片、蘑菇片，加入顶汤、绍酒、生姜、葱白，上笼蒸至鹿筋熟软（约 2 小时）后取出。出原汤，汤中加入味精、精盐，搅拌匀后倒入瓷缸内，再蒸半小时，取出即成。本方适用于肝肾不足，寒湿痹痛者，若湿热痹痛偏于里热实证者不宜使用。方中雪莲花用量不宜过大，孕妇忌用，天山雪莲花有毒，使用时尤须注意。

[按语]《本经逢原》曰：鹿筋"大壮筋骨，食之令人不畏寒冷"。民间也用鹿筋治风湿关节痛，手足无力及腿脚转筋。雪莲花处高山冰雪之地，临严寒而开花，为藏医常用药，味甘，微苦而性温，功能温肾壮阳，通经活血，强筋骨。药理研究证明其有抗炎镇痛作用，为祛寒湿，止痹痛的珍品。鸡脚（又名凤爪）则以其筋骨健利，用作强筋健骨之需。诸料配伍，以补肝肾，强筋骨，行血脉，驱寒湿为功，系体质虚弱，肝肾不足，寒湿痹痛者之良膳。

（二十四）狗骨薏苡仁汤

[组成]狗胫骨200 g，杜仲15 g，薏苡仁200 g，肉苁蓉15 g。

[功能主治]补肾壮骨。主治骨性关节炎。

[食用方法]将全部原料放于高压锅内煮烂，喝汤去渣，隔日1剂。忌辛辣之品。

[按语]合理配伍，与虎潜丸同功。

（二十五）猪骨黑豆汤

[组成]猪脊骨或猪筒骨250 g，黑豆40 g。

[功能主治]补肾壮骨。治疗风湿病证属肾虚骨弱者。

[食用方法]炖汤服用。

[按语]羊脊骨、筒子骨、牛骨、猪骨均可。

（二十六）川乌黑豆鸡肉汤

[组成]鸡肉90 g，川乌6 g，黑豆60 g，大枣少许。

[功能主治]祛风逐湿，散寒止痛。主治类风湿关节类、痛风等风寒湿痹阻经络者，症见关节剧痛，痛有定处，屈伸困难，苔白滑，脉弦紧。

[食用方法]全部用料洗净，共入瓦锅中，加水适量，文火煮2～3小时，至口尝无麻辣感为度，随量饮用。

[按语]本方祛风散寒之力较强，其治证系因风寒之邪偏胜，痹阻经络，气血凝滞而治。川乌用量不宜过多，且需久煎，风湿病不属寒湿者不宜饮用本汤，孕妇慎用。

（二十七）参蛇汤

[组成]活蛇1条，党参25 g，千年健30 g，巴戟天9 g，大枣少许。

[功能主治]补肾健步，祛风除湿。适用于治原发性骨质疏松症肾虚兼疼痛明显者。

温养治痹显神奇——旷惠桃教授论治风湿病

［食用方法］蛇去头、皮及肠杂，党参及料兼洗净，将用料置于锅中，加水适量，文火煮2小时，调味即可，随量饮用。对海鲜等动物蛋白过敏者不宜。

［按语］配以山茱萸效果更好。

（二十八）桂枝羊肉汤

［组成］羊肉90 g，桂枝9 g，葛根30 g，生姜、大枣各适量。

［功能主治］解肌舒筋，通络止痛。适用于肩周炎属于风寒痹阻者。

［食用方法］将羊肉洗净，去脂油，切块，余料洗净，把全部用料放瓦锅中，加清水适量，文火煮2小时，至羊肉酥烂为度，调味即可，随量饮用。

［按语］羊肉善补虚养血，李时珍称其"功同熟地黄"。

（二十九）川芎黄鳝汤

［组成］黄鳝2条，川芎10 g，当归12 g，桂枝5 g，大枣少许。

［功能主治］养血祛风，活血止痛。治疗肩周炎证属血不养筋者，症见肩部酸痛麻木者。

［食用方法］将黄鳝去肠杂，斩块，余药洗净，把全部用料一起放置瓦锅中，加水适量，文火煮2小时，调味后随量食用。

［按语］多食黄鳝可祛风散、补气血。

（三十）黄藤蹄筋汤

［组成］黄芪、当归、牛膝各30 g，防风、寻骨风各15 g，鲜鸡矢藤30 g（干品用量减半），猪蹄筋1对。

［功能主治］祛风除湿、益气养血、通络止痛。治坐骨神经痛。

［食用方法］先将猪蹄筋切成半寸长小节，洗净备用，再将其余药物一起浸泡于2000 ml冷水中30分钟，用文火煎熬1小时许，取药汁800 ml，过滤去渣，然后将蹄筋放入药汁中，用文火煎熬，以熟为度。吃筋喝汤，1～1.5日1剂。

［按语］本病乃正气虚而邪气乘袭所致，故本方中祛邪与扶正并举，以达经络通、疼痛除的目的。

（三十一）四豆一草汤

［组成］绿豆50 g，赤小豆50 g，黑大豆50 g，四季豆50 g，甘草20 g。

［功能主治］利湿清热健脾。治疗风湿性关节炎体质虚弱者，饮食量

少者。

[食用方法] 共用沙锅煮至豆烂汤黄,吃豆喝汤,每日饭前服,连服4日。

[按语] 尤其适用于脾虚质弱的患者。

（三十二）猪蹄牛膝汤

[组成] 猪蹄1只,竹笋60g,香菇3个,牛膝、当归、黄芪各6g,杜仲9g,油盐酌量。

[功能主治] 行气活血,强腰脚。主治强直性脊柱炎。

[食用方法] 将猪蹄用热水洗净,再加适量清水,放入捣碎的姜葱和大蒜,以慢火炖煮。将药材放在一起,用2碗水煎至1碗,香菇用水浸泡去蒂切片,竹笋切成块状。猪脚煮烂后放入香菇浸汁,再加入药材汁,煮约至4碗水调味即可,每日2次服用。

（三十三）茅根藕片

[组成] 鲜白茅根20g,鲜藕（切片）300g,冰糖15g。

[功能主治] 清热凉血,解毒祛风。主治银屑病性关节炎。

[食用方法] 以清水2碗,入白茅根煮沸15～20分钟,去掉白茅根后,入藕片,煮3～5分钟,起锅后凉水浸泡5～10分钟,入冰糖搅拌。

[按语] 白茅根清热凉血生津,鲜藕清热生津,适于银屑病性关节炎热毒较甚者。

（三十四）胡椒根煲蛇肉

[组成] 胡椒根40～60g,蛇肉250g,生姜、香葱、黄酒、盐各适量。

[功能主治] 祛风胜湿,舒筋活络。主治风湿寒痹之关节活动不利、疼痛,遇寒加重等症状。

[食用方法] 胡椒根洗净,切成段,蛇肉（切除蛇头）洗净,切段。两者同放锅内,加葱、姜、黄酒、盐、清水各适量,烧沸后用文火炖熬至蛇肉熟透。煲汤服食。

[按语] 方中重用蛇肉,白花蛇（蕲蛇）、乌梢蛇皆可。白花蛇甘咸而温,专归肝经,祛风通络,治痹痛之功效较乌梢蛇更著。《开宝本草》曰:"主中风湿痹不仁,筋脉拘急,口面㖞斜,本身不遂,骨节疼痛。"胡椒根是胡椒科植物胡椒的根,性味辛、热,功能温经通络,祛寒除痹。两者配合煲汤饮用,可增强祛风除湿,舒筋通络之功。

（三十五）二乌鸡血藤牛脊骨羹

［组成］制川乌、制草乌、乌梢蛇各 15 g，鸡血藤 50 g，穿山甲、黄芪各 20 g，黄豆 10 g，鲜牛脊骨 500 g。

［功能主治］驱寒止痛，养血健骨。治疗大骨节病寒湿痹阻型，症见关节疼痛较重，遇寒痛甚，肢体瘦弱者。

［食用方法］将上述各用料洗净，加清水适量，文火煎炖 2 小时，取汤早中晚饭前饮用。川乌、草乌使用时一定要久煎 2 小时以上。

［按语］羊脊骨亦可。

（三十六）茯苓三七羹

［组成］茯苓 50 g，陈皮 10 g，三七须根 15～30 g，生姜 3 片。

［功能主治］奏健脾化湿，活血通络之功，适用于痰瘀痹阻之痹证。

［食用方法］将上述药物加水共煎，以三七须根煮熟为度，可每日服用。

［按语］茯苓健脾利湿，陈皮行气燥湿，二者既能健脾杜绝生痰之源，又能行气祛痰；三七活血化瘀，陈皮行气也能助血行。

（三十七）海参木耳羹

［组成］海参 200 g，木耳 10 g，鸡肉 100 g，调味适量。

［功能主治］补肾益精，养血润燥。主治银屑病关节炎。

［食用方法］先将鸡肉煮汤，去鸡肉后加入海参、木耳，微火炖成羹，加调料。

［按语］海参、鸡肉皆为补益精血之品，木耳润肺除燥。合用可补肾益精，养血润燥。

（三十八）黑豆蛇肉羹

［组成］黑豆 90 g，蛇（有毒无毒蛇均可）1 条，生姜、大枣各少许。

［功能主治］养血祛风，通络除湿。主治类风湿关节炎、坐骨神经痛、原发性骨质疏松症属血不养筋者，症见肢体挛痛，屈伸不利，麻木不仁，夜卧尤甚等。

［食用方法］取蛇，去头、皮、内脏，黑豆、生姜、大枣（去核）洗净，全部用料一起放入瓦锅中，加水适量，文火煮 2 小时，至黑豆熟烂，并成汁状为度，调味即可，随量食用。

［按语］本品以鲜活蛇为宜，若无活蛇可用蛇干代之，其功效与活蛇相同，但味道不及活蛇鲜甜。黑豆性味甘平，功能养血祛风，利水除湿。现代

研究显示其含有丰富蛋白质，脂肪以及微量元素。蛇肉性味甘咸而平，性善走窜，与黑豆为伍，祛风除湿之力增强。

（三十九）附片蒸羊肉

［组成］制附片 15 g，鲜羊肉 500 g，肉汤 150 g，料酒 15 g，葱、姜、胡椒粉、味精、盐各适量。

［功能主治］补虚散寒止痛。阳虚身寒的痛痹患者食之最佳。

［食用方法］将羊肉煮熟，捞出，切成块，制附片洗净与羊肉同放入碗中，并放料酒、葱、姜、肉汤，隔水蒸 3 小时，吃时撒上葱花、味精及胡椒粉。

［按语］附（子）片是治痹证疼痛之圣药，必须炮制才可用，故本方使用制附片。

（四十）羊肉烧胡萝卜

［组成］羊肉 500 g，胡萝卜 250 g，生姜 3 片，黄酒 2 匙，桂皮 1 块，植物油少许，味精、盐各适量。

［功能主治］暖肾补虚，散寒除湿。适用于阳虚寒凝之痹证。

［食用方法］将胡萝卜和羊肉洗净切片备用，羊肉同生姜共入热油锅翻炒 5 分钟，加入黄酒、酱油、细盐和少量冷水，焖烧 15 分钟，盛入沙锅内，再加桂皮和冷水 3 大腕，旺火烧开后改用小火慢炖 2 小时，至肉酥烂离火。佐餐食用。

［按语］胡萝卜在《医林纂要》里为"润肾命，壮元阳，暖下部，除寒湿"之品。

（四十一）薏苡仁苓术羊肉煲

［组成］薏苡仁 50 g，茯苓片 25 g，苍术 10 g，白萝卜 500 g，羊肉 500 g，羊脊骨 4 块，葱姜、花椒各适量。

［功能主治］健脾除湿，通痹止痛。适用于寒湿痹阻至关节疼痛、麻木等。

［食用方法］首先将羊肉、白萝卜切成块，姜切成片，把葱切成沫备用，将羊肉、羊脊骨放入开水中焯去血腥味，捞出在清水中洗净，然后再放入砂锅里，加入姜片、苍术、花椒、茯苓片、薏苡仁、白萝卜，用大火煮开后加入盐、胡椒粉、料酒，这时候改用小火炖 60 分钟左右，60 分钟后加入鸡精，最后撒上葱沫。

[按语] 冬季可常服。

（四十二）独活壮骨鸡

[组成] 独活、杜仲、牛膝、芍药、地黄、防风、秦艽各6g，茯苓、桑寄生、人参、当归各10g，川芎、甘草各3g，细辛2g，肉桂1g，成年雄鸡1只，葱50g，生姜20g，大蒜6瓣，盐、花生油各适量。

[功能主治] 补益肝肾，强筋健骨。本药膳方所治之证，为风寒湿三气痹着日久、损伤肝肾、气血两虚、筋骨失养所致。

[食用方法] 将独活、桑寄生、杜仲、牛膝、秦艽、茯苓、肉桂、川芎、人参、甘草、当归、芍药、地黄等粉碎成细粉，以纱布袋盛之，加入适量调料拌匀，备用；将雄鸡活杀，净毛，去除内脏，洗净，沥干水分；将调拌好的药物和调料装入鸡腹内，腌渍入味30分钟，备用；于锅内放入花生油，七成热时，将鸡下油中煎制，待鸡泛黄至熟，捞出沥油，备用；另起热锅加熟油少许，煸姜、葱，注入清汤，调好味后，将已煎好的鸡下汤内略煮，待汤沸后即可以食用。

[按语] 本药膳取药之性，用食之味，扶正祛邪，标本同治，良药不苦口，鸡香汤鲜，乐于服用。

（四十三）千斤拔狗脊炖猪尾

[组成] 千斤拔（大力牛、老鼠尾）、狗脊各30g，猪尾1条。

[功能主治] 祛风湿，补肝肾，强筋骨。本药膳方所治之证，为风湿侵犯日久、损伤肝肾、腰膝失养所致关节疼痛。

[食用方法] 千斤拔、狗脊洗净，用纱布包好；猪尾去毛洗净；将药包与猪尾同置锅内，加水煮至熟。弃药包，调味即可。

[按语] 方中千斤拔功善强腰健肾，主治肾虚腰痛无力，故有"千斤拔"之名；并有活血通络之功，是为本药膳主药。

（四十四）巴戟狗肉

[组成] 带皮狗肉750g，巴戟天5g，枸杞子10g，绍酒30g，白糖10g，胡椒粉3g，花椒5g，生姜3g，葱3g，精盐5g，味精5g，淀粉5g，香菜10g，香油5g，鸡汤1小碗。

[功能主治] 温肾阳，强筋骨，散寒湿，通血脉，止痹痛。本方所主之证，为肾阳不足，筋痿骨弱，感受寒湿或年老体弱所致筋骨疼痛乏力。

[食用方法] 巴戟天用温水泡软，去掉木心，洗净，枸杞子用温水泡开

备用。狗肉洗净，放水中煮透，捞出沥干。生姜切片，香葱、香菜切段。在狗肉肉面剞上大交叉花刀，皮面朝下放入盆内，加入绍酒、白糖、花椒、巴戟天、姜片、葱段、精盐、鸡汤，上屉蒸至熟烂。取出拣去葱、姜、花椒、巴戟天，把汤汁倒入炒锅内，打去汤面浮油，加入味精、胡椒粉，再把狗肉皮面朝下推入锅内；将淀粉调成芡淋入，再淋入香油，出锅洒上香菜；将枸杞洗净，置放于狗肉周围即成。

〔按语〕方中主料为巴戟天、枸杞子与狗肉。其中巴戟天味辛、甘而性微温，功能补肾助阳，强筋壮骨。《得宜本草》曰其"功专温补元阳"，然其气味辛温，又能祛风除湿，故凡肾亏阳虚，风湿痹痛者，服之更为有益。《本草备要》曰其"辛温散风湿，治风气、脚气、水肿"。方中取其温肾阳，散寒湿之功。枸杞子味甘，性平，长于滋补肝肾，益精养血，为肝肾亏虚者之要药。《食疗本草》曰其"坚筋耐老，除风，补益筋骨，能益人，去虚劳。"与巴戟天相须为用，阴生阳长，温肾助阳，强筋壮骨之功更著。

（四十五）川断杜仲煲猪尾

〔组成〕续断 25 g，杜仲 30 g，猪尾 1～2 条。

〔功能主治〕补肝肾、强筋骨、调血脉。治梨状肌综合征肝肾亏虚型、肾虚型骨质增生及骨关节炎，症见腰膝酸软者。

〔食用方法〕猪尾去毛洗净，与续断、杜仲放入瓦锅中，加水用明火煮熟，放盐少许，调味服用。

〔按语〕续断归肝、肾经，《滇南草本》曰其可"补肝、强筋骨、走经络"，杜仲《本草经》曰能"主腰脊痛"，补中益精气，强筋骨，与猪尾共奏秒效。

（四十六）桑枝鸡

〔组成〕老桑枝 60 g，绿豆 30 g，鸡肉 250 g。

〔功能主治〕清热通痹，益气养血。适用于湿热痹证，热不甚而证已虚者。

〔食用方法〕将鸡肉洗净，加水适量，放入洗净切段的桑枝及绿豆，清炖至肉烂。以盐、姜等调味，饮汤吃肉，量自酌。

〔按语〕桑枝性味苦平，归肝经，性善祛风邪，通经络而行气血，濡经脉，养肌肤，利关节。又因其形似枝而通于肢，对四肢麻木，拘挛者为宜。

（四十七）豨莶根炖猪蹄

〔组成〕豨莶根 60 g，猪蹄 1 个，黄酒 100 ml。

［功能主治］祛风除湿。治疗肩周炎证属风湿阻络者，症见疼痛，阴雨天加重，肩部重着者。

［食用方法］以上三物同放入适量水中，文火炖至猪蹄熟烂。每日分2次食用，适用于本病各型。

［按语］猪蹄，黄酒引药入经筋，豨莶根善祛风散，寒热痹可通用。

（四十八）鲜苦蒿根狗肉方

［组成］鲜苦蒿根200 g，狗肉500 g。

［功能主治］通络止痛。主治类风湿关节炎伴有热象者。

［食用方法］上药共用水炖熟，酌量食肉喝汤。每日2次。

［按语］鲜苦蒿根即青蒿根。此用意为清热。

（四十九）桑枝板栗煲鸡

［组成］老桑枝60 g，板栗300 g，雌鸡1只（约500 g）。

［功能主治］祛风湿、利关节、止酸痛。治疗症见腰膝、四肢关节酸痛乏力，舌淡红苔薄白，脉细的痹证。

［食用方法］将鸡去毛及内脏，与老桑枝、板栗同放入瓦锅加水适量煲汤，用食盐少许调味即可，饮汤食鸡肉、板栗。

［按语］桑枝为祛风湿、利关节之品；板栗为健脾养胃，强筋健骨之品，母鸡为血肉有情之品，填精益髓，故母鸡、板栗合用补养肝肾，祛风通络。

（五十）麻黄牛蒡乌鸡方

［组成］雌乌鸡（去毛及内脏）1只，麻黄、牛蒡子各12 g。

［功能主治］通络散寒。主治类风湿关节炎证属风寒湿痹者。

［食用方法］加水共炖至烂，去渣，饮汤食肉，早晚分服。

［按语］麻黄、牛蒡子，一散风寒，一散风热，共用取祛风通络之意。

风湿病常用药酒

（一）二风酒

［组成］寻骨风100 g，防风50 g，白酒750 ml（50°～60°）。

［功能主治］祛风活络，止痛逐痹。主治本病风湿痹阻型，症见关节肿痛，屈伸不利等。

［使用方法］将寻骨风、防风置净器中，入白酒浸泡，密封7日后，过滤、去渣即成。每日2次，早、晚各服20～30 ml。

[按语] 寻骨风，《饮片新参》曰："散风痹，通络。"现代药理研究证实，本药所含生物碱对大鼠关节炎有明显消肿、镇痛作用。

（二）祛寒通络药酒

[组成] 制附子45 g，细辛15 g，红花15 g，丹参60 g，土鳖虫30 g，苏木30 g，川芎30 g，大枣20枚。

[功能主治] 温经散寒，活血通络。主治脉管炎虚寒型，无溃疡者和血瘀型患者。

[使用方法] 上药浸泡于1500 ml的酒中1周后备用。每次30 g，每日2次。

[按语] 方中附子须用制附子。

（三）女贞子酒

[组成] 女贞子250 g，米酒500 ml。

[功能主治] 补益肝肾，通经活络。治腰椎间盘突出症所致的慢性腰腿疼痛等症。

[使用方法] 将女贞子放入米酒中，浸泡3~4周，每次30 ml，每日1~2次。

[按语]《本草再新》曰女贞子"养阴益肾，通络和血"，而米酒《本草纲目》曰其能"和血养气"，温通经络。腰椎间盘突出症慢性腰腿疼痛多为肝肾亏虚，筋脉失养，故用女贞子酒补益肝肾为本，通络止痛为标，标本兼治。

（四）蠲痹酒

[组成] 人参15 g，黄芪30 g，赤芍30 g，羌活24 g，姜黄30 g，当归40 g，防风24 g，干姜15 g，甘草10 g，白酒1000 ml，冰糖50 g。

[功能主治] 益气和营，祛风除湿。主治风寒湿痹，筋骨疼痛，身体虚弱，全身麻木、酸胀不仁等。

[使用方法] 上诸药洗净后，切碎，装入纱布袋中，缝口，与冰糖浸入酒中，浸泡30余日后过滤，去渣备用。每次10~30 ml，每日2次。

[按语] 本剂药性平和，且含人参，黄芪等补益药，对气血亏虚之痹证尤适宜。

（五）全龙酒

[组成] 全蝎9 g，蜈蚣9 g，乌梢蛇9 g，白酒500 ml。

［功能主治］祛风湿，通经络，止痉挛。主治类风湿关节炎、强直性脊柱炎等。

［使用方法］上药入净器中，入白酒浸泡，密封20日后开启，即可饮用，每日1次，临睡前饮10 ml。

［按语］虫类药本善搜风剔络，为治类风湿关节炎、强直性脊柱炎要药，今借酒力使其力更强，但须注意适量饮用。

（六）桑椹桑枝酒

［组成］新鲜桑椹500 g，新鲜桑枝1000 g，红糖500 g，白酒1000 g。

［功能主治］补肝肾，利血脉，祛风湿。适用痹证有热象而肝肾亏虚患者。

［使用方法］桑枝洗干净，与桑椹，红糖同入酒中浸泡，1个月后可服量自酌。

［按语］桑椹具有滋补肝肾，补血之功，补其根本。与通络祛风湿的桑枝配合，通过酒剂通络走窜之力使药力直达病所。

（七）红灵酒

［组成］当归60 g，肉桂60 g，红花30 g，花椒30 g，干姜30 g，樟脑15 g，细辛15 g，白酒1000 ml。

［功能主治］活血通络，散寒祛瘀。主治系统性硬化病，证属气血凝滞者，症见皮肤板硬，伴肢体冰冷等。

［使用方法］当归、肉桂切薄片，细辛研细末，与它药共浸酒中，密封7日后用，用时将红灵酒涂抹于患处，每次10分钟，每日2次。

［按语］樟脑、细辛、白酒有使药力更易透过肌肤之作用。皮肤溃烂不可用，另以局部搽揉至发热为度。

（八）海蛇天麻酒

［组成］海蛇、天麻、当归等10味中药。

［功能主治］舒筋活络，祛风除湿，滋补健身。主治四肢麻木，关节酸痛之风湿痹痛诸症。

［使用方法］酒剂，每次20～30 ml，每日2次。

［按语］酒制剂宜小量常服。

（九）风湿骨痛药酒

［组成］石南藤、麻黄、枳壳、桂枝等27味中药。

［功能主治］祛风除湿，活络止痛。主治风湿骨痛、手足麻木、活动不利等。

［使用方法］酒剂，每次 10～15 ml，每日 2 次。

［按语］酒制剂宜小量常服。

（十）木瓜酒

［组成］木瓜、玉竹、五加皮、羌活、独活、当归等 13 味中药。

［功能主治］祛风除湿，强筋健骨。主治风湿痹痛，四肢麻木，关节不利，腰膝酸软等，如慢性腰肌劳损、坐骨神经痛、风湿性关节炎等。

［使用方法］口服，每次 20～30 ml，每日 2 次。

［按语］酒制剂宜小量常服。

（十一）国公药酒

［组成］玉竹、鳖甲、牛膝、白术、桑寄生等 17 味中药。

［功能主治］祛风除湿，活血通络，强壮筋骨。主治风寒湿痹，筋骨疼痛，四肢麻木，关节不利，腰膝酸软等。

［使用方法］口服，每次 15～20 ml，每日 2 次，温饮。

［按语］酒制剂宜小量常服。

（十二）旷氏除痹药酒方

［组成］西洋参 10 g，当归 10 g，枸杞子 15 g，山茱萸 10 g，桂枝 5 g，黄芪 15 g，木瓜 10 g，苏木 10 g，海马 1 条，海龙 1 条，白花蛇 1 条，骨碎补 10 g，牛膝 10 g 杜仲 10 g，熟地黄 10 g，鹿筋 10 g，天麻 10 g，何首乌 10 g，冰糖 500 g。

［功能主治］舒筋活络，祛风除湿，补益肝肾，强筋壮骨。主治关节疼痛，腰膝酸软等证属风寒湿痹者。

［使用方法］酒剂，每次 20～30 ml，每日 2 次。

［按语］酒制剂宜小量常服。本方为旷教授经验方。常以此方量泡高度谷酒 5000 g 左右，用于治疗风湿寒性关节痛、类风湿关节炎、骨性关节炎、雷诺病等寒性关节痛。

3 风湿病及其合并症常用温灸疗法

（一）治病特点

1．范围广泛。

2．安全有效。

3．易学易用。

（二）作用机制

1．温通经络，散寒祛湿。

2．振奋阳气，回阳固脱。

3．行气活血，祛瘀止痛。

4．消瘀散结，拔毒泻热。

5．防病保健，延年益寿。

（三）常用温灸方法

1．艾炷灸。

2．温筒灸。

3．温盒灸。

4．艾条灸。

5．药香灸。

（四）温灸顺序

先头部后四肢，先背部后腹部，先阳经后阴经，特殊情况可灵活运用。

（五）操作方法

1．体位　一般采取坐位或侧卧位。

2．手法　一般右手持艾条，点燃一端，对准施灸部位做温和灸、雀啄灸或回旋灸。

3．时间　每个局部艾条灸5～15分钟。

4．距离　艾条灸距离皮肤3 cm左右。

5．温度　以被灸者接受程度为准。

（六）注意事项

1. 颜面五官、阴部、心前区和大动脉部位禁灸。

2. 妊娠妇女腹部、腰骶部不灸，经期不宜施灸。

3. 过劳、过饥、过饱、大汗、大渴、大惊、大怒时不宜施灸。

4. 对于阴虚阳亢者以及邪热内炽的疾病不宜施灸。

（七）风湿病及其并发症的温灸治疗

1. 类风湿关节炎

［取穴］指掌关节、合谷、趾关节、太冲、八风、公孙、膝关节、膝眼、梁丘、阳陵泉、足三里、腕关节、阳池、肘关节、曲池、外关穴。

［方法］每次根据疼痛情况，选痛点 3～5 个穴位，用太乙针艾条（或自制艾条：先用沉香、木香、乳香、羌活、干姜、穿山甲各等量，研成细末，混匀后取出 6 g，加入麝香少许、艾绒 24 g，拌匀制成艾条 1 支。）选定好施灸穴位，并做好标记，用 6～7 层棉布或 10 层棉纸折叠如手掌大，放在穴位上。将艾条的一端点燃（不起火苗），对准穴位，紧按压在棉布（或绵纸）上，稍停 1～2 分钟即起，使温热之药气，透入穴位深部。每穴按压 10 次左右。每日 1 次，10 日为 1 个疗程。

2. 系统性硬化病

［取穴］合谷、足三里、阴交、血海穴，分别交替使用。

［方法］用艾条雀啄灸法，将艾条的一端点燃，施灸时将艾条燃端对准皮肤穴位，但艾条燃端与皮肤穴位表面并不固定距离，而是一上一下，像麻雀啄食般地起落移动。这样一起一落，可以使患者不断地有强烈的热感而无灼痛感，一直灸到预定的时间为止，一般每处灸 2～3 分钟，以局部灼热能耐受为度，每日 1 次。

3. 系统性红斑狼疮

［取穴］曲池、合谷、血海、三阴交穴。关节炎者加阿是穴；重症者加风门、肺俞、膈俞、肾俞穴。

［方法］将艾条的一端点燃，燃端先靠近皮肤穴位使其很快受热，然后将艾条慢慢向上提，距皮肤 2～3 cm 即保持不再变动高度，可得到温和、舒适而并不灼痛的持续灸感。一般每处灸 5～10 分钟。每日 1 次，10 次为 1 个疗程。注意作息正常，经常运动，增强免疫功能。

4. 骨质疏松症

［取穴］关元、气海、脾俞、肾俞、三阴交、足三里穴。

［方法］将艾条的一端点燃，燃端先靠近皮肤穴位使其很快受热，然后将艾条慢慢向上提，距皮肤 2～3 cm 即保持不再变动高度，可得到温和、舒适而并不灼痛的持续灸感。一般每处灸 5～7 分钟。每日 1 次，10 日为 1 个疗程。

5. 重症肌无力

［取穴］百会、曲池、合谷、足三里、三阴交、关元穴。

［方法］将艾条的一端点燃，燃端先靠近皮肤穴位使其很快受热，然后将艾条慢慢向上提，距皮肤 2～3 cm 即保持不再变动高度，可得到温和、舒适而并不灼痛的持续灸感。每处灸 30 分钟，10 次为 1 个疗程。

6. 白塞综合征

［取穴］关元、曲骨、三阴交（双穴）、期门（双穴）、命门、巨阙、曲泉（双穴）。

［方法］将艾条的一端点燃，燃端先靠近皮肤穴位使其很快受热，然后将艾条慢慢向上提，距皮肤 2～3 cm 即保持高度不变，可得到温和、舒适而并不灼痛的持续灸感。先灸以上穴位，另用温盒灸法，施灸时先把木制温灸盒置于灸治部位的中央，再截数段 4～5 cm 长的艾条，点燃后放在铁窗纱上，盖上木盖即可。温盒灸的热力、面积较大。

7. 雷诺病

［取穴］大椎、至阳、命门、上脘、中脘、足三里、膈俞、脾俞、胃俞等穴。

［方法］用艾炷隔姜灸法，将生姜切成直径 2～3 cm、厚 2～3 mm 的姜片，用粗针点刺数个小孔，以便热力传导。姜片上面放置枣核样大小的艾炷，点燃施灸，保持施灸处有明显的温热感，一般每处灸 7～9 个艾炷。隔日 1 次，15 日为 1 个疗程。

8. 肩周炎

［取穴］肩髃、肩贞、肩髎、天宗、臂臑、肩井、曲池、阿是穴。

［方法］将艾条一端点燃，对准施灸的部位或腧穴，距 2～3 cm 进行施灸，使患者感觉有温热而无灼痛，至皮肤稍起红晕为度，每次灸治 3 个主穴，加 2～3 个配穴，隔日 1 次，每次每穴灸 10 分钟，10 日为 1 个疗程。一般灸治 2～3 个疗程，疼痛减轻，基本痊愈。

9. 腰痛

［取穴］大肠俞、委中、阿是穴。如果腰部有受寒史，天气变化或阴雨风冷时加重，腰部冷痛酸麻、重着，或痛连臀腿加腰阳关穴；腰部隐痛，酸多痛少，乏力易倦加肾俞、命门、志室穴；闪挫加气海穴；偶然欲跌则负重损伤，不能转侧加环跳穴；湿气下注，不能俯仰，加腰俞穴；腹部引痛者，加命门穴。

［方法］将艾条一端点燃，对准施灸的部位或腧穴，距2～3 cm进行施灸，使患者感觉有温热而无灼痛，对上述各穴位进行艾灸5～10分钟，灸至局部皮肤潮红、灼热为度，每日灸1次。

10. 落枕

［取穴］落枕、压痛点、天柱、后溪、悬钟穴。

［方法］将艾条一端点燃，对准施灸的部位或腧穴，距2～3 cm进行施灸，使患者感觉有温热而无灼痛，每穴灸15～30分钟，至皮肤稍起红晕为度，每次选3～4个穴，每日1～2次。

11. 扭伤

［取穴］患处痛点。

［方法］将艾条一端点燃，对准施灸的部位或腧穴，距2～3 cm进行施灸，使患者感觉有温热而无灼痛，一般每个部位或腧穴灸3～5分钟，至皮肤稍起红晕为度，每日1次。

12. 中风后遗症

［取穴］足三里、神阙、中脘、环跳、阳陵泉、足三里穴。

［方法］每穴灸5～10分钟，每日1～2次，10日为1个疗程。中风脱证（手撒、遗尿等）应持续灸脐，同时交替灸中脘、足三里穴，每30分钟换穴1次，连续灸至神志清楚，再按中风后遗症常规灸法治疗。有口眼㖞斜者，加灸天突、地仓穴各25分钟，上关穴灸25分钟，神阙穴灸30分钟。以皮肤出现红晕，同时感到热力深入体内而不觉灼热为度。中风是老年人最常见、死亡率较高的疾病，因此，在急性期应以中西医结合抢救为主，不可用灸疗；后遗症期在应用艾灸法治疗的同时，要加强康复训练。

13. 周围性面神经麻痹

［取穴］翳风、风池穴。

［方法］用艾条雀啄灸法，将艾条的一端点燃，施灸时将艾条燃端对准

皮肤穴位，但艾条燃端与皮肤穴位表面并不固定距离，而是一上一下，像麻雀啄食般地起落移动。这样一起一落，可以使患者不断地有强烈的热感而无灼痛感，一直灸到预定的时间为止，一般每处灸 2～3 分钟。7 日为 1 个疗程，一般 3～4 个疗程即可见症状好转。

14. 感冒

［取穴］迎香、印堂、太阳穴。

［方法］将艾条的一端点燃，燃端先靠近皮肤穴位使其很快受热，然后将艾条慢慢向上提，距皮肤 2～3 cm 即保持不再变动高度，可得到温和、舒适而并不灼痛的持续灸感。每处灸 5～10 分钟。5 日为 1 个疗程，一般 1～2 个疗程即可痊愈。

15. 咳嗽

［取穴］肺俞、风门、尺泽、合谷、天突穴。

［方法］将艾条的一端点燃，燃端先靠近皮肤穴位使其很快受热，然后将艾条慢慢向上提，距皮肤 2～3 cm 即保持不再变动高度，可得到温和、舒适而并不灼痛的持续灸感。一般每处灸 5～10 分钟。7 日为 1 个疗程，一般 1～2 个疗程即可痊愈。

16. 慢性支气管炎

［取穴］大椎、肺俞、风门、神阙、足三里、天突、关元穴。

［方法］将艾条的一端点燃，燃端先靠近皮肤穴位使其很快受热，然后将艾条慢慢向上提，距皮肤 2～3 cm 即保持不再变动高度，可得到温和、舒适而并不灼痛的持续灸感。每穴 5～10 分钟，每日 1 次，5 日为 1 个疗程。

17. 哮喘

［取穴］风门、肺俞、至阳、次髎、命门、肾俞、腰阳关、关元俞、神阙穴。

［方法］点燃艾条后，悬于穴位之上，艾火距离皮肤 2～3 cm 进行施灸，以皮肤出现红晕，同时感到热力深入体内而不觉灼热为度。每穴灸 5～10 分钟，每周 3 次为 1 个疗程。最佳时间为夏季三伏天和冬季三九天。

18. 胃痛

［取穴］内关、中脘、足三里、气海、关元、脾俞、胃俞穴。

［方法］点燃艾条后，悬于穴位之上，艾火距离皮肤 2～3 cm 进行施灸。以皮肤出现红晕，同时感到热力深入体内而不觉灼热为度。每穴灸 5～10 分

钟，各穴依次施灸。每日 1 次，10 日为 1 个疗程。

19. 腹痛

［取穴］中脘、足三里、神阙、关元、脾俞、下脘穴。

［方法］点燃艾条后，悬于穴位之上，艾火距离皮肤 2～3 cm 进行施灸。以皮肤出现红晕，同时感到热力深入体内而不觉灼热为度。每穴灸 5～10 分钟，各穴依次施灸，10 日为 1 个疗程。

20. 腹泻

［取穴］关元、气海、天枢、足三里、太溪穴。

［方法］点燃艾条后，悬于穴位之上，艾火距离皮肤 2～3 cm 进行施灸。以皮肤出现红晕，同时感到热力深入体内而不觉灼热为度。每次 15～20 分钟，10 日为 1 个疗程。

21. 便秘

［取穴］气海、足三里、中脘、胃俞、百会、脾俞穴。

［方法］点燃艾条后，悬于穴位之上，艾火距离皮肤 2～3 cm 进行施灸。以皮肤出现红晕，同时感到热力深入体内而不觉灼热为度。每穴灸 5～10 分钟，各穴依次施灸。每日 1 次，10 日为 1 个疗程。

22. 消化不良

［取穴］中脘、胃俞、脾俞、足三里、章门、公孙穴。

［方法］点燃艾条后，悬于穴位之上，艾火距离皮肤 2～3 cm 进行施灸。以皮肤出现红晕，同时感到热力深入体内而不觉灼热为度。每穴 5～10 分钟，以皮肤潮红为度，每日 1 次，10 次为 1 个疗程。

23. 头痛

［取穴］百会、脾俞、足三里、气海、肾俞、关元、膈俞穴。

［方法］将艾条的一端点燃，燃端先靠近皮肤穴位使其很快受热，然后将艾条慢慢向上提，距皮肤 2～3 cm 即保持不再变动高度，可得到温和、舒适而并不灼痛的持续灸感。各穴依次施灸，每处灸 5～10 分钟。每日 1 次，10 日为 1 个疗程。

24. 眩晕

［取穴］百会、中脘、足三里穴。痰多、胸闷者加中脘、内关穴；面色苍白、头晕者加脾俞、胃俞穴。

［方法］将艾条的一端点燃，燃端先靠近皮肤穴位使其很快受热，然后

将艾条慢慢向上提，距皮肤 2～3 cm 即保持不再变动高度，可得到温和、舒适而并不灼痛的持续灸感。每穴灸 3～5 分钟。

25. 失眠

［取穴］脾俞、心俞、足三里、涌泉、神门、三阴交穴。

［方法］点燃艾条后，悬于穴位之上，艾火距离皮肤 2～3 cm 进行施灸。每穴灸 5～10 分钟，各穴依次施灸，每日临睡前 1～2 小时灸 1 次，10 日为 1 个疗程。在施行本灸法的同时忌食辛辣、油腻、肥甘，以防引起心火亢盛，同时注意调整好心态，白天不要休息，坚持到晚上施灸以后再入睡。

26. 肥胖症

［取穴］曲池、天枢、阴陵泉、丰隆、太冲、上巨虚穴。

［方法］将艾条的一端点燃，燃端先靠近皮肤穴位使其很快受热，然后将艾条慢慢向上提，距皮肤 2～3 cm 即保持不再变动高度，可得到温和、舒适而并不灼痛的持续灸感。每次取 3～5 个穴位。每穴灸 10～15 分钟，灸至以局部皮肤灼热潮红为度。长期坚持治疗，疗效显著。平常应加强体育锻炼并注意饮食均衡，忌食肥甘厚味。

27. 神经衰弱

［取穴］百会、风池、大椎、心俞、肝俞、肾俞、中脘、曲池、神门、阳陵泉、足三里、三阴交穴。

［方法］点燃艾条后，悬于穴位之上，艾火距离皮肤 2～3 cm 进行施灸。每次选 3～5 个穴位，每次每穴灸 5～10 分钟，各穴依次施灸，10 日为 1 个疗程。

28. 神经性皮炎

［取穴］皮损处，合谷、曲池、大椎穴为主穴，配血海、三阴交、膈俞穴。

［方法］将艾条一端点燃，对准施灸的部位或腧穴，距 2～3 cm 进行施灸，使患者感觉有温热而无灼痛，至皮肤稍起红晕为度，每穴温和灸 10～15 分钟，每日灸治 1 次。患处超过 2 处，则每日只灸其中的 2 处，也可循环温灸。开始施灸几分钟，皮肤痒感可增加，继续施灸可消失，且自觉皮损处有舒适感。

29. 湿疹

［取穴］取皮损局部。

[方法] 将艾条的一端点燃，燃端先靠近皮肤穴位使其很快受热，然后将艾条慢慢向上提，距皮肤 2～3 cm 即保持高度不变，可得到温和、舒适而并不灼痛的持续灸感。一般每处灸 5～10 分钟，使患者感觉有温热而无灼痛，至皮肤稍起红晕为度，每日 1～2 次。

30. 带状疱疹

[取穴] 夹脊、肝俞、大椎、曲池、太冲、阿是穴。

[方法] 将艾条一端点燃，对准施灸的穴位，距 2～3 cm 进行施灸，使患者感觉有温热而无灼痛，至皮肤稍起红晕为度，每穴灸 5～10 分钟，在疱疹及周围皮肤、相应夹脊穴，将艾条燃着的一端对准施灸部位但并不固定在一定的距离，而是像雀啄食一样的一上一下移动，每穴灸 20～30 分钟，使局部产生温热感觉，至皮肤出现红晕，痒痛消失或减轻为度，每日 1 次，灸后水疱逐渐吸收结痂而愈。

31. 月经不调

[取穴] 取关元穴。

[方法] 将艾条的一端点燃，燃端先靠近皮肤穴位使其很快受热，然后将艾条慢慢向上提，距皮肤 2～3 cm 即保持不再变动高度，可得到温和、舒适而并不灼痛的持续灸感。每次灸 30～40 分钟，每日 1 次，热度以温暖渗透但不烫为宜。

32. 痛经

[取穴] 命门、肾俞、关元、足三里、血海、三阴交穴。

[方法] 点燃艾条后，悬于穴位之上，艾火距皮肤 2～3 cm 进行施灸。每穴灸 10～20 分钟，各穴依次施灸，每日 1 次，10 日为 1 个疗程。注意经期卫生，经期避免重体力劳动、剧烈运动和精神刺激，防止受凉或过食生冷食物。在月经来潮之前 7～10 日开始治疗，每日 1 次。

33. 闭经

[取穴] 关元、脾俞、肾俞、足三里穴。

[方法] 将艾条的一端点燃，燃端先靠近皮肤穴位使其很快受热，然后将艾条慢慢向上提，距皮肤 2～3 cm 保持不再变动高度，可得到温和、舒适而并不灼痛的持续灸感。每次每穴 30 分钟，每日 1 次，10 次为 1 个疗程。

34. 崩漏

[取穴] 隐白穴。

［方法］将艾条点燃后，悬在一侧隐白穴上1～2 cm处，每次灸15～20分钟，以隐白穴周围肤色转红、有热灼感为度。先灸一侧，再灸另一侧，每日需灸3～4次，待血崩停止后再继续灸一两日，使疗效更为巩固。施灸时，患者常会感到小腹部原有的绷紧拘急感或空虚感消失，出血量往往在施灸后不久即明显减少。

　　35. 带下病

　　［取穴］带脉、白环俞、气海、三阴交、关元、肾俞穴。

　　［方法］将艾条的一端点燃，燃端先靠近皮肤穴位，使其很快受热，然后将艾条慢慢向上提，距皮肤2～3 cm即保持不再变动高度，可得到温和、舒适而并不灼痛的持续灸感。每次每穴20～30分钟，每日1次，10次为1个疗程。此法适用于带下清稀，腰膝酸软，神疲乏力患者。

　　36. 不孕症

　　［取穴］三阴交、子宫、关元、肝俞、脾俞、丰隆穴。

　　［方法］取艾条灸其所选的穴位，以局部温热为度，每穴灸20分钟，每日或隔日1次，月经周期的第12～16日须每日灸1次。也可采用艾炷隔姜灸法，取准穴位，穴上放0.3 cm厚的姜片，中间穿数孔，姜片上放绿豆大小艾炷，每穴灸3～10个艾炷，每日或隔日1次，效果更佳，7～10日为1个疗程。经期停灸。

　　37. 阳痿

　　［取穴］肾俞、关元、命门、三阴交、气海、神阙穴。

　　［方法］将艾条的一端点燃，燃端先靠近皮肤穴位使其很快受热，然后将艾条慢慢向上提，距皮肤2～3 cm即保持不再变动高度，可得到温和、舒适而并不灼痛的持续灸感。每穴灸10分钟，每日1次。一般灸治2个月左右即可见效。

　　38. 遗精

　　［取穴］肾俞、关元、神阙、命门、三阴交穴。症状较重者，加腰阳关、足三里穴。

　　［方法］用艾炷隔姜灸法，将生姜捣成姜泥，敷在穴位上，再将艾条点燃对准穴位施灸，待局部感到灼热后，提离艾条，如此反复5～10次后更换穴位，每日灸治1次，10次为1个疗程。

　　39. 早泄

［取穴］关元、三阴交、太溪、中极、曲骨穴。伴有腰膝酸软者，加腰阳关、肾俞穴；小便清长，夜尿频多者，加膀胱俞穴；潮热盗汗者，加合谷、复溜穴；心虚胆怯者，加心俞、胆俞、大陵、丘墟穴。

［方法］将艾条的一端点燃，燃端先靠近皮肤穴位使其很快受热，然后将艾条慢慢向上提，距皮肤2～3 cm即保持不再变动高度，可得到温和、舒适而并不灼痛的持续灸感。每次每穴灸15分钟，隔日灸1次，10次为1个疗程，长期治疗效佳。

40. 变应性鼻炎

［取穴］足三里、三阴交、合谷、曲池穴。

［方法］患者取仰卧位，两手平放，两眼微闭，全身放松，自然呼吸。将艾条的一端点燃，燃端先靠近皮肤穴位使其很快受热，然后将艾条慢慢向上提，距皮肤2～3 cm即保持不再变动高度，可得到温和、舒适而并不灼痛的持续灸感。每日灸1次，每次选灸2～3个主穴。时间为30～40分钟。10日为1个疗程，2～3个疗程起效。

4 风湿病常用康复体疗法

传统康复体疗法

（一）五禽戏

五禽戏是中国民间广为流传的、也是流传时间最长的健身方法之一。华佗五禽戏是由东汉末年著名医学家华佗根据中医原理，以模仿虎、鹿、熊、猿、鸟五种动物的动作和神态编创的一套导引术。五禽戏生动展示了虎之威猛、鹿之安舒、熊之沉稳、猿之灵巧、鸟之轻捷，力求蕴涵"五禽"的神韵。现代医学研究也证明，作为一种医疗体操，五禽戏不仅使人体的肌肉和关节得以舒展，而且有益于提高肺与心脏功能，改善心肌供氧量，提高心肌排血力，促进组织器官的正常发育。作为中国最早的具有完整功法的仿生医疗健身体操，五禽戏也是历代宫廷重视的体育运动之一，是风湿病康复常用体疗方法。

1. 练习方法

（1）虎戏：自然站式，俯身，两手按地，用力使身躯前耸并配合吸气，当前耸至极后稍停；然后，身躯后缩并呼气；如此3次。继而两手先左后右向前挪移，同时两脚向后退移，以极力拉伸腰身；按着抬头面朝天，再低头向前平视；最后，如虎行走般以四肢前爬7步，后退7步。

（2）鹿戏：按上四肢着地势。吸气，头颈向左转，双目向左侧后视，当左转至极后稍停；呼气，头颈回转，当转至面朝地时再吸气，并继续向右转，一如前法。如此左转3次，右转2次，最后回复如起势。然后，抬左腿向后挺伸，稍停后放下左腿，抬右腿如法挺伸。如此左腿后伸3次，右腿2次。

（3）熊戏：仰卧式，两腿屈膝拱起，两脚离床席，两手抱膝下，头颈用力向上，使肩背离开床席；略停，先以左肩侧滚落床面，当左肩一触及床席立即复头颈用力向上，肩离床席；略停后再以右肩侧滚落，复起。如此左右交替各7次。然后起身，两脚着床度成蹲式，两手分按同侧脚旁；接着如熊行走般，抬左脚和右手掌离床度；当左脚、右手掌回落后即抬起右脚和左手掌。如此左右交替，身躯亦随之左右摆动，片刻而止。

（4）猿戏：择一牢固横竿（如单杠，门框，树叉等），略高于自身，站立手指可触及高度，如猿攀物般以双手抓握横竿，使两肢悬空，做引体向上7次。接着先以左脚背勾住横竿，放下两手，头身随之向下倒悬；略停后换右脚如法勾竿倒悬。如此左右交替各7次。

（5）鸟戏：自然站式。吸气时跷起左腿，两臂侧平举，扬起眉毛，鼓足气力，如鸟展翅欲飞状；呼气时，左腿回落地面，两臂回落腿侧。接着，跷右腿如法操作。如此左右交替各7次。然后坐下。屈右腿，两手抱膝下，拉腿膝近胸；稍停后两手换抱左膝下如法操作。如此左右交替亦7次。最后，两臂如鸟理翅般伸缩各7次。

2. 治疗功效

（1）练熊戏调理脾胃：人出现滞食、消化不良、食欲不振等症状，不妨练练五禽戏中的熊戏。练熊戏时要在沉稳中寓于轻灵，将其剽悍之性表现出来，习练熊戏有健脾胃、助消化、消食滞、活关节等功效。

（2）练虎戏缓解腰背痛：如果你有腰背疼痛的症状，练虎戏能增强挟背穴和督脉的功能，能缓解颈肩背痛、坐骨神经痛、腰痛等症状。

（3）练鹿戏缩减腰围：很多上班族长期久坐、缺乏运动、生活不规律，导致腰围增大，习练五禽戏的鹿戏是个不错的缩减腰围的好方法。因为鹿戏主要是针对肾脏的保健来设计，它的各个动作都是围绕腰部来做运动，在练习的过程中，自然而然地使我们腰部的脂肪大量消耗，并重新分配，有益于缩减腰围，保持苗条身材。

（4）练猿戏增强心肺功能：习惯于乘坐电梯的上班族如果爬上几层楼梯，不少人都会累得气喘吁吁，这其实在提醒你，你的心肺功能需要加强了。猿戏中的猿提动作遵循"提吸落呼"的呼吸方式，身体上提时吸气，放松回落时呼气。上提时吸气缩胸，全身团紧；下落时放松呼气，舒展胸廓，这组动作有助于增强心肺功能，缓解气短、气喘等症状，感兴趣的朋友不妨试试。

（5）练鸟戏预防治疗关节炎：关节炎是冬季的常见多发病，但是近几年来，炎炎夏日，在医院的骨伤科，也会遇到不少肩周炎、关节炎患者因犯病而求医。主要原因就是这些患者使用空调不当，或者长时间吹电扇，导致关节疾病的发作。练鸟戏时，动作轻翔舒展，可调达气血，疏通经络，祛风散寒，活动筋骨关节，可预防治疗关节炎的发生，而且还能增强机体免疫力。

（二）八段锦

八段锦是一套独立而完整的健身功法，起源于北宋，至今共800多年的历史。古人把这套动作比喻为"锦"，意在其动作舒展优美，又能祛病健身。现代的八段锦在内容上有所改动，重新分为八段，每段一个动作，故名为"八段锦"，练习不受器械、场地的限制，适合于男女老少，简单易学，作用极其显著。

1. 功法特点

（1）柔和缓慢，圆活连贯：柔和，是指习练时动作不僵不拘，轻松自如，舒展大方。缓慢，是指习练时身体重心平稳，虚实分明，轻飘徐缓。圆活，是指动作路线带有弧形，不起棱角，不直来直往，符合人体各关节自然弯曲的状态。它是以腰脊为轴带动四肢运动，上下相随，节节贯穿。连贯，是要求动作的虚实变化和姿势的转换衔接，无停顿断续之处。

（2）松紧结合，动静相兼：松，是指习练时肌肉、关节以及中枢神经系统、内脏器官的放松。在意识的主动支配下，逐步达到呼吸柔和、心静体松，同时松而不懈，保持正确的姿态，并将这种放松程度不断加深。紧，是指习练中适当用力，且缓慢进行，主要体现在前一动作的结束与下一动作的开始之前。动，就是在意念的引导下，动作轻灵活泼、节节贯穿、舒适自然。静，是指在动作的节分处做到沉稳。

（3）神与形合，气寓其中：神，是指人体的精神状态和正常的意识活动，以及在意识支配下的形体表现。"神为形之主，形乃神之宅"。

2. 动作要点及功效

（1）第一段两手托天理三焦：两脚平行开立，与肩同宽。两臂徐徐分别自左右身侧向上高举过头，十指交叉，翻转掌心极力向上托，使两臂充分伸展，不可紧张，恰似伸懒腰状。同时缓缓抬头上观，要有擎天柱地的神态，此时缓缓吸气。翻转掌心朝下，在身前正落至胸高时，随落随翻转掌心再朝上，微低头，眼随手运。同进配以缓缓呼气。如此两掌上托下落，练习4～8次。

功效：这一式主要是四肢和躯干的伸展运动，带动内脏器官同时运动。以调理三焦为主，特别是对肠胃虚弱的人效果尤佳。上举吸气时。胸腔位置提高，增大膈肌运动，减小内脏对心肺的挤压，有利于静脉血回流心脏，使肺的机能充分发挥，大脑清醒，解除疲劳。另外，上举吸气，使横膈下降，使腹腔内脏得到充分自我按摩，改善腹腔和盆腔内脏的血液循环。除此之外，对腰背痛、背肌僵硬、颈椎病、眼疾、便秘、痔疮、腿部脉管炎、扁平足等也有一定的防治作用，起到舒胸消食，固精补肾，强壮筋骨，解除疲劳的功效。

（2）第二段左右开弓似射雕：两脚平行开立，略宽于肩，成马步站式。上体正直，两臂平屈于胸前，左臂在上，右臂在下。手握拳，示指与拇指呈八字形撑开，左手缓缓向左平推，左臂展直，同时右臂屈肘向右拉回，右拳停于右肋前，拳心朝上，如拉弓状。眼看左手。如此左右各4～8次。

功效：这一式主要是改善胸椎、颈部的血液循环。临床上对脑震荡引起的后遗症有一定的治疗作用。同时对上、中焦内的各脏器尤对心肺给予节律性的按摩，因而增强了心肺功能。通过扩胸伸臂、使胸肋部和肩臂部的骨骼肌肉得到锻炼和增强，有助于保持正确姿势，矫正两肩内收圆背等不良姿势。

（3）第三段调理脾胃臂单举：左手自身前成竖掌向上高举，继而翻掌上撑，指尖向右，同时右掌心向下按，指尖朝前。左手俯掌在身前下落，同时引气血下行，全身随之放松，恢复自然站立。如此左右手交替上举各4～8次。

功效：这一式主要在调畅中焦，伸展肢体。两手交替上举、下按，对拔拉长，使两侧内脏和肌肉受到协调性的牵引，特别是使肝胆脾胃等脏器受到牵拉，从而促进了胃肠蠕动，增强了消化功能，长期坚持练习，对上述脏器疾病有防治作用。

（4）第四段五劳七伤往后瞧：两脚平行开立，与肩同宽。两臂自然下垂或叉腰。头颈带动脊柱缓缓向左拧转，眼看后方，同时配合吸气。头颈带动脊柱徐徐向右转，恢复前平视。同时配合呼气，全身放松。如此左右后瞧各4～8次。

功效：五劳是指心、肝、脾、肺、肾，因劳逸不当，活动失调而引起的五脏受损。七伤是指喜、怒、思、忧、悲、恐、惊等情绪对内脏的伤害。由于精神活动持久地过度强烈紧张，造成神经功能紊乱，气血失调，从而导致脏腑功能受损。这一式是一项全身性的运动，由于头颈的反覆拧转运动加强了颈部肌肉的伸缩能力，改善了头颈部的血液循环，解除中枢神经系统的疲劳。对防治颈椎病、高血压、眼病和增强眼肌有良好的效果。练习时要精神愉快，面带笑容，乐自心田生，笑自心内，只有这样配合动作，才能起到对五劳七伤的防治。

（5）第五段摇头摆尾去心火：马步站立，两手叉腰，缓缓呼气后拧腰向左，屈身下俯，将余气缓缓呼出。动作不停，头自左下方经体前至右下方，像小勺舀水似地引颈前伸，自右侧慢慢将头抬起，同时配以吸气；拧腰向左，身体恢复马步桩，缓缓深长呼气。同时全身放松，呼气末尾，两手同时做节律性掐腰动作数次。如此左右交替各4～8次。

功效：这一式强调动作松、静。"心火"为虚火上炎而烦躁不安，在呼气时以两手拇指做掐腰动作，引气血下降。同时进行的俯身旋转动作，亦有降伏"心火"的作用。同时对腰颈关节、韧带和肌肉等亦起到一定的作用，并有助于任、督、冲三脉的运行。

（6）第六段两手攀足固肾腰：两脚平行开立，与肩同宽，两掌分按脐旁。两掌沿带脉分向后腰。上体缓缓前倾，两膝保持挺直，同时两掌沿尾骨、大向下按摩至脚跟。沿脚外侧按摩至脚内侧。上体展直，同时两手沿两大腿内侧按摩至脐两旁。如此反覆俯仰 4～8 次。

功效：腰是全身运动的关键部位，这一式主要运动腰部，也加强了腹部及各个内脏器官的活动，如肾、肾上腺、腹主动脉、下腔静脉等。中医学认为："肾为先天之本""藏精之脏"。肾是调节体液平衡的重要脏器。由于腰的节律性前后俯仰，改善了脑的血液循环，长期坚持锻炼，有疏通带脉及任督二脉的作用，能强腰、壮肾、醒恼、明目。年老体弱者，俯身动作应逐渐加大，有较重的高血压和动脉硬化患者，俯身时头不宜过低。

（7）第七段攒拳怒目增气力：两脚开立，成马步桩，两手握拳分置腰间，拳心朝上，两眼睁大。左拳向前方缓缓击出，成立拳或俯拳皆可。击拳时宜微微拧腰向右，左肩随之前顺展拳变掌臂外旋握拳抓回，呈仰拳置于腰间。如此左右交替各击出 4～8 次。

功效：这一式主要运动四肢、腰和眼肌，其作用是舒畅全身气机、增强肺气。同时使大脑皮质和自主神经兴奋，有利于气血运行。并有增强全身筋骨和肌肉的作用。

（8）第八段背后七颠百病消：两脚平行开立，与肩同宽，或两脚相并。两臂自身侧上举过头，脚跟提起，同时配合吸气。两臂自身前下落，脚跟亦随之下落，并配合呼气。全身放松。如此起落 4～8 次。

功效：这一式通过肢体导引，吸气两臂自身侧上举过头，呼气下落，同时放松全身，并将"浊气"自头向涌泉引之，排出体外。由于脚跟有节律地弹性运动，从而使椎骨之间及各个关节韧带得以锻炼，对各段椎骨的疾病和扁平足有防治作用。同时有利于脊髓液的循环和脊髓神经功能的增强，进而加强全身神经、运动系统的调节作用。

（三）太极拳

太极拳是中华民族辩证的理论思维与武术、艺术、引导术、中医等的完美结合，它以中国传统儒、道哲学中的太极、阴阳辩证理念为核心思想，集颐养性情、强身健体、技击对抗等多种功能为一体，是高层次的人体文化。作为一种饱含东方包容理念的运动形式，其习练者针对意、气、形、神的锻炼，非常符合人体生理和心理的要求，对人类个体身心健康以及人类群体的和谐共处，有着极为重要的促进作用。它不仅是中国传统导引术，还是国家级非物质文化遗产，练习以达到修身养性、陶冶情操、强身健体、益寿延年的目的。

1. 动作要求

（1）静心用意，呼吸自然：练拳都要求思想安静集中，专心引导动作，呼吸平稳，深匀自然，不可勉强憋气。

（2）中正安舒，柔和缓慢：身体保持舒松自然，不偏不倚，动作如行云流水，轻柔匀缓。

（3）动作弧形，圆活完整：即动作要呈弧形式螺旋形，转换圆活不滞，同时以腰作轴，上下相随，周身组成一个整体。

（4）连贯协调，虚实分明：即动作要连绵不断，衔接和顺，处处分清虚实，重心保持稳定。

（5）轻灵沉着，刚柔相济：即每一动作都要轻灵沉着，不浮不僵，外柔内刚，发劲要完整，富有弹性，不可使用拙力。

2. 功效作用

（1）对脑的功能起着积极的调节和训练作用：太极拳要求精神专一，全神贯注，内外三合（内三合是指意、气、力相合，即意与气合，气与力合；外三合是指手与足合、肘与膝合、肩与胯合），一气呵成。这些细微，复杂，独特的锻炼方法和要求融合在太极拳练习过程当中，是对大脑很好的锻炼。动与静结合的锻炼方法，有益于对抑制大脑皮质过度兴奋，对神经衰弱、失眠、头晕等有显著疗效。在大脑支配下，神经，肌肉放松又能反射性地使全身小动脉得到舒张，同时缓解小动脉壁的硬化。这样血压随之下降，并趋于正常，对高血压患者更为有利。太极拳调整身体诸系统的功能，从而起到防病，治病，强身，防身的目的。

（2）对调畅一身之气起着积极的训练作用：随着深长的呼吸，促使内脏器官和外部肌肉有节律地舒张，收缩，腰，脊，四肢螺旋缠绕将沉蓄与丹田之气，运送到全身，此时末梢神经会产生酸、麻、胀、热的感觉，即通常所说的"气感"。通过气的运行，毛细血管打开，减轻了心脏的负担，对心脏病的防治极为有利。肢体的运动不仅锻炼了肌肉的弹性，而且提高了血液循环的速度，因而可防治因血行受阻而产生的心脑血管的病症。太极拳可使呼吸逐步加深，使肺腑排出大量浊气，提高了肺部的换气效率，可使肋软骨骨化率降低、胸廓活动度加强，对肺病和肺气肿的防治有一定的作用。太极拳不仅对肠胃消化不良、糖尿病、二便失禁等有良好的疗效，还可防治痔瘘病、脱肛、子宫脱垂和某些慢性生殖系统疾病。

（3）对全身上下起着协调一致的训练作用：太极拳要求上身中正，上下一条线，能避免脊椎萎缩等病态，还对颈椎疾病起到有效的预防和治疗作用。太极拳要求"以腰带脊"，可增强肾功能，对腰背疼痛的防治更有突出作用。太极拳要求肩、肘、膝、胯、踝、腕等关节达到节节贯穿，有助于关节韧带、软骨组织的正常功能防止其发生退化，使肌肉坚实有力。

太极拳能健身治病时确信无疑的，但有一个条件，即必须坚持下去，要把练太极拳当作日常生活中如同吃饭一样不可缺少的一件事情。只要坚持，就能达到百病不侵，精神旺盛，身体健壮的锻炼目的。

（四）易筋经

易筋经相传为达摩所创，多是导引、按摩、吐纳等中国传统的养生功夫。易筋经呼吸以舒适自然为宜，不可逆气。古代相传的易筋经姿式及锻炼法有12势，即韦驮献杵（有3势）、摘星换斗、三盘落地、出爪亮翅、倒拽九牛尾、九鬼拔马刀、青龙探爪、卧虎扑食、打躬势、工尾势等。

易筋经内功运动量较大，动作难度亦较高，一般全套锻炼只适用于体力较好的青壮年或慢性病患者。可显著地改善体质，祛病强身。易筋经外功因其主要运动指掌及上肢，可普遍地适用于各年龄层的健康人及慢性病患者，通过上肢运动而运气壮力、活血舒筋，影响全身

体质虚弱者慎用内功练法，特别是其中的"卧虎扑食势"，运动量及难度都较大，心脏病及哮喘发作期忌用。上述患者采用外功练法时，亦宜减少每式操作次数，量力而行，循序渐进。训练师注意动静结合，即在形体外表安静的姿势状态下，保持气息运动的和谐。只有动静结合，意、气、体三者互相配合，才能炼精化气气生神，内养脏腑气血，外壮筋骨皮肉。易筋经外功采用默念法可促使机体宁静和功能的调整。

专病理筋修复法

（一）梨状肌综合征修复方

［方法］①牵引理筋法：患者取侧卧位，患臀在上，助手扶患侧髋关节后伸姿势下进行牵引，术者用一手拇指固定梨状肌起始处。另一手拇指顺梨状肌纤维，做点、按、揉，予以分筋理筋各20次左右。②镇定解痉法：用一手拇指指腹深压病变部位不动，持续1分钟，达到解痉止痛。③提腿牵抖法：患者仰卧位，嘱患者双手握住床档，全身放松，术者双手握住患侧下肢

踝关节，稍提起轻抖动 10～15 下。

［功能主治］通经活络，解痉止痛。治疗梨状肌综合征。

（二）腰椎病修复方

［方法］施术前，患者在机械牵引上腰椎牵引 0.5～1 小时，然后再行斜扳腰椎法。斜扳时要注意着力于突出椎节部分。施术时，患者侧卧位，患侧在上，健腿伸直，患腿髋关节弯曲 60°，膝关节屈曲 90°放在下面伸直的健腿上，上本身往后倾斜，下半身向前倾斜。医者站在患者前侧，一手放肩部，一手放在臀部，肩向后下推，臀向前下推。可听出腰部"吱吱"声，如果没有听到声响可重复 1 次。同时斜扳健侧。

［功能主治］活血通络，纠正错位，回纳髓核，治疗腰椎间盘突出症。

（三）腰椎病修复方

［方法］患者反骑在椅子上，面相靠背，屈膝双足脚掌相对别入椅子腿内，双手抱头部。术者坐在患者背后，一手拇指扣住偏歪棘突，另一手从患侧经腋下板住颈后部，助手固定患者大腿，术者牵拉颈部使身体旋转 60°～90°，向后向内旋转，同时推拨棘突，此时觉关节错动及声响操作即完成，嘱患者平躺硬板床 3 日。

［功能主治］疏通经络气血，使神经根移位，治疗腰椎间盘突出症。

（四）腰椎病修复方

［方法］①松解法：患者俯卧，术者位于患侧，于腰部及患侧下肢施滚、揉、按、推、震颤等法 5～10 分钟。②单腿后伸压腰法：术者用一手压腰部痛点，一手提患肢上下落＞10 次。③斜扳法：健侧卧，健腿伸直，患肢屈曲，术者两手分别置于其肩前、髂后，作相反方向推扳，闻嘎嚓声。④屈髋膝、伸腿、足背伸法：仰卧，术者一手扶患侧膝，一手握踝，做屈髋膝，髋内收外展，再伸直，抬高至 90°，速将足背屈数次。⑤理筋结束法：同松解法，手法宜轻柔。

［功能主治］活血通络，舒筋止痛。治疗腰椎间盘突出症。

（五）坐骨神经痛修复方

［方法］①垫高痛处正腰椎：仰卧，将竹制的鞋刷柄垫在腰背部痛处的阿是穴上，使其突出的腰椎间盘向正确的部位上顶，同时吸气，力争一口气坚持一段时间，接着变为呼气，也坚持一段时间，如此为 1 次，连做 1～3次。②按压环跳追病根：以患侧在上的侧卧姿势，医者用竹制的鞋刷柄按压

在环跳穴上，徐徐用力，进行一压一放地按压，患者结合按压屏气，力争一呼一吸之间按压数次，可至数十次之多。③俯卧单膝往下跪：俯卧，健腿伸直，患侧弯躬，力争大腿面靠近胸部，小腿与足背背着床面成跪势，同时运气，力争呼吸缓慢，以便延长跪的时间。连运1～3口气后换为另一腿同样运气，最后改为双腿全跪，也运1～3口气。④仰卧双臂抱膝腿：仰卧势，双腿收缩，两臂抱住双小腿，使两小腿面紧靠胸膛后，全身用力使头离枕似有向上坐起状，接着头复位至枕上而使臀部向上。如此为1次，操作时屏气，一吸一呼之间力争做若干次。⑤双手插腰踢飞腿：站立，双手插腰，一腿站稳，一腿向前，高踢飞腿，并尽量使腿高过头顶，接着换为另一腿同样踢一阵，踢时注意屏气，一吸一呼之间力争多踢数次。⑥雄鸡独立向下蹲：站立单腿独立，双手插腰，另一腿伸直，前蹬悬空，独立的腿徐徐弯曲下蹲，接着缓慢恢复站立姿势，如此为1次。在下蹲时，注意屏气，力争一呼一吸之间，做1次或数次。双腿软流做若干次，做完之后闭蹬至丹田。

［功能主治］活血化瘀，通经活络，治疗腰椎病、坐骨神经痛等。

（六）膝关节滑膜炎修复方

［方法］①滚揉手法：术前沿股四头肌，小腿前侧和外侧肌群由上而下反复施术以促进血运加速积液吸收。②抓髌法：术者用右手5指抓住髌骨两侧使髌骨与关节面脱离接触，以松解髌骨两侧软组织，减轻关节内压力促进积液吸收。③穴法：术者用大拇指点压犊鼻、梁丘、阳陵泉、血海、委中及两侧膝眼穴以止痛。④推法：术者沿膝关节由外侧横轴以掌根自上而下顺推以消液。

［功能主治］活血解痉通络，消肿止痛。治疗膝关节创伤性滑膜炎。

体育疗法的注意事项

（一）动静结合

运动和静养是中国传统养生防病治病的重要原则。运动不是越多越好，体力好的人可适当多运动，但不要过度疲劳。体质软弱的，可以以静功为主，逐渐增加运动。早晨宜先静后动，晚上宜先动后静。

（二）持之以恒

三天打鱼两天晒网达不到养生的目的。运动养生是一个长期的过程，非一朝一夕就有效果。

（三）适量适度

根据个体自身特点把握好运动的量和度，才能达到最佳的效果。运动量太小达不到锻炼的目的，运动量太大超过了机体的耐受限度会伤身。量力而行，不能过度疲劳。

（四）循序渐进

运动养生强调舒适自然、轻松愉快、不要带着愤怒去做养生运动，这样对健康没有益处。运动量由小到大，逐渐增加强度，才能增强体质，维护健康。

（五）择时锻炼

运动时间一般早上最好，空气清新，经过一夜的睡眠后，运动可以把晚上体内积聚的二氧化碳排出来，吸进新鲜的氧气。睡前不宜运动，新陈代谢减慢，运动量过大，会透支身体的肾精和肝火，对身体不利，影响晚上睡眠。饭后也不宜运动，饭后剧烈运动，容易引起胃下垂、慢性胃肠炎等疾病。

（六）项目合适

根据自身体质选择合适的运动项目很重要。老年人可以选择步行、太极拳、慢跑等，年轻人可以选择长跑、踢足球、打篮球等。运动项目既要符合自己的兴趣爱好，又要适合身体条件，运动起来才轻松愉悦，才符合养生的目的。

（七）运动后修整

要正确消除运动后的疲劳。运动后，特别是激烈运动后，不宜立即休息、洗浴，可以做些小运动量的运行来过渡，否则容易导致头昏眼花，甚至虚脱休克；不应暴饮，运动后暴饮易引起感冒、腹痛或其他疾病。

5 风湿病常用外用贴膏

（一）椒楝熨剂

［组成］川楝子 60 g，花椒 30 g。

［功能主治］行气活血，温通经脉。主治系统性硬化病证属风寒凝滞型。症见肢端不温，皮肤发硬，有色素沉着等。

［使用方法］上药食盐炒后布包，趁热熨患处，每日2～3次，10日为1个疗程。

［按语］掌握温度及热熨时间，以免烫伤局部皮肤。

（二）愈口灵

［组成］当归30 g，川芎30 g，紫草30 g，黄连30 g，白芷30 g，甘草30 g，轻粉5 g，乳香15 g，血竭10 g，珍珠粉2 g，芝麻油1000 ml，蜂蜡120 g。

［功效主治］适用坏疽或溃疡已局限，有新鲜肉芽出现时。

［使用方法］先将前6味药及乳香入油内浸3日，文火熬枯去渣，次入血竭、蜂蜡溶化，再加入余药，搅匀待凉用。用时将膏涂于纱布块上或直接涂于溃疡面，每2日换药1次。注意多卧床休息。

［按语］本方将活血化瘀与促进新生肉芽生长相结合，祛瘀生新。

（三）牛皮胶敷贴方

［组成］牛皮胶30 g，芸苔子15 g，安息香15 g，花椒15 g，附子15 g。

［功能主治］温经散寒通络。治疗反应性关节炎。

［使用方法］将牛皮胶以水溶成膏，余药研为细末，掺入胶中和成膏，摊于纸上，贴于疼痛关节处，每日1次。

［按语］本方温经散寒通络。但使用时应注意若有过敏症状即停止使用。

（四）凤仙花牛皮膏

［组成］葱、蒜、生姜各取自然汁300 ml，米醋300 ml，面粉60 g，牛皮胶120 g，凤仙花全草捣汁100 ml。

［功能主治］散寒止痛；适用肩关节周围炎寒重痛甚者。

［使用方法］将葱、蒜、生姜汁与醋混合，加热，熬至极浓时，再加入牛皮胶溶化，投入面粉搅匀，略熬成膏。贴肩髃、肩髎、曲池穴，每日换1次药。

（五）肩周散

［组成］生半夏20 g，天南星20 g，生川乌20 g，川草乌20 g，羌活20 g，苍术20 g，姜黄20 g，白附子15 g，白芷15 g，乳香15 g，没药15 g，红花10 g，细辛10 g。

［功能主治］祛风散寒，活血止痛，适用肩关节周围炎证属寒湿瘀血痹阻型。

［使用方法］共研细末，加食醋、蜂蜜、白酒、葱白（捣烂）、鲜生姜各适量，白胡椒 30 g 研碎，炒热后用布袋装，热敷患肩 30 分钟，每日 2 次，连用 5～7 日，不可内服。

（六）黄赤敷贴方

［组成］生大黄、赤小豆、芙蓉叶各等份。

［功能主治］清热解毒，消肿止痛。适用痛风性关节炎急性期。

［使用方法］上药共研细末，按 4：6 比例加入凡士林，调和为膏，敷于患处。每日 1 次。

［按语］"外治之理即内治之理"，故本方取上 3 药清热除湿，活血之效，达到通经活络，消肿止痛的目的。

（七）伤湿宝珍膏

［组成］麝香、芸香浸膏、薄荷脑等 6 味中药。

［功能主治］疏经活络，散瘀止痛。主治风湿性关节痛、神经痛，急性腰腿痛等。

［使用方法］橡皮膏，外用贴患处，4～5 日 1 贴。

［按语］皮肤过敏者忌用。

（八）代温灸膏

［组成］肉桂、辣椒、生姜、肉桂油。

［功能主治］温通经脉，散寒镇痛。用于风寒阻络所致的痹病，症见腰背、四肢关节冷痛；寒伤脾胃所致的脘腹冷痛、虚寒泄泻；慢性风湿性关节炎、慢性胃肠炎见上述证候者。

［使用方法］外用，根据病证，按穴位贴一张。

［按语］孕妇禁用。

（九）伤湿止痛膏

［组成］川乌、草乌、骨碎补、山茶等药。

［功能主治］祛风散寒，除湿通络，活血止痛。主治风湿性关节痛、肌肉痛、跌打损伤、扭伤等。

［使用方法］外用，先将皮肤用温水洗净擦干，撕去硬膏，贴于患处，并用手掌按摩贴药处。每日换药 1 次。

［按语］皮肤过敏者忌用。

（十）驱风油

［组成］水杨酸甲酯、薄荷油、樟脑油。

［功能主治］祛风除湿，行气止痛。主治关节痛等。

［使用方法］外用，涂搽患处，并轻按摩至局部发热。

［按语］皮肤过敏者忌用。

（十一）风湿止痛散

［组成］川乌、草乌各 30 g，乳香、独活、穿山龙、红花、杜仲、牛膝、桑枝、黄柏、苍术各 100 g，细辛 50 g，青风藤 200 g，马钱子 10 g。

［功能主治］抗炎、消肿、止痛。

［使用方法］将药研末，过 100 目筛，储瓶备用，使用时根据疼痛部位大小，取适量药物用 75％乙醇调和成糊状，均匀摊于纱布敷贴于疼痛关节处，用神灯照射患处，以皮肤能承受温度为佳，每次治疗 30 分钟。

［按语］皮肤过敏者忌用。

（十二）土大黄根

［组成］土大黄根 10～150 g。

［功能主治］消肿、利水、抗炎。

［使用方法］取新鲜的土大黄根块 10～150 g，捣烂如泥，贴敷于患侧的红肿关节。用纱布包扎，24 小时换药 1 次，7 日为 1 个疗程，一般用 1～2 个疗程。

［按语］皮肤过敏者忌用。

（十三）乌夏洗浴方

［组成］生川乌、生草乌、生半夏、白芷、羌活、苍术、桂枝、附子、川芎各 30 g，细辛、红花各 15 g。

［功能主治］扶正祛邪、散寒止痛、祛风除湿、益气养血、活血通络、疏利关节。

［使用方法］上方水煎后加入樟脑 15 g，白酒 50 ml 混匀，待水温适宜时外洗浸泡患处或用纱布浸蘸药液湿敷于患处 1～2 小时。每日 1 剂，早晚各 1 次。30 日为 1 个疗程。

［按语］皮肤过敏者忌用；若皮肤破损则停用。

（十四）风湿通痹膏

［组成］羌活、独活、川乌、细辛、鸡血藤、川芎、三七、地龙、蜈蚣、

水蛭等。

[功能主治] 祛风散寒除湿，活血祛瘀止痛。

[使用方法] 上药共研制成药膏，外敷于肿痛关节处，每日 1 贴，每次贴敷 10 小时，连续用 8 日，停 2 日。30 日为 1 个疗程，连续 2 个疗程。

[按语] 皮肤过敏者忌用；若皮肤破损则停用。

（十五）荆楚风湿软膏

[组成] 马钱子、制没药等。

[功能主治] 温经散寒，活血止痛，主治寒湿痹证。

[使用方法] 外敷于肿痛关节处，每次贴敷 24 小时，连续用 15 日。

[按语] 皮肤过敏者忌用；若皮肤破损则停用。

（十六）风湿骨痹膏

[组成] 桂枝 100 g，当归、川芎、三七粉各 80 g，血竭、路路通、狗脊、杜仲、制草乌、制天南星、海桐皮各 30 g。

[功能主治] 活血化瘀，消肿止痛。

[使用方法] 外敷于患处，每日 1 贴，连续用 2 周。

[按语] 皮肤过敏者忌用；若皮肤破损则停用。

（十七）热熨散

[组成] 制马钱子 10 g，细辛 50 g，蜂房 100 g，乳香 150 g，白芥子 120 g，川芎 100 g。

[功能主治] 温经活血，消肿止痛，通络散瘀。

[使用方法] 研末，装入药袋，置入蒸锅中加热 20 分钟，晾至 40 ℃～50 ℃敷于患处，每次 30～50 分钟，每日 1～2 次。

[按语] 皮肤过敏者忌用。

（十八）关节止痛膏

[组成] 川乌、胆南星、肉桂、细辛各 30 g，血竭、乳香、没药各 20 g，冰片 10 g，樟脑 20 g，凡士林 100 g。

[功能主治] 通经活络，消肿止痛，拔痛蠲痹。

[使用方法] 先将以上药物共研细末，将凡士林入锅内加热烊化，再将药末徐徐加入锅中，用竹板不断的以顺时针方向搅匀，煽去油烟，离火后稍冷加入冰片、樟脑，使药物与油充分混合，最后加入二甲基亚砜 1 ml，调匀冷却后装入瓶内备用。治疗时根据不同病症，选好部位或穴位，确定药膏用

量，用竹板将药膏摊涂已备好的药贴上（大小随病变范围而定）。敷药厚度0.5 cm，贴敷患处（超过病变1 cm）。用纱布绷带或橡皮膏固定。冬季一般2～3日换药1次，夏季1～2日换药1次，连续10日为1个疗程。

［按语］疮疡疖肿、皮肤破损及孕妇忌用。

（十九）风湿散

［组成］川乌、草乌、伸筋藤、海桐皮、络石藤、海风藤、牛膝、虎杖、红花、大黄、千年健、桑枝、透骨草等。

［功能主治］活血化瘀，驱风除湿，温通经络。

［使用方法］20余味药物共200 g，加水搅成糊状，煮开15分钟，敷于患处，每日1次，10日为1个疗程。

［按语］皮肤过敏者忌用；若皮肤破损则停用。

（二十）何氏风湿痹痛散

［组成］当归、川芎、羌活、独活、草乌、乳香、辽细辛、天麻、三七等。

［功能主治］行气活血，散寒除湿，通络止痛，消炎健运。

［使用方法］将中药粉碎成最细末，以高度白酒与温水按1∶1比例将药粉调成糊状外用于患处，保持24小时，隔日1次，1周（4次）为1个疗程。

［按语］皮肤过敏者忌用；若皮肤破损则停用。

（二十一）如意金黄散

［组成］大黄、黄柏、姜黄、苍术等。

［功能主治］清热解毒，散瘀消肿、止痛。用于痈疽疮疡之阳证、实证，痈疽肿毒、肿痛，丹毒流注，跌扑损伤。

［使用方法］外用，红肿，烦热、疼痛，用清茶调敷；漫肿无头，用醋或葱酒调敷，亦可用植物油或蜂蜜调敷，每日数次。

［按语］皮肤过敏者忌用；若皮肤破损则停用。

（二十二）跌打消炎散

［组成］黄芩、黄柏、黄连、三七等。

［功能主治］活血止痛、清热消肿。用于损伤瘀热症、局部肿痛、发热、骨折、脱臼、伤筋初期。

［使用方法］外用。用凡士林或冷开水调敷患处。

［按语］皮肤过敏者忌用；若皮肤破损则停用。

（二十三）阳和膏

［组成］肉桂、白芥子、麻黄、苍术等。

［功能主治］温阳化湿，消肿散结。用于脾肾阳虚、痰瘀互结所致的阴疽、瘰疬未溃，寒湿痹痛。

［使用方法］每日1贴，敷贴于患处。

［按语］不可用于皮肤破损处，孕妇禁用。

（二十四）如意膏

［组成］黄柏、牡丹皮、栀子、苦参等。

［功能主治］清热解毒，消肿止痛。用于热毒瘀滞所致的疮疡肿痛，症见红、肿、热、痛。

［使用方法］每日1贴，敷贴于患处。

［按语］不可用于皮肤破损处。

（二十五）温阳贴膏Ⅲ号

［组成］细辛、肉桂、川乌等。

［功能主治］温经通络，祛寒止痛。适用于肩周炎、颈腰椎病、腰腿冷痛、四肢麻木、腰肌劳损、坐骨神经痛、膝关节炎、风湿性关节炎或类风湿关节炎等疼痛性疾病。

［使用方法］外用药，取贴膏分别贴于相应穴位，如颈痛取穴大椎、阿是穴；腰痛取穴肾俞、腰阳关、大肠腧、阿是穴；膝痛取穴膝眼、足三里、膝阳关、阿是穴；肘臂痛取穴曲池、手三里、臂臑、阿是穴，或在医生的指导下使用，每次贴6～10个穴位。成人每次贴4～6小时，每7～10日重复贴一次，3～5次为1个疗程。

［按语］皮肤有创伤、溃疡、感染、皮肤疾病者禁用；发热、出血倾向、过敏体质、严重心肝肾功能障碍者禁忌敷贴。孕妇、幼儿、糖尿病患者、结核病、艾滋病或其他传染性疾病慎用敷贴。颜面五官部位、心脏和大血管附近慎用。

（二十六）寒湿消痛贴

［组成］三七、肉桂、细辛、川芎等。

［功能主治］活血化瘀，温经通络，行气止痛。适用于风寒湿所致的头痛、腰背痛、肩周痛、颈椎病、关节冷痛、肌肉痛、胃脘冷痛、风湿痛等

疼痛。

[使用方法] 外用药，取贴膏分别贴于相应穴位，如颈痛取穴大椎、阿是穴；腰痛取穴肾俞、腰阳关、大肠腧、阿是穴；膝痛取穴膝眼、足三里、膝阳关、阿是穴；肘臂痛取穴曲池、手三里、臂臑、阿是穴，或在医生的指导下使用，每次贴 6～10 个穴位。成人每次贴 4～6 小时，每 7～10 日重复贴一次，3～5 次为 1 个疗程。

[按语] 发热性疾病、出血性疾病、皮肤有创伤、溃疡、感染、皮肤疾病者禁忌敷贴。孕妇、幼儿、糖尿病患者、结核病、艾滋病或其他传染性疾病慎用敷贴。颜面五官部位、心脏和大血管附近慎用。

(二十七) 消肿止痛外敷散

[组成] 浙贝母、乳香、没药、苍术等。

[功能主治] 软坚散结，消肿止痛。适用于风湿性关节炎、类风湿关节炎、骨质增生、坐骨神经痛、三叉神经痛、腰肌劳损、颈肩腰腿痛、慢性积累性闭合性软组织损伤疼痛、四肢麻木、无名肿块、跌打损伤、无名肿毒、癌性疼痛等。

[使用方法] 每日 1 贴，敷贴于患处。

[按语] 不可用于皮肤破损处。

(二十八) 舒筋活络外敷包

[组成] 细辛、川芎、三七、姜黄等。

[功能主治] 舒经活络，温通气血，散瘀止痛。适用于颈椎病、落枕、肩周炎、三叉神经痛、面瘫、背筋膜炎、腰肌劳损、坐骨神经痛、虚寒性痛经、胃脘痛、风湿性关节炎等。

[使用方法] 每日 1 贴，敷贴于患处。

[按语] 孕妇、外敷部皮肤溃疡、皮肤过敏者忌用。月经过多者，勿敷下腹部。

(二十九) 伤速康贴膏

[组成] 黄柏、苍术、蒲黄、大黄等。

[功能主治] 活血止痛，清热消肿，通经活络。用于急慢性软组织损伤，骨折、脱臼、局部肿胀发热，骨性关节病引起的关节疼痛等症。

[使用方法] 外用，贴于患处，每张药膏贴 6～8 小时。

[按语] 皮肤溃烂有渗液者及外伤感染化脓者不宜贴用。

（三十）痹痛散

[组成] 斑蝥、丁香、地下明珠各等份。研极细末备用。

[功能主治] 通经活络，活血止痛。用于急慢性腰腿关节疼痛、类风湿关节炎、骨性关节病引起的关节肿痛等症。

[使用方法] 外用。取黄豆大小粉末，置于伤湿膏（橡皮膏）中央，滴乙醇或者白酒少许润湿，贴于痛点，2～4小时后，所贴处皮肤起泡，将疱用消毒或者烧过的针尖刺穿，流出黄水，贴上创口贴，当天不洗水。不穿破也没关系，黄水自然吸收。

[按语] 皮肤溃烂有渗液者及外伤感染化脓者不宜贴用。

谢　　辞

"莫道桑榆晚，红霞尚满天！"我很喜欢刘禹锡的这句诗，既鼓励老年人要有豁达乐观、积极进取精神，又赞美老有所为、老有所成。在我进入古稀之年之际，《温养治痹显神奇——旷惠桃教授论治风湿病》终于得以出版，非常欣喜。本人在长期的临床中发现，风湿病不仅常见、多发，涉及范围广，而且在我国还是一门年轻、新兴而又非常有发展前途的学科。风湿病较之其他学科疾病有着明显不同的特点，那就是内科的其他各亚学科主要是按照解剖系统划分，唯独风湿免疫科是一个贯穿各个专科的学科，其临床表现复杂、多变，是一类累及多系统、多脏器的疑难疾病。本人经过将近50年的学习、探索、研究与积累，运用中医方法内治、外治、药膳和康复体育疗法等调治各种风湿病已经积累了大量的临床验案，期望有朝一日出版一部论述风湿病的专著以奉献社会和读者，今天终于如愿以偿。

在本书即将付梓之际，本人心怀无限感激之情！首先要感谢的是广大病友，打开好大夫在线、医院网站、小鹿医馆等平台，病友们好评如潮：有的辗转全国多地无效，找我诊治后，病情或得以缓解，或有了起色，有的甚至完全康复，赞扬医术精湛！许多病友经我治疗后找回了信心，重新鼓起生活的勇气；有的疗效喜人，恢复健康后，重新改写人生篇章……是你们的信任、坚守、肯定、赞誉和支持，使我有了要将临床经验整理总结的激情、动力和信心！至于赞扬医德高尚，服务热情，答疑专业，为患者着想等，实为医者本分！医乃仁术也！

在本书编写过程中，得到我工作室以王莘智教授为首的全体成员，以及我指导的研究生、进修生、规培生和实习学生们的大力支持和协助，你们在完成本职工作的同时，主动抽时间跟诊、收集、整理医案，并反复修改成文。

本书承国医大师、湖南中医药大学博士生导师、全国著名中医学者熊继柏教授在极其繁忙工作中挤出时间审阅并欣然作序，熊教授对本书及本人的高度评价，给予我莫大的鞭策和鼓励，在此特致由衷谢忱！还有许多老师、同仁、同事、学生以及我的家人一直以来在支持和鼓励着我，在此一并致以诚挚谢意！特别是我的爱人潘远根教授，不仅几十年如一日关爱和呵护着我，还亲笔为此书题写书名，我一直欣赏的潘氏书法作品将与我的著作一起流传后世，心中满怀欣慰和喜悦！

我始终相信：越努力越幸运，越感恩越幸福！感恩各位风雨同舟，鼎力相助，一路同行！

湖南中医药大学第一附属医院

旷惠桃

参考文献

［1］ 谭元生，陈新宇. 精诚大医——湖南中医药大学第一附属医院名医传略［M］. 长沙：湖南人民出版社，2016：104－109.

［2］ 旷惠桃. 盛夏谨防"人造贼风"［N］. 健康报，2016－7－11.

［3］ 旷惠桃. 风湿病的分类及病因病机研究［J］. 湖南中医杂志，2002，18（2）：1－2.

［4］ 旷惠桃，王莘智，周珂. 中医治痹重温养［J］. 湖南中医药大学学报，2014，34（1）：3－6.

［5］ 旷惠桃，温养法源流及临床应用［N］. 中国中医药报，2018－1－17.

［6］ 旷惠桃. 论中医药治疗风湿病的优势［J］. 湖南中医药大学学报，2007，27（6）：7－10.

［7］ 旷惠桃. 风湿类疾病的中西结合用药思路［J］. 湖南中医药大学学报，2009，29（2）：3－4，13.

［8］ 旷惠桃，王莘智，周珂，等."顽痹"的中医治则撷要［J］. 湖南中医药大学学报，2015，35（9）：12－15.

［9］ 旷惠桃，王莘智，周珂，等. 中医药治疗风湿病（痹症）之机制探究［J］. 中医药通报，2016，52（6）：23－26，29.

［10］ 旷惠桃. 运用《金匮要略》理论指导风湿类疾病临证心得［J］. 湖南中医杂志，2011，27（5）：26－27.

［11］ 旷惠桃. 中医药治疗痛风研究评述［J］. 湖南中医杂志，2005，21（2）：79－81.

［12］ 旷惠桃. 论痛风的防治原则［J］. 湖南中医学院学报，2005，25（5）：37－38.

［13］ 旷惠桃，高晓峰. 中医药治疗类风湿关节炎研究进展［J］. 湖南中医学导报，2003，9（2）：45－47.

［14］ 旷惠桃. 潘远根. 虫类药治疗类风湿关节炎的探讨［J］. 中国医药学报，1998，13（1）：74.

图书在版编目（ＣＩＰ）数据

温养治痹显神奇：旷惠桃教授论治风湿病 / 旷惠桃，兰红勤，王莘智主编. — 长沙：湖南科学技术出版社，2021.10
ISBN 978-7-5710-1263-2

Ⅰ.①温… Ⅱ.①旷… ②兰… ③王… Ⅲ.①风湿性疾病－中医临床－经验－中国－现代 Ⅳ.①R259.932.1

中国版本图书馆 CIP 数据核字(2021)第 205113 号

WENYANG ZHIBI XIANSHENQI——KUANG HUITAO JIAOSHOU LUNZHI FENGSHIBING
温养治痹显神奇——旷惠桃教授论治风湿病
主　　编：旷惠桃　兰红勤　王莘智
出　版　人：潘晓山
责任编辑：李　忠
出版发行：湖南科学技术出版社
社　　址：长沙市芙蓉中路一段 416 号泊富国际金融中心
网　　址：http://www.hnstp.com
湖南科学技术出版社天猫旗舰店网址：
　　　　　http://hnkjcbs.tmall.com
邮购联系：0731-84375808
印　　刷：湖南省众鑫印务有限公司
　　　　　（印装质量问题请直接与本厂联系）
厂　　址：长沙市长沙县榔梨街道保家村
邮　　编：410000
版　　次：2021 年 10 月第 1 版
印　　次：2021 年 10 月第 1 次印刷
开　　本：710mm×1000mm　1/16
印　　张：13.75
字　　数：224 千字
书　　号：ISBN 978-7-5710-1263-2
定　　价：48.00 元